Guía de Técnicas para Asistentes de Enfermería

Por Hartman Publishing, Inc.
con Jetta Fuzy, RN, MS

SEGUNDA EDICIÓN

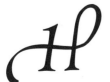

Reconocimientos

EDITORA EJECUTIVA
Susan Alvare

DISEÑADORA DE PORTADA E INTERIOR
Kirsten Browne

ILUSTRADORES
Thaddeus Castillo/Robert Christopher

DISEÑO DE PÁGINAS
Thaddeus Castillo

FOTOGRAFÍAS
Art Clifton/Dick Ruddy/Pat Berrett

ENCARGADOS DE REVISIÓN
Suzanne Wegner
Holly Day
Mike Marlow

VENTAS Y MERCADOTECNIA
Debbie Rinker/Kay Kreiner/Ernest Culver

SERVICIO AL CLIENTE
Kim Williams/Erin Herridge

TRADUCTORA
Maria del Roble Mantecón

REVISIÓN DEL TEXTO EN ESPAÑOL POR:
Gina Patricia Saenz, Mex MD, BS, CNA instructor

Información de Derechos de Autor (Copyright)

Impreso en Canada

Agradecimiento Especial

Estamos muy agradecidos con nuestros inteligentes y maravillosos críticos:

Lori Dunbar, RN
Springdale, AR

Sally Lyle, RN
Rock Hill, SC

Kimberly D. Powell, RN
Fayetteville, AR

Jean P. Stanhagen, RN, BSN
Bethel Park, PA

Kathie Zimmerman, RN
Harrisburg, PA

Muchas de las maravillosas e informativas fotografías se obtuvieron de las siguientes fuentes:
Lee Penner, de Penner Tubs
The Briggs Corporation
North Coast Medical, Inc.
Innovative Products Unlimited
Dr. Frederick Miller
Dr. Jeffrey T. Behr
VANCARE, Inc.
Merry Walker Corporation
Dr. Tamara D. Fishman y The Wound Care Institute, Inc.
RG Medical Diagnostics of Southfield, MI
Detecto
Lenjoy Medical Engineering

AVISO PARA LOS LECTORES
Aunque las guías y los procedimientos contenidos en este texto se basan en consultas con profesionistas del cuidado de la salud, no deben ser consideradas como recomendaciones absolutas. El instructor y los lectores deben seguir las guías federales, locales y del empleador sobre las prácticas del cuidado de la salud. Estos lineamientos cambian y es responsabilidad del lector mantenerse informado de estos cambios, así como de las reglas y de los procedimientos de la institución de cuidado para la salud en la que trabaje.

La casa editora, el autor, los editores, los críticos y el traductor no pueden aceptar ninguna responsabilidad por errores u omisiones o por cualquier consecuencia que se presente por la aplicación de la información contenida en este libro y no brinda ninguna garantía, expresa o implícita, con respecto al contenido del libro. La casa editora no garantiza ni brinda garantía alguna sobre cualquiera de los productos aquí descritos o realiza ningún análisis en conexión con cualquiera de la información del producto aquí presentado.

USO GRAMATICAL DEL GÉNERO
Este libro de texto utiliza los pronombres masculinos y femeninos de manera intercambiable para denotar a los integrantes del equipo de cuidado de la salud y a los residentes.

Contenido

℗ Indica un procedimiento práctico

seis
Técnicas Básicas de Enfermería 118

siete
Nutrición e Hidratación 156

ocho

Condiciones Comunes, Crónicas y Agudas   174

nueve

Servicios de Rehabilitación y Restauración   204

diez

El Cuidado de Uno Mismo   219

¡Bienvenidos a la Guía de Técnicas para Asistentes de Enfermería!

Hemos dividido este libro en diez capítulos y le hemos asignado un color a la etiqueta de cada capítulo, la cual usted verá en la parte superior de cada página. Dentro de dicha etiqueta, usted encontrará el nombre de la sección que se está estudiando.

Unidad 6: Describir y demostrar las prácticas para el control de infecciones

Todo lo que usted aprenderá en este libro está organizado alrededor de objetivos de aprendizaje. Un objetivo de aprendizaje es una pieza específica de conocimiento o una habilidad muy específica.

Tender una cama ocupada

Todos los procedimientos para el cuidado tendrán pasos enumerados. Debajo de cada peso se encuentra la razón por la cual usted realizará este paso.

Este ícono se encuentra al final de algunos procedimientos. Señala errores comunes que los estudiantes realizan cuando son evaluados en esta habilidad durante el examen de certificación.

Este ícono enfatiza los Derechos de los Residentes. Son derechos muy importantes para los residentes que viven en casas de reposo. Son parte de la ley y siempre deben ser seguidos.

Las agencias estatales realizan inspecciones en las casas de reposo con regularidad. A estas inspecciones se les llaman encuestas. Este ícono muestra lo que usualmente se menciona durante las encuestas en las instituciones.

Los vasos sanguíneos se **contraen**, o cierran, cuando la temperatura exterior está muy fría.

Usted encontrará **términos clave** con letras resaltadas en el texto. Estos son términos importantes que usted necesita saber.

Guía de Procedimientos: Impedimento Auditivo

Los Padecimientos Comunes, la Guía de Procedimientos y las Observaciones y Reportes son presentados de color rojo para su fácil referencia.

uno

El Cuidado a Largo Plazo y el Rol de la Asistente de Enfermería

Unidad 1. Comparar el cuidado a largo plazo con otras instituciones del cuidado de la salud

Bienvenidos al mundo del cuidado de la salud. El cuidado de la salud se brinda en muchos lugares. Las asistentes de enfermería trabajan en muchas de estas instituciones. En cada una de ellas se realizarán tareas similares; sin embargo, cada institución es única.

Este libro de texto se enfocará en las instituciones que brindan cuidado a largo plazo. El **cuidado a largo plazo (LTC por sus siglas en inglés)** se brinda a personas que necesitan cuidado durante las 24 horas del día y que necesitan ayuda con condiciones de largo plazo. Otros términos utilizados para las instituciones que ofrecen cuidado a largo plazo son casa de reposo (asilos), instituciones de enfermería, instituciones de cuidado extendido o instituciones de enfermería especializada. Las personas que viven en estas instituciones pueden estar discapacitadas y/o ser ancianos. Estas personas pueden venir de hospitales o de otras instituciones. Algunas pueden tener enfermedades terminales. **Terminal** significa que se espera que la persona muera debido a la enfermedad. Algunas personas llegan a las casas de reposo porque tienen condiciones que requieren cuidado por períodos de seis meses o más. Otras se quedan por corto tiempo; algunas personas se recuperan y regresan a sus casas o a vivir en centros de servicios de asistencia.

La mayoría de las condiciones que se presentan en las casas de reposo son **crónicas**. Esto significa que las condiciones duran largo tiempo, incluso toda la vida. Las condiciones crónicas incluyen discapacidades físicas, enfermedades del corazón, embolia y demencia (usted aprenderá más sobre estas enfermedades o padecimientos en el capítulo 8). Al trabajar en una casa de reposo, usted entablará relaciones con los residentes por períodos de tiempo más largos que en otras instituciones de cuidado de la salud.

A las personas a la que usted cuidará se les pueden llamar "residente", "paciente" o "cliente". El diagnóstico o la condición médica de cada persona variará. Las etapas de una enfermedad o de un padecimiento determinan qué tan enferma se encuentra la persona y qué tanto cuidado necesitará. El trabajo del asistente de enfermería también variará. Esto es debido a los diferentes síntomas, habilidades y necesidades de la persona. Este libro se enfoca en el rol de la asistente de enfermería en una casa de reposo (asilo). Mientras que las personas vivan en esta institución, ésta será su hogar. Ésta es la razón por la cual las personas que viven ahí se les llaman residentes. Ésta es la manera en la que este libro hará referencia a las personas a las que usted les brindará ayuda. La institución será el hogar del residente hasta que éste regrese a su casa, se mude a otro lugar o muera.

Otros tipos de instituciones del cuidado de la salud son:

El **cuidado agudo** se realiza en hospitales y centros de cirugía ambulatoria. Las personas son admitidas por estancias cortas debido a cirugías o enfermedades. El cuidado agudo ofrece cuidado especializado durante las 24 horas para enfermedades o lesiones que son temporales, pero serias (Fig. 1-1). El **cuidado especializado** es un cuidado médicamente necesario que lo brinda una enfermera o un terapeuta especializado. Este cuidado está disponible durante las 24 horas del día, es ordenado por un doctor y requiere un plan de tratamiento.

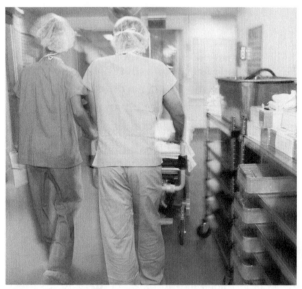

Fig. 1-1. El cuidado agudo es realizado en hospitales.

El **cuidado subagudo** puede brindarse tanto en un hospital como en una casa de reposo. Los residentes necesitan más cuidado y observación que el que pueden ofrecer algunas instituciones de cuidado a largo plazo. El costo es usualmente menor que el de un hospital, pero mayor que el de una institución de cuidado a largo plazo.

El **cuidado ambulatorio** o externo se brinda por períodos menores de 24 horas. Este servicio es para personas que han tenido tratamientos o cirugías que requieren cuidado especializado de corto plazo.

Rehabilitación es el cuidado brindado por un especialista. Ésta es una persona entrenada para brindar un cuidado especial. Los fisioterapeutas, así como los terapeutas ocupacionales y del lenguaje reestablecen o mejoran la función después de que se ha presentado una enfermedad o lesión.

Los residentes de instituciones con **servicios de asistencia** necesitan algún tipo de ayuda con su cuidado diario, como para bañarse y comer. Ellos también pueden necesitar ayuda para tomar sus medicamentos. El personal brinda cualquier cuidado diario que necesite el residente. Usualmente, los residentes no requieren cuidado especializado.

El **cuidado de la salud en el hogar** se brinda en la casa de la persona. El cuidado en el hogar incluye muchos de los servicios que se ofrecen en otras instituciones (Fig. 1-2).

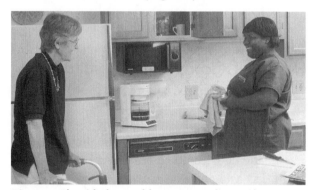

Fig. 1-2. El cuidado en el hogar se realiza en la casa de la persona.

El **cuidado diurno para adultos** se brinda en una institución durante el día y en horas de trabajo regulares. En general, el cuidado diurno para adultos se brinda a las personas que necesitan algún tipo de ayuda pero que no tienen enfermedades o discapacidades serias. Un centro de cuidado diurno para adultos puede ser parte de otra institución o puede encontrarse solo. La cuota diaria es usualmente mucho menor que el costo de una institución que brinda cuidado a largo plazo.

El **cuidado de hospicio** se brinda a las personas que tienen seis meses de vida o menos. El personal del hospicio brinda comodidad y cuidado, tanto emocional como físico; también brinda apoyo a las familias. El cuidado de hospicio puede realizarse en centros de hospicio o en el hogar.

Unidad 2. Describir una institución típica de cuidado a largo plazo

Una institución de cuidado a largo plazo puede brindar únicamente cuidado de enfermería especializado. También puede ofrecer servicios de asistencia, cuidado para demencia e incluso cuidado subagudo. Algunas instituciones ofrecen cuidado especializado y otras brindan cuidado para todo tipo de residentes. Una institución típica de cuidado a largo plazo ofrece cuidado personal para todos los residentes y cuidado enfocado para residentes con necesidades especiales. Cuando se ofrece cuidado especializado, los empleados pueden tener un entrenamiento especial. Los residentes con condiciones similares pueden ser colocados juntos en las mismas unidades.

Las empresas con fines de lucro o las organizaciones sin fines de lucro pueden ser dueñas de estas instituciones. Este capítulo presenta más adelante información adicional sobre los equipos de cuidado y sobre la manera en que sus integrantes trabajan juntos.

Unidad 3. Explicación sobre Medicare y Medicaid

Los Centros para los Servicios de Medicare y Medicaid (CMS por sus siglas en inglés), antes conocidos como la Administración de Finanzas del Cuidado para la Salud (HCFA por sus siglas en inglés), son una agencia federal dentro del Departamento de Salud y Servicios Humanos de Estados Unidos (Fig. 1-3). El CMS tiene dos programas nacionales para el cuidado de la salud, que son el Medicare y el Medicaid. Ambos programas ayudan a pagar el cuidado de la salud y los seguros médicos para millones de estadounidenses. El CMS también tiene muchas otras responsabilidades.

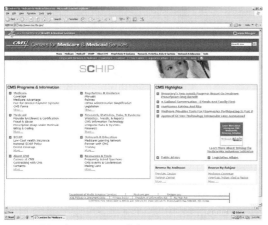

Fig. 1-3. Sitio de Internet del CMS.

Medicare es un programa de seguro médico para las personas mayores de 65 años. También cubre a personas menores de 65 años que se encuentran discapacitadas o enfermas y que no pueden trabajar. El programa de Medicare tiene dos divisiones: la parte A y la parte B, las cuales cubren diferentes servicios médicos. El Medicare cubre un porcentaje de los costos del cuidado para la salud de la persona y únicamente paga por el cuidado que el programa considera médicamente necesario.

Medicaid es un programa de asistencia médica para personas con ingresos bajos. Los fondos de este programa vienen tanto del gobierno federal como del estatal. La elegibilidad para este programa es determinada por el ingreso o sueldo de la persona, así como por circunstancias especiales. Las personas deben calificar para obtener beneficios de este programa.

Los programas de Medicare y Medicaid pagan a las instituciones de cuidado a largo plazo una cantidad fija por los servicios brindados. Esta cantidad se basa en las necesidades del residente al momento de su admisión.

Unidad 4. Describir el papel del asistente de enfermería

Los asistentes de enfermería pueden tener diferentes títulos como ayudantes de enfermería, personal de asistencia sin certificación o asistente de enfermería certificado. Este libro utilizará el término de "asistente de enfermería". El asistente de enfermería (NA por sus siglas en inglés) realiza tareas de enfermería asignadas o delegadas como tomar la temperatura de un residente. Una asistente de enfermería también provee cuidado personal como bañar a los residentes.

Otras tareas de la asistente de enfermería incluyen:

- dar de comer a los residentes
- ayudar a los residentes con las necesidades de eliminación y de ir al baño
- ayudar a los residentes a moverse de manera segura dentro de las instalaciones

- mantener las áreas donde viven los residentes limpias y ordenadas

- motivar a los residentes a comer y tomar líquidos (Fig. 1-4)

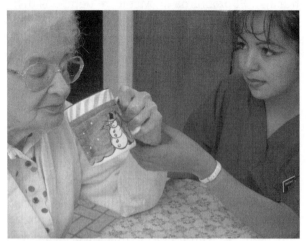

Fig. 1-4. Ayudar a una residente a tomar líquidos será una de sus tareas.

- cuidar los materiales y el equipo de la institución

- ayudar a los residentes a vestirse

- tender las camas

- dar masajes en la espalda

- ayudar a los residentes con el cuidado bucal

A los asistentes de enfermería no se les permite dar medicamento. Las enfermeras son responsables de dar el medicamento. Algunos estados del país permiten que los asistentes de enfermería lo hagan después de haber recibido un entrenamiento especial. Ejemplos de otras tareas que a los asistentes de enfermería generalmente no se les permite realizar son poner o remover tubos, cambiar gasas estériles y dar alimento por tubo.

Los asistentes de enfermería pasan más tiempo con los residentes que los otros integrantes del equipo. Ellos actúan como los "ojos y oídos" del equipo. El observar cambios en la condición de un residente y el reportar dichos cambios son tareas muy importantes de las asistentes de enfermería. Usted también escribirá en el expediente información importante sobre el residente (Fig. 1-5). A esto se le llama **documentación en el expediente**.

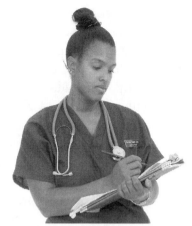

Fig. 1-5. Escribir en el expediente lo que usted observe es una de las tareas más importantes que usted tendrá.

Los asistentes de enfermería son parte de un equipo de profesionistas de la salud. El equipo incluye doctores, enfermeras, trabajadores sociales, terapeutas, nutriólogos y especialistas. La familia del residente también es parte del equipo. Todos, incluyendo el residente, trabajan juntos muy de cerca. Las metas del equipo incluyen ayudar a los residentes a recuperarse de las enfermedades o ayudarlos a hacer todo lo que sea posible por ellos mismos.

Unidad 5. Describir el equipo de cuidado y la cadena de mando

Los residentes tienen diferentes necesidades y problemas. Esto significa que las personas con diferente tipo de educación y experiencia ayudan en el cuidado (Fig. 1-6). A este grupo se le conoce como **equipo de cuidado**. Los integrantes del equipo incluyen:

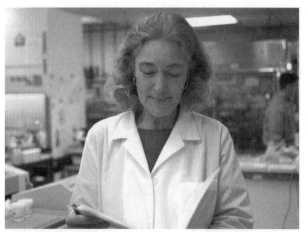

Fig. 1-6. El equipo de cuidado se forma de muchos profesionistas diferentes.

Enfermera Certificada (RN por sus siglas en inglés). Una RN es una profesionista con licencia que ha terminado de dos a cuatro años de educación profesional. La enfermera evalúa el estatus de los residentes, monitorea su progreso y brinda el cuidado de enfermería especializado. La enfermera brinda tratamiento, incluyendo la administración de medicamentos, conforme a las indicaciones de la doctora. La enfermera asigna y supervisa el cuidado diario que usted realiza con los residentes; escribe y desarrolla los planes del cuidado. Un **plan de cuidado** es desarrollado para cada residente. Esto ayuda a que el residente logre sus metas. El plan de cuidado establece los pasos y las tareas que el equipo de cuidado debe realizar.

Licenciada en Enfermería Práctica (LPN por sus siglas en inglés) o Licenciada en Enfermería Vocacional (LVN por sus siglas en inglés). Una LPN/LVN es una profesionista certificada que ha terminado de uno a dos años de educación profesional. Una LPN/LVN proporciona medicamento y brinda tratamiento. Las LPN pueden supervisar el cuidado diario de los residentes.

Médico o Doctor (MD o DO por sus siglas en inglés). Un doctor diagnostica una enfermedad o discapacidad y prescribe un tratamiento. Los doctores asisten a la escuela de medicina durante cuatro años después de haber terminado una licenciatura (Fig. 1-7) (las siglas "DO" se presentan para "doctor de medicina osteopática").

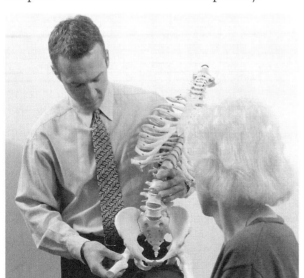

Fig. 1-7. Los doctores diagnostican enfermedades y prescriben el tratamiento.

Fisioterapeuta (PT por sus siglas en inglés). El fisioterapeuta (o terapeuta en rehabilitación física) brinda terapia en forma de calor, frío, masaje, ultrasonido, electricidad y ejercicio a las personas con problemas de los músculos, huesos y articulaciones. Las metas de la fisioterapia son mejorar la circulación de la sangre, lograr la curación, recuperar la movilidad y aminorar el dolor; por ejemplo, un PT ayuda a que la persona utilice, de una manera segura, un andador, un bastón o una silla de ruedas (Fig. 1-8).

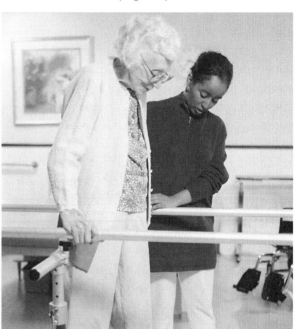

Fig. 1-8. Un fisioterapeuta ayudará a reestablecer habilidades específicas.

Terapeuta Ocupacional (OT por sus siglas en inglés). Un terapeuta ocupacional ayuda que los residentes aprendan a compensar sus discapacidades. Un OT ayuda a que los residentes sean capaces de realizar las **actividades de la vida diaria (ADL por sus siglas en inglés)**. Las ADL son tareas diarias del cuidado personal que incluyen bañarse, vestirse, cepillarse los dientes, arreglarse el cabello, ir al baño, comer y tomar líquidos; por ejemplo, un OT enseña a una persona a utilizar una cuchara especial para que pueda comer por sí misma.

Terapeuta del Habla y Lenguaje (SLP por sus siglas en inglés). Un patólogo del habla y lenguaje o un terapeuta del lenguaje ayuda a los residentes que tienen problemas del lenguaje y deglutación; por ejemplo, después de una embolia, una persona puede perder la capacidad de hablar. Un SLP puede utilizar un tablero con dibujos para que la persona comunique su sed o dolor. También evalúa la habilidad de una persona de deglutir la comida o tomar líquidos.

Dietista Certificado (RDT por sus siglas en inglés). Un dietista certificado o nutriólogo desarrolla dietas especiales para los residentes con necesidades especiales. Las dietas especiales pueden mejorar la salud y ayudar a controlar enfermedades.

Trabajador Social Médico (MSW por sus siglas en inglés). Un trabajador social médico ayuda a los residentes con sus necesidades sociales; por ejemplo, un MSW ayuda a que los residentes encuentren compañeros de cuarto que sean compatibles y ayuda con servicios de apoyo incluyendo obtener ropa y artículos personales si la familia no está involucrada o no realiza visitas frecuentes. Un MSW puede hacer citas y pedir transportación.

Director de Actividades. El director de actividades planea las actividades del residente como jugar bingo (lotería) o asistir a eventos especiales, ayudando a que los residentes socialicen y se mantengan física y mentalmente activos.

Asistente de Enfermería (NA por sus siglas en inglés) o Asistente de Enfermería Certificado (CNA por sus siglas en inglés). El asistente de enfermería realiza tareas delegadas o asignadas, como tomar la temperatura del residente. Los NA también realizan tareas personales como bañar a los residentes y ayudarles a ir al baño. Los NA deben tener por lo menos 75 horas de entrenamiento. En muchos estados del país, el entrenamiento excede 100 horas.

Residente y su Familia. El residente es un integrante importante del equipo de cuidado. El residente tiene el derecho de tomar decisiones sobre su propio cuidado. El residente ayuda a planear su cuidado y toma sus propias decisiones. Los familiares del residente también pueden estar involucrados en estas decisiones. Ellos son un gran recurso de información ya que conocen las preferencias personales del residente, su historial, dieta, rituales y rutinas.

RA *Todos los miembros del equipo de cuidado deben enfocarse en el residente. El equipo gira alrededor del residente y de su condición, tratamiento y progreso. Sin el residente, no hay equipo.*

Como asistente de enfermería, usted seguirá las instrucciones que le brinde el enfermero; él actúa siguiendo las instrucciones del doctor o de algún otro integrante del equipo de cuidado. A esto se le llama la **cadena de mando**, la cual describe la línea de autoridad en la institución de cuidado de la salud. La cadena de mando coordina el cuidado para brindar lo que sea mejor para los residentes. También lo protege a usted y a su empleador de alguna responsabilidad legal. La **responsabilidad legal** es un término legal que indica que una persona puede ser responsable por lastimar a alguien más. Por ejemplo: Un residente resultó lesionado por algo que usted hizo; sin embargo, lo que usted hizo fue una tarea asignada y fue realizada de acuerdo con las reglas y los procedimientos establecidos. Entonces, puede ser que usted no sea responsable por lastimar al residente. Si usted realiza algo que no fue una tarea asignada, usted puede ser responsable por dicho acto. Es por esto que es muy importante que usted siga las instrucciones y conozca la cadena de mando (Fig. 1-9).

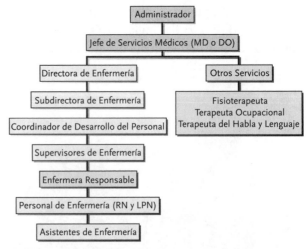

Fig. 1-9. La cadena de mando describe la línea de autoridad en una institución.

Los asistentes de enfermería deben entender lo que sí pueden y lo que no pueden hacer. Esto es para que usted no lastime a algún residente o se vean involucrados, tanto usted como su empleador, en una demanda legal. Algunos estados del país certifican si un asistente de enfermería está calificado para trabajar; sin embargo, los asistentes de enfermería no son proveedores del cuidado de salud certificados. Todas las tareas que usted realiza en su trabajo son asignadas por un profesionista certificado en el cuidado de la salud. Usted trabaja bajo la autoridad de la certificación de otra persona. Ésta es la razón por la cual estos profesionistas mostrarán mucho interés en lo que usted hace y en la manera en la que usted lo hace.

Cada estado del país otorga el derecho de realizar trabajos en el cuidado de la salud por medio de certificaciones. Algunos ejemplos incluyen enfermería, medicina o terapia física. Todos los integrantes del equipo de cuidado trabajan bajo las "obligaciones de la práctica" de cada uno. Las **obligaciones de la práctica** definen las tareas que usted tiene permitido realizar y la manera en la que se realizan correctamente.

Unidad 6. Definir reglas, procedimientos y profesionalismo

Todas las instituciones deben tener manuales que resuman las reglas y los procedimientos. Una **regla** (o política) es un curso de acción que debe seguirse. Una regla muy básica es que la información sobre el cuidado de la salud debe permanecer confidencial. Un **procedimiento** es un método o una manera de hacer algo. Una institución tendrá un procedimiento para reportar información sobre los residentes. El procedimiento explica cuál es la forma que se debe llenar, cuándo y qué tan seguido, así como a quién se le debe entregar. A usted le dirán dónde localizar una lista de reglamentaciones (políticas) y procedimientos que se espera que todo el personal siga.

Algunas de las reglamentaciones comunes que se encuentran en las instituciones de cuidado a largo plazo incluyen las siguientes:

- Toda la información de los residentes debe permanecer de manera confidencial.

- Siempre se debe seguir el plan de cuidado.

- Las asistentes de enfermería no deben realizar tareas que no se encuentren incluidas en su descripción de trabajo.

- Las asistentes de enfermería deben reportar al enfermero los cambios o eventos importantes que se presenten en un residente.

- Los problemas personales no deben ser discutidos con el residente o la familia del residente.

- Las asistentes de enfermería no deben tomar dinero o regalos de los residentes o de sus familias.

- Las asistentes de enfermería deben ser confiables y deben presentarse a trabajar a tiempo.

Su empleador tendrá reglas y procedimientos para la situación de cuidado de cada residente. Los procedimientos escritos pueden parecer largos y complicados, pero cada paso es importante. Familiarícese con las reglas y los procedimientos de la institución para la cual usted trabaje.

Profesional significa que está relacionado con el trabajo o con un empleo. Lo opuesto a profesional es **personal**. Esto se refiere a su vida fuera del trabajo, como lo es su familia, amigos y hogar. El **profesionalismo** es comportarse de manera apropiada en el trabajo, incluyendo la manera en que usted se viste, las palabras que utiliza y los temas sobre los que usted habla. También significa presentarse a trabajar a tiempo, realizar las tareas y reportarse con la enfermera. El profesionalismo también es seguir el plan de cuidado, realizar observaciones cuidadosas y siempre realizar los reportes de manera precisa. Seguir las reglas y los procedimientos es una parte importante del profesionalismo.

Los residentes, los compañeros de trabajo y los supervisores respetan a los empleados que son profesionales. El profesionalismo ayuda a mantener su trabajo, así como a ganar ascensos y aumentos de sueldo.

Una relación profesional con un residente incluye:

- mantener una actitud positiva

- realizar únicamente las tareas asignadas para las cuales usted está entrenado

- mantener la información de todos los residentes de manera confidencial

- ser amable y estar alegre, aún y cuando usted no se encuentre de buen humor (Fig. 1-10)

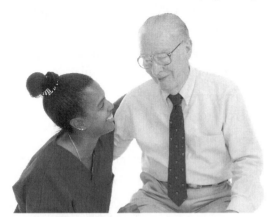

Fig. 1-10. Ser amable y alegre es algo que se esperará de usted.

- no discutir sus problemas personales

- no utilizar malas palabras, aunque un residente las utilice

- escuchar al residente

- llamar a un residente "Señor", "Señora", "Señorita", o por el nombre que él o ella prefiera

- siempre explique el cuidado que usted brindará antes de realizarlo

- siga las prácticas necesarias para protegerse a usted y a los residentes, como lavarse las manos

Una relación profesional con un empleador incluye:

- realizar las tareas de manera eficiente

- siempre seguir todas las políticas y procedimientos

- siempre documentar y reportar correcta y cuidadosamente

- comunicar los problemas con los residentes o con las tareas

- reportar cualquier cosa que no le permita a usted realizar sus tareas

- realizar preguntas cuando usted no sepa o no entienda algo

- tomar instrucciones o las críticas sin disgustarse

- mantenerse limpio, bien vestido y arreglado (Fig. 1-11)

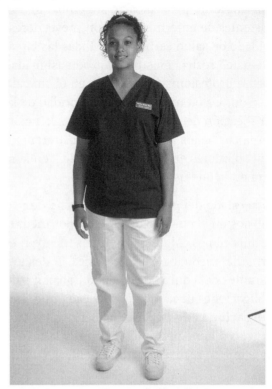

Fig. 1-11. Mantener su cabello bien peinado y sujetado, así como vestir un uniforme limpio son ejemplos de un comportamiento profesional.

- siempre estar a tiempo

- informar a su empleador si usted no puede presentarse al trabajo

- seguir la cadena de mando

- participar en los programas de educación

- ser un modelo de conducta positivo

Los mejores asistentes de enfermería tienen las siguientes cualidades:

- **Compasión.** Ser **compasivo** es ser solidario, empático, comprensivo y preocuparse por la otra persona. **Empatía** significa entender los sentimientos de los demás. La gente compasiva también es comprensiva. La **simpatía** significa compartir los sentimientos y dificultades de los demás.

- **Honestidad.** Una persona honesta dice la verdad y que se puede confiar en ella.

- **Tacto.** Tener **tacto** es la habilidad de entender lo que es correcto y apropiado cuando trata con otras personas. Es la habilidad de hablar y actuar sin ofender a los demás.

- **Concientización**. Las personas que son escrupulosas o **conscientes** siempre tratan de hacer su mejor esfuerzo, están alertas, son observadoras, precisas y responsables.

- **Confiabilidad**. Las asistentes de enfermería deben realizar y cumplir sus compromisos. Usted debe llegar a su trabajo a tiempo, debe realizar sus tareas hábilmente y debe ayudar a sus semejantes cuando lo necesitan.

- **Respeto**. Ser respetuoso significa valorar la individualidad de las demás personas, incluyendo su edad, religión, cultura, sentimientos, prácticas y creencias.

- **Falta de prejuicio**. Usted trabajará con personas de diferentes procedencias. Brinde a cada residente un cuidado con calidad sin importar su edad, género, orientación sexual, religión, raza, origen étnico o condición.

- **Tolerancia**. Puede ser que a usted no le guste o no esté de acuerdo con las cosas que sus residentes han realizado; sin embargo, su trabajo es brindar cuidado, no juzgarlos. Deje a un lado sus opiniones y vea a cada residente como una persona individual que necesita su cuidado.

Unidad 7. Ejemplos de comportamiento ético y legal y los derechos de los residentes

La ética y las leyes guían el comportamiento. La **ética** es el conocimiento sobre el bien y el mal. Una persona ética tiene el sentido del deber hacia los demás. Siempre trata de hacer lo que está bien. Las **leyes** son reglas establecidas por el gobierno para proteger a las personas y ayudarles a vivir juntos en armonía. La ética y las leyes son muy importantes en el cuidado de la salud, pues protegen a las personas que reciben dicho cuidado y guían a las personas que lo brindan. Las NA y otros integrantes del equipo siguen un código de ética. Ellos deben conocer las leyes que aplican para su trabajo.

Algunos ejemplos de comportamiento legal y ético de las asistentes de enfermería incluyen los siguientes:

- ser honesto en todo momento

- proteger la privacidad de los residentes

- mantener la información del residente y del personal de manera confidencial

- reportar el abuso o las sospechas de abuso de un residente o ayudar a que un residente reporte el abuso

- seguir el plan de cuidado y sus tareas

- no realizar tareas fuera de sus obligaciones de la práctica

- reportar todas las observaciones e incidentes de los residentes

- documentar de manera precisa y oportuna

- seguir las reglas de seguridad y control de infecciones (capítulo 2)

- no aceptar regalos o propinas

- nunca involucrarse de manera personal o sexual con los residentes o con los integrantes de sus familia

Debido a los reportes de abuso y maltrato de las casas de reposo, el gobierno de Estados Unidos aprobó la **Ley de Ómnibus de Reconciliación Presupuestaria (OBRA por sus siglas en inglés)** en 1987; la cual ha sido actualizada en varias ocasiones.

OBRA estableció estándares mínimos para el entrenamiento de las asistentes de enfermería. Las NA deben realizar al menos 75 horas de entrenamiento. Las NA también deben pasar una evaluación de aptitudes (programa de evaluación) antes de ser contratadas. Deben asistir a clases regulares de educación en servicio para mantener sus habilidades actualizadas.

OBRA requiere que los estados del país mantengan una lista actualizada de los asistentes de enfermería dentro de un registro estatal. OBRA establece lineamientos sobre los requerimientos mínimos del personal y especifica los servicios mínimos que las casas de reposo (asilos) deben brindar. Otra parte importante de OBRA son los requerimientos de evaluación del residente. OBRA requiere que se realicen evaluaciones completas a cada residente. Las formas de evaluación son las mismas para cada institución o casa de reposo.

OBRA realizó unos cambios importantes en el proceso de encuesta. Usted aprendió sobre encuestas en las páginas iniciales de este libro. Los resultados de las encuestas se encuentran disponibles al público y desplegadas en las instalaciones de la institución.

OBRA también identificó derechos importantes para residentes en casas de reposo. Los **derechos del residente** se relacionan con la manera en que los residentes deben ser tratados mientras que viven en la institución. Dichos derechos forman un código ético de conducta para los trabajadores del cuidado de la salud. Estos derechos incluyen:

Calidad de vida: los residentes tienen el derecho a recibir el mejor cuidado disponible. La dignidad, la toma de decisiones y la independencia son partes importantes de una calidad de vida.

Servicios y actividades para mantener un alto nivel de bienestar: los residentes deben recibir el cuidado correcto que los mantenga tan saludables como sea posible todos los días. La salud no debe deteriorarse como resultado directo del cuidado que se brinda en la casa de reposo (asilo).

El derecho a mantenerse completamente informado sobre sus derechos y servicios: los residentes deben saber qué tipo de cuidado y servicios se encuentran disponibles. Se les debe informar los costos de cada servicio. Deben estar enterados sobre todos sus derechos legales, los cuales deben ser explicados en lenguaje que ellos puedan entender. Esto incluye brindar una copia por escrito de sus derechos. Ellos tienen el derecho de ser notificados con anticipación sobre cualquier cambio de cuarto o compañero de cuarto. Tienen el derecho de comunicarse con alguien que hable su idioma. Tienen el derecho de recibir ayuda para cualquier impedimento sensorial, como para la ceguera.

El derecho a participar en su propio cuidado: los residentes tienen el derecho de participar en la planeación de su propio tratamiento, en su cuidado y al ser dados de alta. Los residentes tienen el derecho de rechazar medicamento, tratamiento y restricciones. También tienen el

derecho de ser informados sobre los cambios en su condición y de revisar su expediente médico. El consentimiento informado es un concepto que va junto con esto. Una persona tiene el derecho legal y ético de dirigir lo que pasa en su cuerpo. Los doctores también tienen el deber ético de involucrar a la persona en su cuidado de la salud. El **consentimiento informado** es el proceso en el cual una persona, con la ayuda de un doctor, toma decisiones informadas sobre el cuidado de su salud.

El derecho de tomar decisiones independientes: los residentes pueden tomar decisiones sobre sus doctores, su cuidado y sus tratamientos. Pueden tomar decisiones personales, como la ropa que quieren vestir y la manera en que quieren pasar el tiempo. Ellos pueden participar en las actividades de la comunidad.

Los derechos de privacidad y confidencialidad: los residentes pueden esperar tener privacidad en el cuidado que se les brinda. Su información personal y médica no puede ser compartida con ninguna persona, más que con el equipo de cuidado de la salud. Los residentes tienen el derecho de comunicarse de manera privada y sin restricciones con cualquier persona.

El derecho a la dignidad, al respeto y a la libertad: los residentes deben ser respetados y tratados con dignidad por sus proveedores de salud. Los residentes no deben ser abusados de ninguna manera.

El derecho a la seguridad de sus pertenencias: las pertenencias personales de los residentes deben estar seguras en todo momento; ninguna persona las puede tomar o utilizar sin permiso del residente.

Derechos durante traslados y al ser dados de alta: Los cambios de institución deben realizarse de manera segura con el conocimiento y consentimiento del residente. Ellos tienen el derecho de quedarse en una institución, a menos que se necesite un traslado o ser dado de alta.

El derecho de quejarse: los residentes tienen el derecho de quejarse sin miedo a recibir castigo. Las casas de reposo deben trabajar de manera rápida para tratar de resolver quejas.

El derecho de recibir visitas: Los residentes tienen el derecho de recibir visitas de familiares, doctores, asociaciones y otras personas (Fig. 1-12).

Proteja los derechos de sus residentes en la forma que se menciona a continuación:

- Nunca abuse de un residente de manera física, emocional, verbal o sexual.

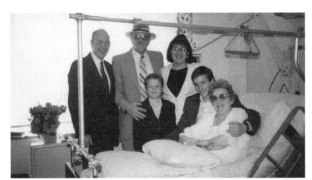

Fig. 1-12. Los residentes tienen el derecho de recibir visitas.

- Observe y reporte cualquier signo de abuso o negligencia.

- Llame al residente por el nombre que él o ella prefiera.

- Involucre a los residentes en su planeación.

- Siempre explique un procedimiento al residente antes de realizarlo.

- No exponga de manera innecesaria al residente mientras que le brinde cuidado.

- Respete el derecho del residente de rechazar el cuidado, pero repórtelo de inmediato a la enfermera.

- Informe a la enfermera si un residente tiene preguntas sobre las metas de su cuidado o sobre el plan de cuidado.

- Sea sincero cuando documente el cuidado que brinda.

- No diga chismes o hable sobre los residentes.

- Toque la puerta y pida permiso antes de entrar al cuarto del residente.

- No acepte regalos o dinero (Fig. 1-13).

- No abra la correspondencia de un residente, ni registre sus pertenencias.

- Respete las pertenencias personales del residente.

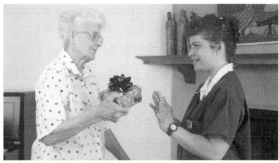

Fig. 1-13. Las asistentes de enfermería no deben aceptar dinero o regalos porque es poco profesional y puede crear conflictos.

- Reporte sus observaciones sobre la condición o el cuidado del residente.

- Ayude a resolver conflictos reportándolos a la enfermera.

El Consejo de Residentes es un grupo de residentes que se reúnen regularmente para discutir asuntos relacionados con la casa de reposo (asilo). Este consejo brinda a los residentes voz dentro de las operaciones de la institución. Los temas de discusión pueden incluir las reglamentaciones de la institución, así como las decisiones sobre las actividades, las preocupaciones y los problemas. El Consejo de Residentes ofrece a los residentes una oportunidad de brindar sugerencias sobre el mejoramiento de la calidad del cuidado. Los ejecutivos del consejo son elegidos por los residentes. Los integrantes de las familias de los residentes son invitados a asistir a las reuniones con o en representación de un residente. El personal puede participar en este proceso cuando es invitado por los integrantes del consejo.

El **abuso** es ocasionar intencionalmente lesiones o dolor físico, mental o emocional a alguna persona. Empujar a un residente es un ejemplo de abuso físico. Avergonzar, de manera intencional, a un residente es un ejemplo de abuso emocional o psicológico.

La **negligencia** es dañar a la persona en su cuidado físico, mental o emocional al no realizar el cuidado necesario. Ignorar deliberadamente a un residente es un ejemplo de

negligencia.

El **abuso físicos** es cualquier trato, ya sea intencional o no, que lastima el cuerpo de una persona. Esto incluye dar bofetadas, ocasionar moretones, cortadas o quemaduras, restringir físicamente, aventar, empujar e incluso tratar bruscamente a los residentes.

El **abuso sexual** es forzar a una persona a realizar o participar en actos sexuales.

El **abuso psicológico** o el **abuso mental** es dañar emocionalmente a una persona al realizar amenazas, asustar, humillar, intimidar, aislar, insultar o tratar a la persona como un niño. Esto incluye el abuso verbal. El **abuso verbal** es utilizar dibujos, gestos o palabras orales o escritas que amenacen, avergüencen o insulten a un residente.

El **abuso financiero** es robar, tomar ventaja o utilizar de manera inapropiada el dinero, pertenencias u otros recursos de otra persona.

La **agresión** sucede cuando una persona es amenazada y siente miedo de que puede ser tocada sin su permiso. Un ejemplo es decirle a un residente que va a ser abofeteado si no deja de gritar.

Agresión física significa que una persona ha sido realmente tocada sin su permiso. Un ejemplo sería una asistente de enfermería que golpea o empuja a un residente; a lo que también se le llama abuso físico. El forzar a un residente a comer también es considerado agresión física.

La **violencia doméstica** es el abuso realizado por cónyuges, parejas intimas o familiares. La violencia puede ser física, sexual o emocional y la víctima puede ser una mujer, un hombre, un anciano o un niño.

La **violencia en el lugar de trabajo** es el abuso del empleado por parte de los residentes u otros empleados. Puede ser violencia verbal, física o sexual, incluyendo tocamientos inapropiados y discusiones sobre temas sexuales.

La **privación ilegal de la libertad** es la restricción ilegal de alguna persona que afecta su libertad de movimiento; tanto las amenazas de ser físicamente privado de la libertad, el hecho de privar físicamente a alguien de su libertad, como el no permitir que el residente salga del edificio son considerados privación ilegal de la libertad.

El **aislamiento involuntario** es la incomunicación o separación de otras personas en cierta área sin el consentimiento o contra la voluntad de alguien.

El **acoso sexual** es un comportamiento o acercamiento sexual desagradable que crea un ambiente de trabajo ofensivo, hostil o intimidante. Las peticiones de favores sexuales, tocamientos no deseados y otras acciones de naturaleza sexual son ejemplos de acoso sexual.

El **abuso de sustancias** es el uso de cigarros, alcohol, drogas o medicamento legal o ilegal que daña a uno mismo o a los demás.

La **negligencia** significa no brindar el cuidado apropiado a un residente que tenga como resultado una lesión no intencionada. Algunos ejemplos de negligencia son:

- Usted no se da cuenta de que la dentadura de su residente no le queda bien; por lo que la persona no está comiendo bien y presenta desnutrición.

- Usted olvida poner el freno en la silla de ruedas de un residente antes de trasladarlo; la persona se cae y se lesiona.

Si usted observa o sospecha abuso o negligencia, usted está obligado legalmente a reportarlo.

Observaciones y Reportes
Abuso y negligencia

Éstas son algunas "lesiones sospechosas" que deben ser reportadas:

- envenenamiento o lesión traumática

- marcas ocasionadas por mordeduras

- marcas ocasionadas por correas o hebillas de cinturón

- chipotes, contusiones, moretones viejos o nuevos

- fracturas y dislocación de huesos

- quemaduras con formas inusuales o en lugares inusuales, quemaduras de cigarro o quemaduras por líquido caliente

- rasguños y heridas punzantes

- cuero cabelludo sensible y falta de cabello en ciertas partes

- hinchazón de la cara, dientes quebrados o descarga nasal

Algunos signos que podrían indicar abuso incluyen:

- gritar obscenidades
- miedo, aprehensión, miedo de estar solo
- poco autocontrol
- dolor constante
- amenazas de lastimar a los demás
- quejas de ansiedad
- abstinencia de actividades o apatía (Fig. 1-14)

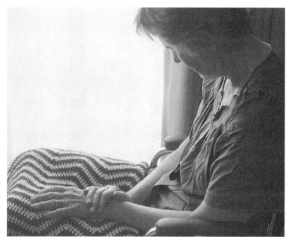

Fig. 1-14. El alejamiento de los demás es un cambio importante que debe reportarse.

- abuso de alcohol o drogas
- agitación o ansiedad, signos de estrés
- baja autoestima
- cambios en el estado de ánimo, confusión, desorientación
- no se le permite al residente tener conversaciones privadas, o un familiar/ proveedor de cuidado siempre está presente en todas las conversaciones

Algunos signos que podrían indicar negligencia incluyen:

- úlceras por presión (revisar el capítulo 5 para mayor información)
- cuerpo mal aseado
- piojos corporales
- llamadas de ayuda no atendidas
- ropa de cama manchada o ropa interior no cambiada
- ropa que no está bien puesta

- negarse a brindar cuidado
- necesidades no atendidas relacionadas con aparatos de audición, lentes, etc.
- pérdida de peso
- poco apetito
- deshidratación
- alimentos no ingeridos
- agua fresca o bebidas que no se distribuyen durante cada turno

Si los residentes quieren realizar una queja sobre abuso, usted debe ayudarles de todas las maneras posibles, incluyendo informarles sobre el proceso y sus derechos.

Un defensor del pueblo ("ombudsman" en inglés) también puede ayudar a los residentes. Un **defensor del pueblo** es asignado por ley como el defensor o abogado legal de los residentes. El defensor del pueblo visita y escucha a los residentes, decide qué acción se debe tomar si existe un problema, brinda presencia continua en las casas de reposo y monitorea el cuidado y las condiciones de los residentes (Fig. 1-15).

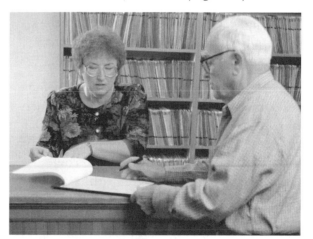

Fig. 1-15. Un defensor del pueblo es un defensor o abogado legal de los residentes.

Respetar la **confidencialidad** significa mantener las cosas de manera privada. Usted conocerá información confidencial (privada) sobre sus residentes, incluyendo asuntos sobre salud, finanzas y relaciones. Usted debe proteger esta información de manera ética y legal. Usted no debe compartir esta información con nadie, a excepción de los integrantes del equipo de cuidado del residente.

El Congreso aprobó la **Ley de Responsabilidad y Portabilidad de Seguro Médico (HIPAA por sus siglas en inglés)** en 1996. Esta ley fue revisada y modificada en el 2001 y en el 2002. Uno de sus objetivos es mantener la información médica de manera segura y privada. Todas las organizaciones del cuidado de la salud deben tomar precauciones especiales para proteger dicha información. Las organizaciones y sus empleados pueden ser multados y/o encarcelados si no cumplen con las reglas para proteger la privacidad del paciente. Esto también aplica para todos los proveedores del cuidado de la salud, incluyendo doctores, enfermeras, asistentes de enfermería y todos los integrantes del equipo.

Bajo esta ley, la información sobre la salud debe mantenerse de manera privada. A esto se le llama información sobre la salud protegida (PHI por sus siglas en inglés). El PHI incluye el nombre del paciente, dirección, número telefónico, número de seguro social, dirección de correo electrónico y número de expediente médico. Solamente las personas que deben tener información para el cuidado o para procesar los registros pueden conocer esta información y deben protegerla. Esta información no debe conocerla o utilizarla ninguna otra persona y debe mantenerse de manera confidencial.

Las NA no pueden brindar información sobre el residente a ninguna persona que no se encuentre directamente involucrado en el cuidado del residente; por ejemplo, si un vecino le pregunta a usted cómo está el residente, usted conteste: "Lo siento, pero no puedo compartir esa información; es confidencial". Ésta es la respuesta correcta que le puede dar a cualquier persona que no tiene una razón legal para tener información sobre el residente.

Otras maneras de proteger la privacidad del residente son:

- Asegúrese que usted se encuentra en un área privada cuando escuche o lea sus mensajes.

- Infórmese quién es la persona con la que usted habla en el teléfono. Si usted no está seguro de quien es, pida el nombre y el número telefónico y regrese la llamada después de obtener autorización para dar información.

- Cuando hable con un integrante del equipo de cuidado en el teléfono, no utilice teléfonos celulares porque pueden ser escaneados.

- No hable acerca de los residentes en público (Fig. 1-16). Las áreas públicas incluyen elevadores, supermercados, salas de estancia, salas de espera, estacionamientos, escuelas, restaurantes, etc.

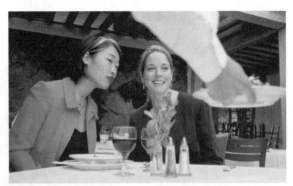

Fig. 1-16. **No hable acerca de la condición de los residentes en lugares públicos.**

- Utilice salas confidenciales para dar los reportes a otros integrantes del equipo de cuidado.

- Si usted ve a un familiar del residente o a un antiguo residente en un lugar público, tenga cuidado cuando lo salude; puede ser que la persona no quiera que otras personas sepan nada sobre su familiar o que esa persona fue residente de una casa de reposo.

- No traiga familiares o amigos de usted a la institución a conocer a los residentes.

- Asegúrese que nadie pueda ver información sobre la salud en la pantalla de su computadora.

- Sálgase del sistema cuando no se encuentre en la computadora.

- No envíe información confidencial en correos electrónicos.

- Asegúrese que los números de fax sean los correctos antes de enviar la información. Utilice una hoja de portada con un comunicado de confidencialidad.

- No deje documentos donde otras personas puedan verlos.

- Almacene y archive los documentos siguiendo las políticas de la institución. Si usted encuentra documentos con la información de un residente, entrégueselos a la enfermera.

Todos los trabajadores del cuidado de la salud deben seguir las normas de la ley HIPAA sin importar dónde se encuentren o lo que estén haciendo. Existen multas importantes para las personas que infrinjan estas reglas, incluyendo:

- multas desde $100 dólares hasta $250,000 dólares

- sentencia en prisión hasta por diez años

La **invasión de la privacidad** es un término legal que significa que se ha violado el derecho de alguien de su privacidad al revelar asuntos privados, como su nombre o fotografía al público sin el consentimiento de la persona. Hablar sobre los asuntos personales o el cuidado del residente con cualquier persona que no sea su supervisor o algún integrante del equipo de cuidado podría ser considerado como invasión de la privacidad, lo que infringe una ley civil.

Unidad 8. Explicar los aspectos legales del expediente médico del residente

El expediente médico del residente es un documento legal. Existen varios aspectos legales de su documentación. Es importante realizar con cuidado la documentación en el expediente por las siguientes cuatro razones:

1. Es la única manera de garantizar una comunicación clara y completa entre todos los integrantes del equipo de cuidado.

2. Es un registro legal del tratamiento de cada residente. Los expedientes médicos pueden ser utilizados en la corte como evidencia legal.

3. La documentación lo protege a usted y a su empleador de alguna responsabilidad comprobando lo que usted hizo.

4. La documentación brinda un registro actualizado del estatus y del cuidado de cada residente (Fig. 1-17).

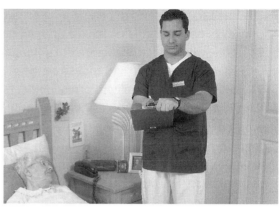

Fig. 1-17. La documentación brinda información importante sobre el residente.

Guía de Procedimientos
Documentación cuidadosa

- Escriba sus notas inmediatamente después de que se ha brindado el cuidado; le ayudará a recordar detalles importantes. **No registre el cuidado antes de realizarlo.**

- Piense sobre lo que quiere decir antes de escribirlo; le ayudará a ser tan breve y claro como sea posible.

- Escriba hechos, no opiniones.

- Escriba de manera ordenada, utilizando tinta negra.

- Si usted se equivoca, marque una línea sobre el texto equivocado y escriba al lado la palabra o las palabras correctas. Escriba sus iniciales y la fecha. Nunca borre algo que usted haya escrito, ni utilice corrector líquido (Fig. 1-18).

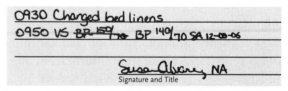

Fig. 1-18. Un ejemplo de la manera de corregir un error.

- Firme con su nombre completo y título. Escriba la fecha correcta.

- Documente de la manera que se especifica en el plan de cuidado. Algunas instituciones tienen una hoja para "marcar las tareas realizadas" para documentar el cuidado. También se le conoce como una hoja de ADL (actividades de la vida diaria) u hoja de flujo.

- Las instituciones pueden pedirle a usted que utilice las horas del día en base a un reloj de 24 horas, o tiempo militar, para documentar la información. La figura 1-19 muestra el reloj de 24 horas y el tiempo militar correspondiente. Para cambiar las horas entre 1:00 p.m. y 11:59 p.m. en tiempo miliar, agregue 12 al tiempo regular; por ejemplo, para cambiar la hora de las 4:00 p.m. a tiempo militar, sume 4 + 12; la respuesta es las 1600 horas.

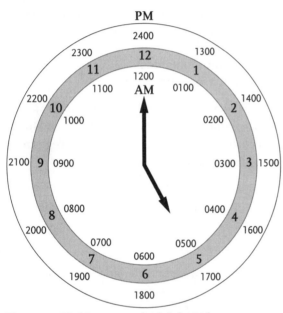

Fig. 1-19. Divisiones en el reloj de 24 horas.

Para cambiar de tiempo militar a tiempo regular, reste 12; por ejemplo, para cambiar las 2200 horas a tiempo regular, reste 22 - 12; la respuesta es 10:00 p.m.

Algunas instituciones utilizan computadoras para documentar la información. Las computadoras registran y almacenan información que puede ser recuperada cuando sea necesario. Ésta es una manera más rápida y exacta de escribir la información que al hacerlo a mano. Si la institución utiliza computadoras para documentar el cuidado, usted recibirá capacitación por parte de ellos. Las normas de privacidad de la ley HIPAA también aplican al uso de la computadora. Asegúrese que ninguna persona pueda ver en la pantalla de la computadora información personal o de salud que sea privada y protegida. No comparta información confidencial con cualquier persona que no sea parte del equipo de cuidado.

Unidad 9. Explicación sobre la hoja de serie de datos mínimos (MDS)

Un sistema de evaluación de residentes fue desarrollado en 1990 y ha sido revisado periódicamente. Se le llama Serie de Datos Mínimos (MDS por sus siglas en inglés). El MDS es una guía detallada para ayudar a las enfermeras a realizar una evaluación exacta y completa sobre el residente; también detalla lo que se debe hacer si se identifican problemas con el residente (Fig. 1-20). Las instituciones deben llenar la hoja MDS para cada residente con 14 días de admisión y luego una nueva cada año. Adicionalmente, la hoja MDS de cada residente debe ser revisada cada tres meses. Se debe llenar una hoja MDS nueva cuando se presente un cambio considerable en la condición del residente.

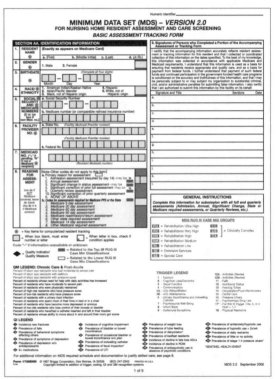

Fig. 1-20. Muestra de una forma MDS. (Reimpresa con el permiso de la empresa "Briggs Corporation", teléfono 800-247-2343.)

Los reportes que usted realiza sobre los cambios de su residente pueden "disparar" la necesidad de una evaluación. Siempre reporte a la enfermera los cambios que usted note como alguna señal de una enfermedad o de un problema. Al reportarlos de manera oportuna, una evaluación nueva de MDS puede realizarse, de ser necesario.

dos
Las Bases Fundamentales del Cuidado de los Residentes

Unidad 1. Entender la importancia de la comunicación verbal y escrita

La comunicación efectiva es una parte crítica del trabajo que usted realiza. Las asistentes de enfermería deben comunicarse con sus supervisores, con el equipo de cuidado para la salud, con los residentes y con sus familiares. La salud de un residente depende de qué tan bien comunique usted sus observaciones y preocupaciones a la enfermera.

La **comunicación** es un intercambio de información con los demás, que incluye enviar y recibir mensajes. Las personas se comunican por medio de signos y símbolos, tales como palabras, dibujos y retratos. También se comunican por medio de su comportamiento.

La **comunicación verbal** utiliza palabras o sonidos ya sean hablados o escritos; un ejemplo son los reportes orales. La **comunicación no verbal** es comunicarse sin utilizar palabras; algunos ejemplos son sacudir la cabeza o encoger los hombros. La comunicación no verbal cambia el mensaje. Ponga atención al lenguaje corporal y a los gestos que usted hace al hablar (Fig. 2-1). Un residente puede hablar un lenguaje diferente al suyo. Usted puede necesitar el uso de dibujos o gestos para comunicarse.

RA Cuando cuide a los residentes, siempre utilice un lenguaje que ellos puedan entender o busque un intérprete (alguien que hable el idioma). No

hable con otros empleados enfrente de los residentes en un idioma que ellos no entiendan.

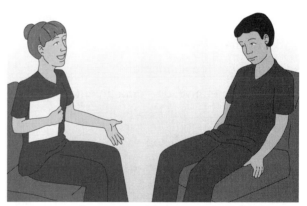

Fig. 2-1. Con frecuencia, el lenguaje corporal habla tan claro como las palabras. ¿Cuál de estas personas parece estar más interesada en la conversación?

Los asistentes de enfermería deben ser capaces de realizar reportes breves y exactos, tanto orales como escritos para los residentes y el personal. Se necesita tener una buena comunicación para recaudar información sobre los residentes. La comunicación con los residentes o sus familias le brinda a usted información que es importante para el equipo de cuidado. Esta información puede estar escrita o brindarse de manera oral al cambiar de un turno de trabajo al otro. Recuerde que toda la información de los residentes es confidencial. Únicamente comparta esta información con el equipo de cuidado de la salud.

Sus observaciones cuidadosas son importantes para la salud y el bienestar de todos los residentes. La decisión sobre qué debe reportar inmediatamente a la enfermera requiere del uso de pensamientos críticos. Para la NA, el pensamiento crítico es realizar buenas observaciones para ayudar a resolver posibles problemas. Los signos y síntomas que deben ser reportados serán mencionados en este libro. Adicionalmente, usted debe reportar de inmediato cualquier cosa que ponga en peligro a los residentes, incluyendo:

- caídas

- dolor en el pecho

- dolor fuerte de cabeza

- problemas con la respiración

- presión sanguínea, respiración o pulso anormal

- cambio en el estatus mental

- pérdida de la movilidad o debilidad repentina

- fiebre alta

- pérdida del conocimiento

- cambio en el nivel del conocimiento

- sangrado

- cambio en la condición

- moretones, heridas u otros signos de abuso

Cuando los residentes reporten síntomas, eventos o sentimientos pídales que repitan lo que han dicho y que le brinden más información. Evite realizar preguntas que puedan ser contestadas con un simple "sí" o "no". En lugar de eso, realice preguntas que pidan información más detallada; por ejemplo, la pregunta: "¿durmió usted bien anoche?" puede ser fácilmente contestada con un simple "sí" o "no"; sin embargo, el decir: "dígame cómo pasó la noche y cómo durmió usted" motivará al residente a mencionar hechos y detalles.

Comunicación con los residentes

Cuando se comunique con los residentes, recuerde:

- *Siempre salude al residente utilizando el nombre que él o ella prefiera.*

- *Identifíquese con el residente.*

- *Enfóquese en el tema apropiado para la conversación.*

- *Colóquese frente al residente mientras que usted habla y evite mirar hacia otro lado.*

- *Platique con el residente mientras brinda el cuidado.*

- *Escuche y responda cuando el residente hable.*

- *Elogie al residente y sonría con frecuencia.*

- *Promueva en el residente la interacción con usted y con los demás.*

- *Sea cortés.*

- *Siempre informe al residente cuando vaya a salirse de la habitación.*

RЯ *Nunca se dirija a un residente utilizando términos irrespetuosos como "cariño" o "corazón".*

Cuando realice un reporte, usted debe recaudar la información correcta antes de documentarla. Lo más útil para la enfermera y para el equipo de cuidado es documentar los hechos y no las opiniones. Se necesitan dos tipos de información en base a los hechos al realizar sus reportes. La **información objetiva** se basa en lo que usted ve, escucha, toca o huele; ésta es recaudada utilizando sus sentidos. La **información subjetiva** es algo que usted no puede observar o no observó. Se basa en algo que el residente le reportó a usted que puede ser verdadero o no. Un ejemplo de información objetiva es el siguiente: "el Sr. McClain está sosteniendo su cabeza y frotándose la sien". Un ejemplo de un reporte subjetivo puede ser: "el Sr. McClain dice que tiene dolor de cabeza". La enfermera necesita información sobre los hechos para tomar decisiones sobre el cuidado y el tratamiento. Tanto los reportes objetivos como los subjetivos son importantes.

Asegúrese que lo que usted observa y lo que el residente le reporta sean anotados de manera clara. Para realizar un reporte preciso, usted necesitará hacer observaciones certeras utilizando todos los sentidos posibles para reunir la información (Fig. 2-2). Algunos ejemplos se presentan después de la ilustración.

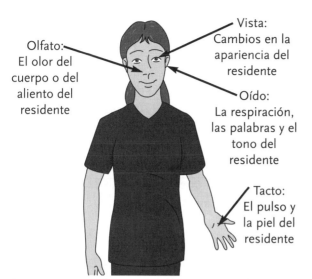

Fig. 2-2. Reportar lo que usted observa significa usar más de un sentido.

Vista. Busque cambios en la apariencia, incluyendo sarpullido, enrojecimiento, palidez, hinchazón, desecho, debilidad, ojos hundidos, así como cambios en la postura o en la manera de andar (caminar).

Oído. Escuche lo que el residente le diga sobre su condición, familia o necesidades. ¿Le esta hablando claramente y tiene sentido lo que dice? ¿Muestra emociones como enojo, frustración o tristeza? ¿Está respirando de manera normal? ¿Resolla, se sofoca o tose? ¿Se encuentra el área lo suficientemente calmada y tranquila para que el residente descanse como lo necesita?

Tacto. ¿Se siente la piel caliente o fría, húmeda o seca? ¿Tiene el pulso regular?

Olfato. ¿Nota usted un olor del cuerpo del residente? Los olores pueden sugerir aseo corporal inadecuado, infecciones o incontinencia. La **incontinencia** es la incapacidad de controlar la vejiga o los intestinos. El olor del aliento podría sugerir el uso de alcohol o tabaco, indigestión o mala higiene bucal.

El uso de todos sus sentidos le permitirá a usted hacer el reporte más completo acerca del estado del residente.

Incluso para un reporte oral, usted tome notas, de esta manera no olvidará detalles importantes. Después de un reporte oral, documente cuándo, por qué, de qué y a quién le brindó el reporte oral. Utilice sus notas para escribir estos reportes, no dependa de su memoria.

Algunas veces la enfermera u otro integrante del equipo de cuidado le brindarán a usted un reporte oral breve sobre algún residente. Escuche

con atención y tome notas si used lo necesita (Fig. 2-3). Pregunte cualquier cosa que no entienda y al final del reporte repita lo que le dijeron para asegurarse que usted haya entendido.

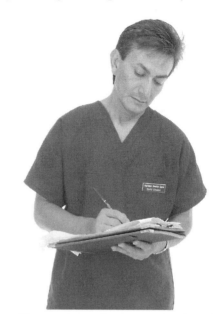

Fig. 2-3. Tome notas en los reportes orales, si usted lo necesita.

Durante la capacitación, usted aprenderá términos médicos para condiciones específicas. Los términos médicos son formados con partes de palabras. Estas partes son raíces, prefijos y sufijos. Una raíz es la parte de una palabra que le da su significado. Un prefijo se coloca al frente a la palabra y funciona con una raíz de una palabra para hacer un término nuevo. Un sufijo se encuentra al final de la palabra y por sí solo no forma una palabra completa. Cuando usted agrega un prefijo o una raíz a un sufijo, se convierte en un término médico funcional.

A continuación se presentan algunos ejemplos:

- La raíz "scopio" significa "un instrumento para observar hacia adentro". El prefijo "oto" significa "oído". Un otoscopio es un instrumento utilizado para examinar el oído.

- El prefijo "bradi" significa "lento". La raíz "cardia" significa "corazón". "Bradicardia" es el pulso o ritmo cardiaco lento.

- El sufijo "metro" significa "instrumento de medición". El prefijo "termo" significa "calor". Un termómetro es un instrumento que mide la temperatura.

Cuando hable con los residentes y sus familiares, utilice términos sencillos que no sean médicos. Cuando usted hable con el equipo de cuidado, los términos médicos le ayudarán a brindar información más completa.

Las abreviaturas son una manera de comunicarse más eficientemente; por ejemplo, la abreviación "p.r.n." significa "por razón necesaria". Aprenda las abreviaturas médicas estándares que maneja su institución y utilícelas para reportar información de manera corta y precisa. Usted puede necesitar estas abreviaturas para leer sus asignaciones o planes de cuidado. **Usted encontrará una lista de abreviaturas médicas al final de este libro.**

Comunicación telefónica

En ocasiones, usted puede contestar el teléfono en la institución. Las reglas generales para hablar en el teléfono son:

- Sea alegre cuando salude a la persona que llama. Diga: "Buenos días", "Buenas tardes" o "Buenas noches".

- Mencione el nombre de su institución: "Casa de reposo Lincolnwood".

- Mencione su nombre y el puesto que ocupa: "Nancy Jones, Asistente de Enfermería."

- Escuche con atención la requisición de la persona que llama, escriba los mensajes y pida que le deletreen los nombres para que los escriba correctamente.

- Pida el número telefónico, de ser necesario.

- Siempre diga: "Gracias" y "Adiós".

No brinde por teléfono información sobre el personal de la institución o sobre los residentes. Toda la información de los residentes y del personal es confidencial y no debe brindarse por teléfono. Refiera este tipo de llamadas a su supervisor. Usted puede poner la llamada en espera si necesita que alguien más la tome, pero pregunte primero si la persona que llama puede esperar.

Unidad 2. Describir las barreras de comunicación

La comunicación puede ser bloqueada o interrumpida de diferentes maneras (Fig. 2-4). Estas son algunas barreras y maneras de evitarlas:

El residente no escucha lo que usted dice, no lo escucha usted correctamente o no entiende. Colóquese de frente al residente y hable más lento que como usted habla con su familia y amigos. Hable de una manera clara, utilizando una voz baja y agradable. No susurre ni hable entre dientes.

Es difícil entender al residente. Tenga paciencia y tome tiempo para escucharlo. Pida al residente que le repita o le explique lo que dijo. Repita el mensaje con sus propias palabras para asegurarse que ha entendido al residente. Utilice

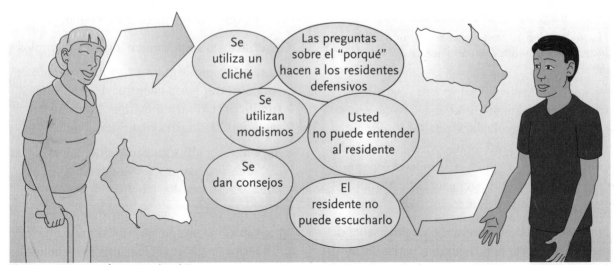

Fig. 2-4. Barreras de comunicación

papel y pluma o un tablero de comunicación (revise el capítulo 8) para comunicarse.

El mensaje contiene palabras que el receptor no entiende. No utilice términos médicos con los residentes. Hable utilizando palabras cotidianas y sencillas y pregunte lo que la palabra significa si usted no está seguro.

No utilice modismos ni groserías. Los modismos pueden hacer que el mensaje sea confuso. Evite utilizarlos ya que no es profesional y puede ser que el residente no entienda. Tampoco diga maldiciones ni groserías, aún y cuando el residente lo haga.

Evite los clichés. Los **clichés** son frases que se utilizan de manera repetitiva y que no significan nada en realidad; por el contrario, escuche lo que realmente le dice el residente y responda con un mensaje significativo.

Dar consejos es inapropiado. No ofrezca su opinión o consejo. Brindar consejos médicos no se encuentra dentro de sus obligaciones de la práctica y esto podría ser peligroso.

Preguntar el "porqué" ocasiona que el residente sea defensivo. Evite preguntar el "porqué" cuando un residente habla, ya que esta pregunta ocasiona que las personas se sientan defensivas.

Las preguntas con respuestas de sí o no terminan una conversación. Realice preguntas abiertas que requieran algo más que una respuesta de "sí" o "no".

Conozca a sus residentes y respete lo que ellos quieran decir.

Los mecanismos de defensa pueden ser considerados barreras de comunicación. Los **mecanismos de defensa** son comportamientos inconscientes utilizados para liberar la tensión o sobrellevar el estrés; tratan de bloquear sentimientos amenazantes o incómodos. Estos mecanismos incluyen lo siguiente:

- **Negación**: Rechazo de los pensamientos o sentimientos-"¡No estoy enojado con usted!"

- **Proyección**: Ver sentimientos en otros que realmente son de uno mismo- "Mi maestra me odia."

- **Desplazamiento**: Transferir un fuerte sentimiento negativo hacia un lugar más seguro; por ejemplo, un empleado infeliz no puede gritarle a su jefe por su miedo a perder el trabajo, pero más tarde le grita a su esposa.

- **Racionalización**: Realizar excusas para justificar una situación- Después de robar algo dice: "Todos lo hacen".

- **Represión**: Bloquear de la mente sentimientos o pensamientos dolorosos- como por ejemplo, olvidar algún abuso sexual.

- **Regresión**: Regresar a un comportamiento anterior usualmente inmaduro- como por ejemplo, hacer berrinche siendo adulto.

La cultura puede afectar la comunicación. Una **cultura** es un sistema de comportamientos que las personas aprenden de las personas con las que vivieron y crecieron. Los antecedentes, los valores y el lenguaje de cada persona afectan la manera en que nos comunicamos. Cuando usted se comunique con un residente de cultura diferente a la suya, pregúntese a usted mismo lo siguiente:

- ¿Qué información necesito comunicarle a esta persona?

- ¿Esta persona habla español como primer o segundo idioma?

- ¿Hablo yo el mismo idioma que esta persona o necesito un intérprete?

- ¿Esta persona tiene alguna costumbre cultural sobre ser tocado o sobre gestos a los que yo necesito adaptarme?

Unidad 3. Guía de procedimientos para comunicarse con los residentes que tienen necesidades especiales

Los residentes que tienen necesidades especiales requieren técnicas especiales de comunicación. Dichas técnicas pueden ser requeridas para las siguientes condiciones o enfermedades:

- impedimento auditivo o visual

- enfermedad mental

- comportamiento inapropiado o combativo
- demencia

La información sobre la comunicación con residentes que han sufrido una embolia o que tienen la enfermedad de Alzheimer se encuentra en el capítulo 8.

Impedimento auditivo

Las personas que tienen impedimento auditivo o que tienen sordera pueden haber perdido su sentido auditivo de manera gradual o pueden haber nacido con sordera. Utilice la siguiente guía de procedimientos para tener una comunicación más efectiva.

Guía de Procedimientos
Impedimento auditivo

- Si la persona tiene un aparato de audición, asegúrese que lo traiga puesto o que esté funcionando apropiadamente (Fig. 2-5). Existen muchos tipos de aparatos auditivos. Siga las instrucciones de limpieza del fabricante. En general, el aparato de audición necesita ser limpiado diariamente; límpielo con alcohol utilizando un pañuelo desechable o un trapito suave; no lo introduzca en el agua. Maneje el aparato con mucho cuidado y no lo deje caer; siempre guárdelo dentro de su estuche cuando no se utilice y apáguelo. Remueva el aparato antes de que el residente tome una ducha, cuando tome un baño y durante la noche. Cuando se guarde por un periodo prolongado de tiempo, remueva la batería.

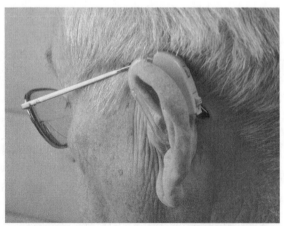

Fig. 2-5. Asegúrese que el aparato auditivo se encuentre encendido.

- Reduzca o remueva el ruido de fondo como la televisión, radio o conversaciones ruidosas. Cierre las puertas de ser necesario.
- Obtenga la atención del residente antes de hablar. No asuste al residente acercándosele por detrás. Camine enfrente de él o tóquelo suavemente en el brazo para mostrarle que usted está cerca.
- Hable claro, despacio y con buena iluminación. Colóquese frente a la persona (Fig. 2-6). La luz debe estar en su cara, no en la del residente y pregúntele si puede escuchar lo que usted está diciendo.
- No grite ni exagere los movimientos de la boca al hablar.

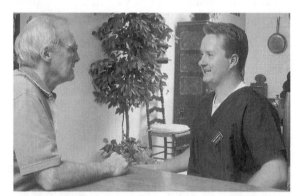

Fig. 2-6. Hable colocándose de frente al residente y con buena iluminación.

- Baje el tono de su voz.
- No mastique chicle o coma mientras habla. Mantenga sus manos lejos de su cara mientras habla.
- Infórmese con qué oído escucha mejor el residente y trate de hablar hacia ese lado.
- Utilice frases cortas y palabras sencillas.
- Repita lo que usted ha dicho utilizando diferentes palabras, cuando sea necesario. Algunas personas con impedimento auditivo quieren que usted les repita exactamente lo que les dijo ya que no entendieron unas cuantas palabras.
- Utilice tarjetas con dibujos o una libreta como sea necesario.
- El deterioro auditivo puede ser un aspecto normal del envejecimiento. Sea realista sobre este aspecto, así como comprensivo y compasivo.

Impedimento visual

El impedimento visual puede afectar a las personas de todas las edades. Puede existir desde el nacimiento o desarrollarse gradualmente. Puede ocurrir en un ojo o en ambos y puede ser el resultado de alguna lesión, enfermedad o envejecimiento.

Guía de Procedimientos
Impedimento visual

- Si la persona tiene lentes, asegúrese que estén limpios y que la persona los traiga puestos. Limpie los lentes de vidrio con agua y un pañuelo desechable suave. Limpie los lentes de plástico con líquido limpiador y un trapito para lentes. También asegúrese que los lentes se encuentren en buena condición y que le queden bien a la persona; de lo contrario informe a la enfermera.

- Toque la puerta e identifíquese con el residente cuando entre a la habitación. No toque al residente hasta que usted haya dicho su nombre. Explique al residente lo que usted quiere hacer y avísele cuando se vaya.

- Siempre informe al residente sobre lo que usted está haciendo mientras que brinda el cuidado. Mencione instrucciones específicas, tales como: "en su lado derecho" o "enfrente de usted".

- Brinde una buena iluminación en todo momento. Colóquese frente al residente cuando hable.

- Cuando usted entre a una habitación nueva con el residente, oriéntelo en el área. Describa las cosas que usted ve alrededor suyo. No utilice palabras como "vea", "mire" u "observe".

- Informe al residente dónde se encuentra el botón de llamadas.

- Utilice la cara de un reloj imaginario como guía para explicar la posición de los objetos que se encuentran frente al residente (Fig. 2-7).

- No mueva artículos personales o muebles sin el permiso del residente.

- Deje la puerta completamente abierta o cerrada.

- Ofrezca libros, revistas y periódicos que tengan letra grande.

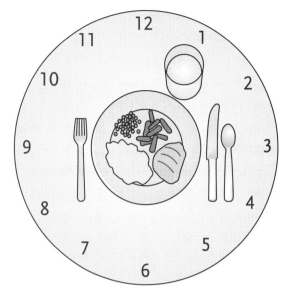

Fig. 2-7. La cara de un reloj puede explicar la posición de los objetos.

- Promueva el uso de los otros sentidos, tales como el oído, el tacto y el olfato. Anime al residente a sentir y tocar cosas, como la ropa, los muebles o ciertos artículos en la habitación.

- Utilice relojes grandes, relojes con campanadas y radios para ayudar a mantener registro del tiempo.

- Obtenga libros grabados en cinta (audio libros) y otros materiales de ayuda de la biblioteca o de las organizaciones de ayuda.

Enfermedad mental

La salud mental es la función normal de las habilidades emocionales e intelectuales. Las características de una persona que está mentalmente sana incluyen las habilidades de:

- llevarse bien con los demás (Fig. 2-8)

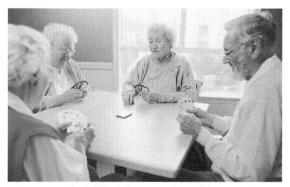

Fig. 2-8. La habilidad de interactuar bien con las demás personas es una característica de salud mental.

- adaptarse a los cambios

- cuidarse a sí mismo y a los demás

- brindar y aceptar amor

- lidiar con situaciones que ocasionan estrés, decepción y frustración

- tomar responsabilidad por decisiones, sentimientos y acciones

- controlar y cumplir deseos e impulsos de manera apropiada

A pesar de que esto involucra emociones y funciones mentales, los problemas mentales son una enfermedad. Es como cualquier enfermedad física; produce signos y síntomas. Afecta la habilidad del cuerpo de funcionar. Responde al tratamiento y cuidado apropiado. La enfermedad mental interrumpe la habilidad de una persona de funcionar a nivel normal en la familia, hogar y comunidad. Con frecuencia, causa un comportamiento inapropiado. Los diferentes tipos de enfermedad mental afectarán la manera en que los residentes se comunican.

Las personas mentalmente sanas pueden controlar sus emociones y acciones. Las personas mentalmente enfermas no pueden tener este control; simplemente no pueden escoger el estar bien. Saber que los problemas mentales son una enfermedad como cualquier otra enfermedad física, le ayudará a usted a trabajar con residentes con enfermedades mentales.

Guía de Procedimientos
Enfermedad mental

- No hable con los adultos como si fueran niños.

- Utilice frases claras y sencillas y un tono normal de voz.

- Asegúrese que lo que usted dice y la manera en la que usted habla demuestren respeto y preocupación.

- Siéntese o párese a una distancia normal del residente. Ponga atención en su lenguaje corporal.

- Sea honesto y directo, como con cualquier otro residente.

- Evite discusiones.

- Mantenga contacto visual.

- Escuche con atención (Fig. 2-9)

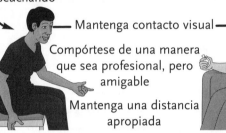

Mantenga una postura que dice que usted está escuchando

Practique el escuchar activamente

Mantenga contacto visual

Compórtese de una manera que sea profesional, pero amigable

Mantenga una distancia apropiada

Fig. 2-9. Practique buenas técnicas de comunicación con los residentes con enfermedades mentales.

Revise la unidad 10 del capítulo 8 para obtener más información sobre enfermedades mentales.

Comportamiento combativo

Los residentes pueden mostrar comportamiento **combativo** que significa un comportamiento violento u hostil. Dicho comportamiento incluye golpear, empujar, patear o realizar ataques verbales. Puede ser resultado de que la enfermedad esté afectando el cerebro; también puede presentarse por frustración; o puede ser simplemente parte de la personalidad de alguien. En general, el comportamiento combativo no es una reacción para usted. Trate de no tomarlo de manera personal.

Siempre reporte y documente el comportamiento combativo, incluso si usted no está molesto; el equipo de cuidado necesita estar enterado de esto.

Guía de Procedimientos
Comportamiento combativo

- Manténgase tranquilo.

- Bloquee los golpes físicos o quítese del camino, pero nunca regrese los golpes (Fig. 2-10).

- Deje al residente solo, si puede hacerlo de manera segura.

- No responda a los ataques verbales.

- Considere qué fue lo que provocó al residente.

- Reporte el comportamiento inapropiado a la enfermera.

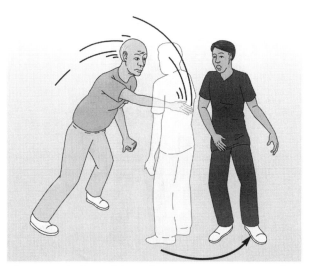

Fig. 2-10. Quítese del camino, pero nunca regrese los golpes.

Enojo

El enojo es una emoción natural. Los residentes y sus familiares pueden expresar el enojo. Existen muchas razones para demostrarlo. Algunas causas son por enfermedad, miedo, dolor, soledad y pérdida de independencia. El enojo puede ser simplemente una parte de la personalidad de alguien. Se expresa de diferentes maneras, como gritando, levantando la voz, amenazando, lanzando cosas y paseándose de un lado a otro. Otras personas expresan su enojo alejándose de los demás, quedándose callados o enfadándose. Siempre reporte el comportamiento de enojo a la enfermera.

Guía de Procedimientos
Comportamiento de enojo

- Manténgase tranquilo.

- No responda a los ataques verbales y no discuta.

- Entienda al residente y trate de entender cómo se siente el residente.

- Trate de encontrar qué fue lo que causó el enojo del residente. El silencio puede ayudar a que el residente explique la causa. Escuche con atención mientras que el residente habla.

- Trate al residente con dignidad y respeto. Explique lo que usted va a hacer y cuándo lo va a hacer.

- Responda las llamadas de asistencia oportunamente.

- Manténgase a una distancia segura si el residente presenta un comportamiento combativo.

Comportamiento inapropiado

Algunos residentes mostrarán comportamiento inapropiado, incluyendo comentarios y acercamientos sexuales. Los acercamientos sexuales incluyen cualquier comportamiento, comentario o palabras relacionadas con el sexo que lo hagan sentirse incómodo. Reporte este comportamiento al enfermero de inmediato.

El comportamiento inapropiado también incluye que los residentes se quiten la ropa o se toquen a sí mismos en público. Este comportamiento puede ser causado por enfermedades, demencia, confusión o por medicamento. Si usted se encuentra con alguna situación vergonzosa, sea realista y no reaccione de manera exagerada. Esto puede reforzar el comportamiento. Trate de distraer a la persona; si esto no funciona, amablemente dirija al residente a un lugar privado. Notifique al enfermero.

Los residentes confundidos pueden tener problemas que imitan un comportamiento sexual inapropiado. Ellos pueden tener un sarpullido incómodo; la ropa puede estar muy apretada; pueden tener mucho calor o comezón; o tal vez puedan necesitar ir al baño. Considere esto y observe si se presentan estos problemas. Cuando los residentes actúan de manera inapropiada, repórtelo aunque usted piense que era inofensivo.

Unidad 4. Identificar maneras de promover la seguridad y de manejar las emergencias que no sean médicas

Seguridad

La prevención es la clave de la seguridad. Reporte a su supervisor cualquier condición insegura *antes* de que ocurra un accidente. Mientras que usted realiza su trabajo, revise si encuentra algún peligro de seguridad. Antes de salir de la habitación de un residente, mire a su alrededor y realice una revisión final. Pregúntese lo siguiente:

- ¿El botón de llamadas se encuentra al alcance del residente?

- ¿Está el cuarto ordenado? ¿Los artículos del residente se encuentran en un lugar apropiado?

- ¿Están los barandales de la cama levantados, si estaban indicados?

- ¿Se encuentran los muebles en el mismo lugar que donde usted los encontró? ¿Se encuentra la cama en la posición más baja?

- ¿Tiene el residente espacio libre para caminar en la habitación y entrar al baño?

📋 *El personal tiene la responsabilidad de mantener al residente libre de cualquier peligro. El equipo de evaluación de la agencia estatal buscará peligros en la seguridad dentro del ambiente del residente.*

Principios de mecánica corporal

La **mecánica corporal** es la manera en la que las partes del cuerpo funcionan juntas cuando usted se mueve. Una buena mecánica corporal ayuda a ahorrar energía y a prevenir lesiones.

El ABC de una buena mecánica corporal es:

- **Alineación**. Cuando usted se encuentra parado, sentado o acostado, trate de tener su cuerpo en alineación. Esto significa que ambos lados del cuerpo sean imágenes iguales de cada una. Mantenga una alineación corporal correcta cuando levante o cargue un objeto manteniéndolo cerca de su cuerpo. Apunte sus pies y el cuerpo en la dirección hacia la que se mueve y evite girar la cintura (Fig. 2-11).

- **Base de apoyo**. La base de apoyo es la base fundamental de un objeto. Los pies son la base de apoyo del cuerpo. El pararse con sus piernas separadas a la altura de los hombros le brinda una mejor base de apoyo. Usted encontrará más estabilidad que alguien que se encuentre parado con sus pies juntos.

- **Centro de gravedad**. El centro de gravedad en su cuerpo es el punto donde se concentra el mayor peso. Este punto dependerá de la posición del cuerpo. Cuando usted está parado, el peso se centra en su pelvis. Un centro de gravedad bajo brinda una base más estable de apoyo.

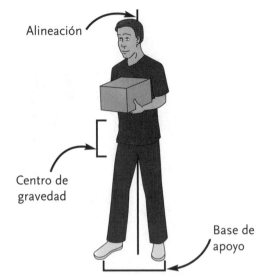

Fig. 2-11. Es importante tener una alineación corporal apropiada al levantarse o sentarse.

Algunos ejemplos de la utilización de una buena mecánica corporal incluyen:

- **Levantar un objeto pesado del piso.** Separe sus pies a la altura de los hombros. Doble sus rodillas. Utilizando los músculos largos y fuertes de sus muslos, brazos superiores y hombros, levante el objeto. Acérquelo a su cuerpo a la altura de la pelvis. Al hacer esto, usted mantiene el objeto cerca de su centro de gravedad y de su base de apoyo. Cuando se levante, empuje con sus músculos fuertes de la cadera y muslos. Levante su cuerpo y el objeto al mismo tiempo (Fig. 2-12).

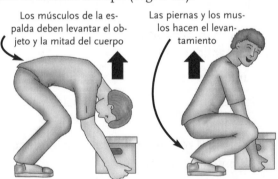

Fig. 2-12. En esta ilustración, ¿cuál persona está levantando el objeto correctamente?

- **No gire cuando esté moviendo un objeto.** Siempre colóquese frente al objeto o a la persona que esté moviendo. Gire sus pies en lugar de la cintura.

- **Ayudar a un residente a sentarse, levantarse o caminar.** Cada vez que usted apoye el peso de un residente, adopte una buena postura.

Coloque sus pies a una distancia de 12 pulgadas o a lo ancho de la cadera. Coloque un pie frente al otro con sus rodillas dobladas. La parte superior de su cuerpo debe mantenerse derecha y en alineación.

- **Doble sus rodillas para bajar su cuerpo, en lugar de doblar la cintura.** Cuando una tarea requiere que se agache, utilice una buena postura. Esto le permitirá utilizar los grandes músculos de sus piernas y cadera en lugar de utilizar los pequeños músculos de su espalda.

- **Si usted está arreglando la cama, ajuste la altura de la cama hasta que llegue a un nivel seguro para trabajar, usualmente a la altura de la cintura.** Evite doblar la cintura.

Mantenga en mente los siguientes consejos para evitar torceduras y lesiones:

- Evalúe la situación primero. Deje libre el camino y remueva cualquier obstáculo.

- Pida ayuda para levantar o ayudar a los residentes, cuando sea posible.

- Utilice ambos brazos y manos para levantar, jalar, empujar o cargar objetos.

- Mantenga los objetos cerca de usted cuando los levante o cargue (Fig. 2-13).

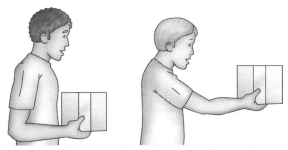

Fig. 2-13. **El sostener las cosas cerca de usted mueve el peso hacia su centro de gravedad. En esta ilustración, ¿quién se podría lastimar los músculos de la espalda?**

- Empuje, deslice o jale objetos en lugar de cargarlos.

- Evite doblarse y estirarse tanto como sea posible. Mueva o coloque los muebles de tal manera que usted no tenga que doblarse o estirarse.

- Cuando mueva a un residente, infórmele lo que usted va a hacer para que le pueda ayudar, de ser posible. Cuente hasta tres para que

todos levanten o muevan el objeto al mismo tiempo.

- Reporte a la enfermera cualquier tarea que usted considere que no se puede realizar de una manera segura. Nunca trate de cargar un objeto o a un residente si usted considera que no puede hacerlo.

Prevención de accidentes

Caídas

La mayoría de los accidentes en una institución son las caídas. Pueden ser causadas por un ambiente inseguro o por la pérdida de habilidades. Las caídas son especialmente comunes entre los ancianos. Las personas mayores con frecuencia se lesionan seriamente por caídas, ya que sus huesos son más frágiles.

Algunos factores que incrementan el riesgo de caídas incluyen:

- desorden

- tapetes mal acomodados

- cordones eléctricos expuestos

- pisos húmedos o resbalosos

- escaleras o pisos irregulares

- mala iluminación

- botones de llamada que no se encuentran al alcance de la persona o que no son atendidas de manera oportuna

Las condiciones personales que incrementan el riesgo de caídas incluyen tomar medicamento, pérdida de la visión, problemas con el equilibrio o con la manera de caminar, debilidad, parálisis y desorientación. La **desorientación** significa confusión sobre la persona, el lugar o el tiempo.

Para proteger contra caídas:

- Mantenga todos los pasillos o espacios para caminar libres de desorden, tapetes mal acomodados y cordones.

- Utilice tapetes o alfombras anti-derrapantes en donde sea necesario. Pida a los residentes que usen zapatos anti-derrapantes y asegúrese que las cintas de los zapatos estén amarradas.

- Pida que los residentes utilicen ropa que les quede bien; como por ejemplo, ropa que no esté muy larga.

- Mantenga los artículos de uso frecuente cerca de los residentes, incluyendo el botón de llamadas. Atienda todas las llamadas en seguida.

- Si se le ordena, revise la colocación de las alarmas de cama o de cuerpo para ver si funcionan.

- Limpie los derrames de inmediato.

- Reporte de inmediato los barandales de mano que estén sueltos.

- Marque las escaleras o el piso irregular con cinta de color para indicar peligro.

- Mejore la luz donde sea necesario.

- Ponga el freno en las sillas de ruedas antes de ayudar a los residentes a subirse o bajarse. Ponga el freno en las llantas de las camas antes de ayudar a un residente a acostarse o levantarse de la cama o cuando se brinde el cuidado.

- Regrese las camas a su posición más baja cuando usted haya terminado de realizar el cuidado. Coloque los tapetes de piso como se ordena.

- Monitoree las alarmas corporales o de cama, si se utilizaron.

- Pida ayuda cuando mueva residentes y no asuma que usted puede hacerlo solo.

- Ofrezca visitas al baño con frecuencia. Responda a las requisiciones en seguida.

- Deje los muebles en el mismo lugar.

- Infórmese cuáles residentes tienen riesgo de caídas y brinde ayuda.

Si un residente comienza a caerse, colóquese en una buena posición para ayudarlo. Nunca trate de atrapar a un residente que se cae. En lugar de eso, utilice su cuerpo para deslizarlo hacia el piso. Si usted trata de revertir una caída, usted puede lastimarse a sí mismo y/o al residente.

Quemaduras

Las quemaduras pueden ser causadas por estufas y aparatos electrodomésticos, por líquidos o agua caliente, o por aparatos para calentar. Los niños pequeños, los adultos mayores o las personas con pérdida de la sensación debido a una parálisis, se encuentran en un riesgo mayor de quemaduras. Las **quemaduras por líquido** son quemaduras ocasionadas por líquidos calientes. Siga esta guía de procedimientos para proteger contra quemaduras:

- Siempre revise la temperatura del agua con un termómetro para agua o con la muñeca antes de utilizar el agua.

- Reporte de inmediato los cordones eléctricos rotos o electrodomésticos que no parezcan seguros y no los utilice. Remuévalos de la habitación.

- Informe a los residentes que va a servirles un líquido caliente. Asegúrese que los residentes estén sentados antes de servir bebidas calientes.

- Sirva bebidas calientes lejos de los residentes.

- Mantenga las bebidas y líquidos calientes lejos de las orillas de las mesas. Coloque una tapa en el recipiente.

- Si se utilizan calentadores de platos, monitoréelos con cuidado.

Envenenamiento

Las instituciones tienen muchas sustancias dañinas que no deben ser ingeridas, como limpiadores, pinturas, medicinas, artículos de limpieza y pegamentos. Estos productos deben ser almacenados o guardados bajo llave lejos del alcance de residentes confundidos o con visión limitada. No deje productos de limpieza en las habitaciones de los residentes. El número del Centro de Control de Envenenamiento debe estar desplegado en todos los teléfonos.

Los químicos tóxicos deben estar guardados en gabinetes o habitaciones bajo llave.

Asfixia

La asfixia puede ocurrir al comer, tomar líquidos o medicamentos. Las personas que se encuentran débiles, enfermos o inconscientes pueden asfixiarse con su propia saliva. Para prevenir la asfixia, los residentes deben comer estando sentados tan derechos como sea posible. Los residentes con problemas para deglutir pueden tener una dieta especial con líquidos espesos que pueden tener la consistencia de miel o almíbar. Los líquidos espesos son más fáciles de deglutir. Usted aprenderá más sobre este tema en el capítulo 7.

Identificación del residente

Los residentes siempre deben ser identificados. El no identificarlos antes de brindar el cuidado o servir alimentos puede ocasionar serios problemas, incluso la muerte. Las instituciones tienen diferentes métodos de identificación. Algunas instituciones tienen brazaletes de identificación, mientras que otras tienen fotos para identificarlos. Identifique a cada residente antes de comenzar cualquier procedimiento o brindar cualquier cuidado. Siempre identifique a los residentes antes de colocar las bandejas de alimentos o ayudar con la alimentación. Verifique la tarjeta de la dieta y compárela con la identificación del residente. Llame al residente por su nombre.

Hoja de datos de seguridad del producto (MSDS por sus siglas en inglés)

La Administración de la Salud y Seguridad Ocupacional (OSHA por sus siglas en inglés) es responsable por la seguridad de los empleados en el trabajo. OSHA requiere que todos los químicos peligrosos tengan una hoja de datos de seguridad del producto (MSDS). Esta hoja detalla los ingredientes químicos del producto, sus peligros químicos, las acciones a seguir en caso de emergencia y los procedimientos para el manejo seguro del producto. Algunas instituciones utilizan un número telefónico gratuito para tener acceso a la información de las hojas MSDS, las cuales deben estar accesibles para todos los empleados en el lugar de trabajo. Información importante sobre las hojas MSDS incluye:

• Su empleador debe tener una hoja MSDS para cada químico utilizado.

• Su empleador debe brindar acceso fácil a las hojas MSDS.

• Usted debe saber dónde se guardan las hojas MSDS y cómo leerlas. Si usted no sabe, pida ayuda.

Incendio

La mayoría de las instituciones tienen un plan de seguridad contra incendios. Todos los empleados necesitan estar familiarizados con dicho plan. Los simulacros de incendio y desastre le ayudan a aprender lo que se necesita hacer en caso de emergencia. El enfermero le explicará los lineamientos de su institución. Recuerde llevar primero a los residentes a un lugar seguro. Una respuesta rápida, calmada y confiada por parte del personal salva vidas.

Siga estos procedimientos para protegerse contra incendios:

• Nunca deje a un fumador desatendido. Si los residentes fuman, asegúrese que lo hagan en el área designada para fumar. Asegúrese que los cigarros sean apagados. Vacíe los ceniceros con frecuencia. Antes de vaciar los ceniceros, asegúrese que no tengan cenizas o cerillos calientes.

• Reporte de inmediato los cables eléctricos dañados o deshilachados, así como cualquier equipo eléctrico que necesite ser reparado.

• Las alarmas contra incendio y las salidas de emergencia no deben ser bloqueadas. De ser así, repórtelo a la enfermera.

• Cada institución tendrá un extinguidor para incendios (Fig. 2-14). El acrónimo de PASS (palabra en inglés que significa pasar) le ayudará a entender la manera de usarlo:

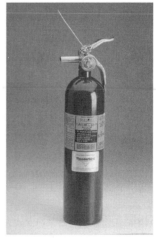

Fig. 2-14. **Aprenda la manera de utilizar un extinguidor de incendios.**

P Jale el Pasador.

A Apunte a la base del fuego cuando rocíe.

S PreSione la manivela.

S Rocie de un lado al otro la baSe del fuego.

En caso de incendio, el acrónimo RACE (palabra en inglés que significa carrera) es una buena regla a seguir:

- **R** Remueva a los residentes del peligro.
- **A** Active el 911.
- **C** Contenga el fuego, de ser posible.
- **E** Extinga el fuego, o el departamento de bomberos lo extinguirá.

Siga estos procedimientos para ayudar a los residentes a salir del edificio de una manera segura:

- Conozca bien el plan de su institución para la evacuación en caso de incendio.
- Conozca cuáles residentes requieren de asistencia individual o de aparatos de asistencia.
- Mantenga la calma.
- Remueva cualquier cosa que bloquee una ventana o puerta que pueda ser utilizada como una salida de emergencia.
- Si la ropa se enciende, no corra. Deténgase, tírese al piso y ruede para extinguir las llamas.
- Manténgase cerca del piso para escapar de un incendio.
- Utilice una cubierta sobre la cara para reducir la inhalación de humo.
- No se suba a un elevador durante un incendio.
- Pida ayuda de emergencia.

Procedimientos para desastres

Las asistentes de enfermería necesitan ser hábiles y responsables durante un desastre. Una emergencia o un desastre puede ocurrir durante horas de trabajo. Los desastres pueden incluir incendios, inundaciones, terremotos, huracanes, tornados o clima severo. Hoy en día, muchas instituciones también consideran los actos de terrorismo como desastres.

Las instituciones realizan anualmente simulacros para desastres y conferencias internas. Tome ventaja de estas sesiones y ponga atención a las instrucciones.

Durante una emergencia, una enfermera o el administrador brindarán instrucciones. Escuche cuidadosamente todas las instrucciones y sí-

galas. Conozca bien las ubicaciones de todas las salidas y escaleras. Conozca dónde se encuentran las alarmas contra incendio y los extinguidores.

Conozca la acción apropiada que debe seguir en cualquier situación. Esto lo protege a usted y a sus residentes. Cada institución tiene un plan de desastre disponible para que los empleados lo aprendan. Asegúrese que usted conozca el plan de su institución. Su instructor le brindará procedimientos específicos para los desastres que comúnmente ocurren en el área donde usted vive.

La institución debe tener un plan para enfrentar desastres. El equipo de encuestas de la agencia estatal evaluará la participación del personal en el entrenamiento para desastres y simulacros.

Unidad 5. Demostrar la manera de reconocer y de responder ante emergencias médicas

Las emergencias médicas pueden ser el resultado de accidentes o enfermedades imprevistas. Esta sección habla sobre lo que debe hacer en una emergencia médica. Los ataques al corazón, las embolias, las emergencias diabéticas, la asfixia, los accidentes automovilísticos y las heridas de bala son todas emergencias médicas. Las caídas, quemaduras y heridas también pueden ser emergencias.

En una emergencia, trate de mantener la calma, de actuar rápido y de comunicarse claramente. Conocer los siguientes pasos le ayudará:

- **Evalúe la situación**. Trate de averiguar lo que ha sucedido. Asegúrese que usted no se encuentre en peligro. Fíjese qué hora es.
- **Evalúe a la víctima**. Pregunte a la persona lesionada o enferma qué le pasó. Si la persona no puede responder, puede ser que se encuentre inconsciente. Determine si la persona se encuentra consciente. Déle a la persona una palmadita suave y pregunte si se encuentra bien. Hable fuerte y utilice el nombre de la

persona si lo conoce. Si no hay respuesta, asuma que la persona está inconsciente. Esta es una emergencia. *Pida ayuda de inmediato o envíe alguien más a pedir ayuda.*

Si una persona está consciente y puede hablar, entonces está respirando y tiene pulso. Hable con la persona sobre lo que pasó. Revise a la persona para ver si tiene una lesión. Busque lo siguiente:

- sangrado severo
- cambios en el conocimiento
- respiración irregular
- color inusual o sensibilidad en la piel
- partes del cuerpo inflamadas
- brazaletes de alerta médica
- cualquier cosa que el residente diga que es dolorosa

En cualquiera de estos casos, usted puede necesitar ayuda médica profesional. Siempre pida ayuda antes de hacer cualquier otra cosa.

Si la persona lesionada o enferma se encuentra consciente, puede estar asustada. Escuche a la persona y dígale lo que están haciendo para ayudarla. Mantenga la calma y la confianza. Asegúrele que ya está siendo atendida.

Después de la emergencia, usted necesitará documentar el incidente en sus notas. Únicamente reporte los hechos. Llene un reporte de incidentes. Un **incidente** es un accidente o un evento inesperado durante el transcurso del cuidado. No es parte de la rutina normal de una institución. Las normas estatales y federales requieren que se registre en un reporte de incidentes. Reporte los incidentes a la enfermera tan pronto como sea posible. La información en el reporte de incidentes es confidencial.

Los **primeros auxilios** son el cuidado que se brinda durante una emergencia antes de que profesionistas médicos capacitados tomen control de la situación. La **resucitación cardiopulmonar (CPR por sus siglas en inglés)** se refiere a procedimientos médicos utilizados

cuando el corazón o los pulmones de una persona han dejado de funcionar. El CPR se utiliza hasta que llega la ayuda médica.

Se necesitan acciones rápidas. El CPR debe iniciarse de inmediato. El daño cerebral puede ocurrir de 4 a 6 minutos después de que el corazón deja de latir y de que los pulmones dejen de respirar. La persona puede morir en 10 minutos.

Únicamente las personas entrenadas apropiadamente deben realizar el CPR. Su empleador probablemente hará los arreglos para que usted reciba entrenamiento de CPR. De lo contrario, pregunte sobre el entrenamiento de CPR de la Cruz Roja o de la Asociación Americana del Corazón. El CPR es una técnica importante que se debe aprender. Si usted no tiene el entrenamiento, no trate de realizarlo.

Conozca las reglas de su institución sobre si usted puede iniciar el CPR si usted ha sido entrenado. Algunas instituciones no permiten que las NA inicien el CPR sin instrucciones de la enfermera.

Este libro de texto no es un curso de CPR. A continuación se presenta un resumen para las personas que han recibido entrenamiento de CPR. Es un procedimiento que se utiliza en adultos, no en niños.

1. Revise si la persona responde. Suavemente sacuda a la persona y grite: "¿Está usted bien?"

2. Si no le responde, llame al 911 de inmediato o pida a alguien que llame. Mantenga la calma.

3. Arrodíllese al lado de la persona, a la altura de su cabeza y empiece con el CPR.

4. Abra la vía respiratoria. Incline ligeramente la cabeza hacia atrás. Levante la barbilla con una mano mientras que presiona la frente hacia abajo con la otra mano (método de inclinación de la cabeza con levantamiento de barbilla) (Fig. 2-15). Este método se utiliza si no se sospecha de una lesión en el cuello.

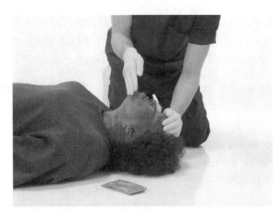

Fig. 2-15. Método de inclinación de la cabeza con levantamiento de barbilla.

5. Mantenga la vía respiratoria abierta y revise si respira:

    •   Observe si el pecho se levanta y baja.

    •   Busque sonidos de respiración. Coloque su oído cerca de la nariz y boca de la persona.

    •   Sienta la respiración de la persona con su mejilla.

6. Si la persona no está respirando, usted tendrá que respirar por la persona. Brinde dos respiraciones de rescate, para lo cual:

    •   Presione la nariz para evitar que el aire escape. Cubra por completo la boca de la persona con su boca.

    •   Si se cuenta con un aparato de barrera disponible, como una mascarilla de protección facial, utilícela para dar las respiraciones de rescate (Fig. 2-16).

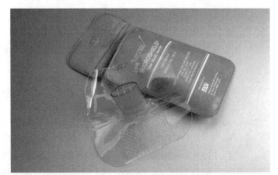

Fig. 2-16. Un tipo de mascarilla de protección facial.

    •   Sople lentamente en la boca de la persona. Observe si el pecho se eleva (Fig. 2-17). Sople dos respiraciones completas

con una duración de dos segundos cada una. Gire su cabeza hacia el lado para escuchar la respiración. Si el pecho no se eleva cuando usted brinda una respiración de rescate, vuelva a abrir la vía respiratoria. Utilice el método de inclinación de la cabeza con levantamiento de barbilla. Trate de brindar respiraciones de rescate otra vez.

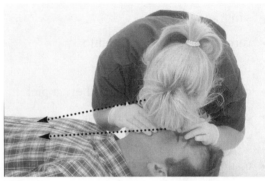

Fig. 2-17.

7. Después de brindar las respiraciones de rescate, busque signos de respuesta. La persona puede comenzar a moverse, respirar normalmente o toser. Si usted no ve respuesta, brinde 30 compresiones en el pecho. Haga esto únicamente si usted ha sido entrenado para hacerlo. Asegúrese que la persona se encuentre acostada sobre una superficie plana y dura. Para brindar compresiones en el pecho:

    •   Coloque sus manos en el centro del pecho de la persona entre los pezones. Coloque una mano encima de la otra y entrelace sus dedos para ayudar a mantener la posición de las manos.

    •   Coloque sus rodillas separadas con una distancia del ancho de los hombros y tan cerca de la persona como sea posible. Levante su cuerpo hacia el frente. Sus hombros deben estar directamente a la altura de sus manos. Mantenga sus hombros y codos en esa posición.

    •   Presione el talón de su mano en el pecho. No permita que las manos pierdan contacto con el pecho durante las compresiones.

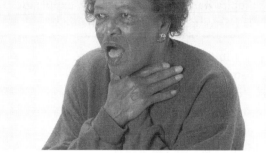

Fig. 2-19. Signo de que una persona se está asfixiando.

Si una persona no puede hablar, toser, respirar o si se pone azul, pida ayuda de inmediato. El tiempo es de extrema importancia. Las presiones abdominales son un método para intentar remover un objeto de la vía respiratoria de alguien que se está asfixiando. Estas presiones sirven para remover el bloqueo hacia arriba y hacia afuera de la garganta. Asegúrese que la persona necesita ayuda antes de brindar presiones abdominales. Si la persona no puede hablar, toser, respirar, o si la respuesta es débil, brinde presiones abdominales. Realice esto únicamente si su institución lo permite.

Presiones abdominales para la persona consciente

1. **Colóquese detrás de la persona. Coloque sus brazos bajo los brazos de la persona y alrededor de la cintura.**

2. **Forme un puño con una mano. Coloque el dedo pulgar en una posición plana al lado del puño contra el abdomen de la persona sobre el ombligo, pero por debajo esternón.**

3. **Apriete el puño con su otra mano y empuje ambas manos hacia usted y hacia arriba (hacia adentro y hacia arriba), rápida y fuertemente (Fig. 2-20).**

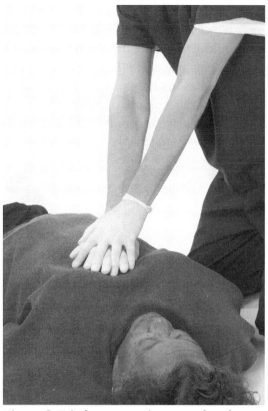

Fig. 2-18. Brindar compresiones en el pecho.

- Utilice el talón de su mano para dar 30 compresiones en el pecho. Después de un minuto de CPR, revise si la persona muestra signos de respuesta. De existir alguno, detenga las compresiones. Continúe brindando las respiraciones de rescate como sea necesario (una respiración por cada cinco segundos).

Cuando llegue la ayuda médica, siga sus instrucciones y ayúdelos como sea necesario.

Asfixia

Cuando algo está bloqueando la vía por donde entra el aire a los pulmones, la persona tiene la **vía respiratoria obstruida**. Cuando las personas se están asfixiando, usualmente ponen sus manos en su garganta y tosen (Fig. 2-19). Siempre y cuando la persona pueda hablar, toser o respirar, no haga nada. Pídale que tosa tan fuerte como sea posible para expulsar el objeto. Pida a alguien que llame a una enfermera. Quédese con la persona hasta que se detenga la asfixia o hasta que no pueda hablar, toser o respirar. No le pegue en la espalda.

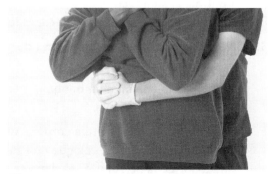

Fig. 2-20.

4.   Repita hasta que el objeto sea expulsado o la persona pierda el conocimiento.

No practique este procedimiento en una persona viva. Esto pone en riesgo de lesiones en las costillas o de órganos internos. Si la persona queda inconsciente mientras se asfixia, ayude a colocarla en el piso suavemente. Recuéstela sobre su espalda con la cara hacia arriba. Asegúrese que la ayuda venga en camino. La persona puede tener una vía respiratoria completamente bloqueada y necesita ayuda médica profesional de inmediato.

Shock

El **shock** (choque o ataque) ocurre cuando los órganos y tejidos del cuerpo no reciben un adecuado abastecimiento de sangre. El sangrado, el ataque al corazón, las infecciones severas y un descenso de la presión sanguínea pueden llevar a que la persona sufra un shock, el cual puede empeorar cuando la persona está asustada o tiene un dolor severo.

El shock es una situación peligrosa que amenaza contra la vida. Los signos incluyen piel pálida o azulada, mirada fija, ritmo respiratorio y pulso acelerado, baja presión sanguínea y sed intensa. Siempre pida ayuda si usted sospecha que una persona se encuentra en shock. Para prevenir o tratar un shock, realice lo siguiente:

Shock

1.   Acueste a la persona sobre su espalda. Si la persona se encuentra con sangrado por la boca o vomitando, recuéstela sobre su costado (a menos que sospeche que el cuello, espalda o columna vertebral estén lesionados).

2.   Controle el sangrado. Este procedimiento se describe más adelante en este capítulo.

3.   Revise el pulso y las respiraciones de ser posible (ver el capítulo 6).

4.   Mantenga la persona tan tranquila y cómoda como sea posible.

5.   Mantenga una temperatura corporal normal. Si el clima es frío, coloque una sábana alrededor de la persona. Si el clima es caliente, brinde sombra.

6.   Eleve los pies a menos que la persona tenga una lesión en la cabeza o abdomen, dificultad para respirar o fracturas en los huesos o espalda (Fig. 2-21). Eleve la cabeza y los hombros si se presenta dificultad para respirar o una lesión en la cabeza. Nunca eleve una parte del cuerpo si tiene un hueso quebrado.

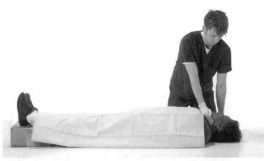

Fig. 2-21.

7.   No le dé a la persona nada de comer o beber.

8.   Pida ayuda de inmediato. Las víctimas de una conmoción siempre deben recibir cuidado médico tan pronto como sea posible.

El shock insulínico y el coma diabético

El shock insulínico y el coma diabético son problemas de diabetes que pueden poner en riesgo la vida. El shock insulínico puede ser el resultado ya sea por mucha insulina o muy poca comida. Esto ocurre cuando se administra insulina y la persona se salta una comida o no se come todos los alimentos requeridos. Incluso cuando se ingiere una cantidad regular de comida, la actividad física puede absorber rápidamente los alimentos causando que demasiada insulina se encuentre en el cuerpo. El vómito y la diarrea también pueden ocasionar un shock insulínico en personas con diabetes.

Los primeros signos de shock insulínico incluyen sentirse débil o diferente, nerviosismo, mareos y transpiración. Esto indica que el residente necesita comida de una manera que pueda ser rápidamente absorbida. Llame al enfermero de inmediato si usted considera que su residente está sufriendo un shock insulínico. Los signos y síntomas del shock insulínico incluyen:

- hambre
- debilidad
- pulso acelerado
- dolor de cabeza
- presión sanguínea baja
- transpiración
- piel húmeda y fría
- confusión
- temblores
- nerviosismo
- visión borrosa
- entumecimiento de labios y lengua
- pérdida de la conciencia

Tener muy poca insulina causa el coma diabético. Esto puede ser el resultado de una diabetes no diagnosticada, de no tener suficiente insulina, de comer demasiado, de no hacer suficiente ejercicio y de tener estrés físico o emocional.

Los signos del inicio de un coma diabético, incluyen aumento de sed y orina, dolor abdominal, respiración dificultosa o profunda y un aliento dulce o frutal. Llame a la enfermera de inmediato, si usted considera que su residente está sufriendo un coma diabético. Otros signos y síntomas del coma diabético incluyen:

- hambre
- debilidad
- pulso débil y rápido
- dolor de cabeza
- presión sanguínea baja
- piel seca
- mejillas sonrojadas
- adormecimiento
- respiración lenta, profunda y elaborada
- náusea y vómito
- dolor abdominal
- aliento dulce y frutal
- falta de aire o un residente que se sofoca y que no puede alcanzar el aliento
- pérdida del conocimiento

Revise el capítulo 8 para obtener mayor información sobre la diabetes y su cuidado.

CVA o Embolia

El término médico para una embolia es un accidente cerebrovascular (CVA por sus siglas en inglés). El CVA, o embolia, es causado cuando un coágulo o vaso sanguíneo, que se revienta repentinamente, corta el abastecimiento de sangre al cerebro. Los síntomas de que una embolia está iniciando incluyen mareos, zumbido en los oídos, visión borrosa, dolor de cabeza, náusea, vómito, mala pronunciación de palabras y pérdida de la memoria. Estos signos y síntomas deben ser reportados de inmediato.

Un ataque de isquemia transitorio o TIA, por sus siglas en inglés, es una advertencia de una embolia. Es el resultado de una falta temporal de oxígeno en el cerebro. Los síntomas pueden durar hasta 24 horas, incluyendo hormigueo, debilidad o alguna pérdida del movimiento en un brazo o pierna. Estos síntomas no deben ser ignorados. Repórtelos a la enfermera de inmediato. Los signos de que está ocurriendo una embolia incluyen:

- pérdida del conocimiento
- enrojecimiento de la cara
- respiración ruidosa
- mareos
- visión borrosa
- zumbido en los oídos
- dolor de cabeza
- náusea/vómito
- convulsiones
- pérdida del control de la vejiga y de los intestinos
- parálisis en un lado del cuerpo
- debilidad en un lado del cuerpo
- incapacidad para hablar o hablar claro
- caída facial
- uso de palabras extrañas
- presión sanguínea elevada
- pulso bajo

Para mayor información, revise el capítulo 8.

Infarto al miocardio o ataque al corazón

Cuando el flujo sanguíneo al corazón se encuentra completamente bloqueado, el oxígeno y los nutrientes no llegan a sus células. Los productos de desperdicio no son removidos y las células del músculo mueren. A esto se le llama infarto al miocardio (MI por sus siglas en inglés), o ataque al corazón. Esta área de tejido muerto puede ser grande o pequeña, esto depende en la arteria involucrada.

Un infarto al miocardio es una emergencia que puede tener como resultado daños severos en el corazón o la muerte. A continuación se presentan signos y síntomas de un MI:

- dolor severo y repentino en el pecho, usualmente en el lado izquierdo o en el centro, por detrás del esternón

- dolor o malestar en otras áreas del cuerpo, como en uno o ambos brazos, la espalda, el cuello, la mandíbula o el estómago

- indigestión o acidez

- náusea y vómito

- disnea o problemas con la respiración

- mareos

- color de piel pálida, gris o azulada (cianótico) indicando falta de oxígeno

- transpiración

- piel húmeda y fría

- pulso irregular y débil

- presión sanguínea baja

- ansiedad y sentimiento de muerte

- negación de un problema del corazón

El dolor de un ataque al corazón es comúnmente descrito como un dolor aplastante, presionante, estrujante, punzante, penetrante, o "como que alguien está sentado sobre mi pecho". El dolor puede extenderse hacia la parte interna del brazo izquierdo. Una persona también puede sentir el dolor en el cuello y/o en la mandíbula. El dolor usualmente no se quita.

Como sucede en los hombres, el síntoma más común de las mujeres es molestia o dolor en el pecho; sin embargo, es más probable que las mujeres sufran de falta de aliento, náusea/vómito y dolor de espalda o mandíbula que los hombres.

Usted debe tomar acción inmediata si un residente tiene cualquiera de estos síntomas. Siga estos pasos:

Ataque al corazón

1. **Llame a una enfermera o pida que alguien la llame.**

2. **Coloque a la persona en una posición cómoda. Pídale que descanse y asegúrele que usted no lo dejará sola.**

3. **Afloje la ropa alrededor del cuello de la persona (Fig. 2-22).**

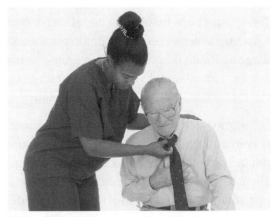

Fig. 2-22.

4. **No proporcione líquidos ni alimentos a la persona.**

5. **Monitoree la respiración y el pulso de la persona. Si la persona deja de respirar o no tiene pulso, realice respiraciones de rescate o CPR, únicamente si usted está entrenado para hacerlo y si su institución se lo permite.**

6. **Quédese con la persona hasta que la ayuda llegue.**

Revise el capítulo 8 para más información sobre los ataques al corazón.

Desmayos

Los desmayos ocurren como resultado de una reducción del flujo sanguíneo al cerebro, causando pérdida del conocimiento. Un desmayo también puede ser el resultado de hambre, miedo, dolor, fatiga, estar parado por un período largo, mala ventilación o demasiado calor. Los signos y síntomas del desmayo incluyen mareos, transpiración, la piel pálida, pulso débil, respiraciones profundas y obscurecimiento de la vista. Si alguien parece que se va a desmayar, siga estos pasos:

Desmayos

1. Ayude a que la persona se acueste o se siente antes de que se desmaye.

2. Si la persona se encuentra sentada, ayúdele a que se doble hacia el frente y coloque su cabeza entre las rodillas (Fig. 2-23). Si la persona se encuentra acostada sobre su espalda, eleve las piernas.

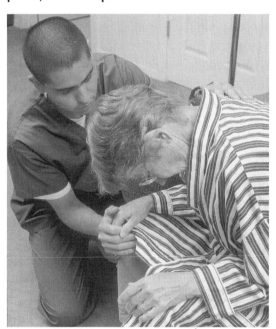

Fig. 2-23.

3. Afloje cualquier ropa apretada.

4. Asegúrese que la persona se mantenga en esta posición al menos cinco minutos después de que hayan desparecido los síntomas.

5. Ayude a que la persona se levante lentamente. Continúe observando si se presentan síntomas de desmayo. Manténgase con ella hasta que se sienta mejor. Si usted necesita ayuda pero no puede dejar a la persona, utilice el botón de llamadas.

6. Reporte el incidente a la enfermera.

Si una persona se desmaya, bájela al piso o a otra superficie plana y acuéstela sobre su espalda. Eleve sus piernas a una altura de 8 a 12 pulgadas. Afloje cualquier ropa que esté apretada y revise si la persona esta respirando. Se debe recuperar rápidamente, pero manténgala acostada por varios minutos. Reporte el incidente al enfermero de inmediato. Los desmayos pueden ser un signo de una condición médica más seria.

Convulsiones

Las convulsiones son contracciones involuntarias y, en ocasiones, violentas de los músculos. Pueden involucrar una parte pequeña o todo el cuerpo. Las convulsiones son causadas por una anormalidad en el cerebro. Pueden ocurrir en niños pequeños que tienen fiebre alta. Los niños mayores y las personas adultas que tienen enfermedades serias, fiebre, lesiones en la cabeza o epilepsia, también pueden presentar convulsiones.

La meta principal de un proveedor de cuidado durante una convulsión es asegurarse que el residente se encuentre seguro. Durante una convulsión, una persona puede sacudirse severamente y aventar los brazos y piernas sin control, puede apretar su quijada, babear y no poder deglutir. Tome las medidas de emergencia que se presentan a continuación si un residente tiene una convulsión:

Convulsiones

1. Baje a la persona al piso y acuéstelo sobre su costado.

2. Pida a alguien que llame a la enfermera de inmediato. No deje a la persona a menos de que usted deba hacerlo para pedir asistencia médica.

3. Aleje los muebles para prevenir lesiones. Si se tiene una almohada cerca, colóquela bajo la cabeza del residente.

4. No trate de controlar a la persona.

5. No introduzca nada entre los dientes de la persona a la fuerza. No coloque sus manos en la boca del residente por ninguna razón. Usted puede ser mordido.

6. No dé líquidos ni alimentos.

7. Cuando termine la convulsión, revise la respiración.

8. Reporte la duración de la convulsión y sus observaciones a la enfermera.

Sangrado

El sangrado severo puede ocasionar la muerte rápidamente; debe ser controlado. Llame a la enfermera de inmediato. Siga los pasos que se presentan a continuación para controlar el sangrado:

Sangrado

1. **Póngase los guantes. Tome su tiempo para hacer esto. Si el residente es capaz, él puede sostener su propia mano descubierta sobre la herida hasta que usted se ponga los guantes.**

2. **Sostenga una almohadilla gruesa estéril, una almohadilla limpia o un trapito, pañuelo o toalla limpia contra la herida.**

3. **Presione fuerte y directamente sobre la herida que sangra hasta que la ayuda llegue. No reduzca la presión (Fig. 2-24). Coloque almohadillas adicionales sobre la primera almohadilla si la sangre se filtra. No remueva la primera almohadilla.**

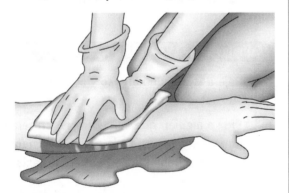

Fig. 2-24

4. **Si usted puede, levante la herida a una altura superior a la del nivel del corazón para disminuir el sangrado. Si la herida es en un brazo, pierna, mano o pie y no hay huesos rotos, apoye la parte del cuerpo sobre toallas, sábanas, abrigos o cualquier otro material absorbente.**

5. **Cuando el sangrado se encuentra bajo control, sujete bien las vendas para que se mantengan en su lugar. Revise si la persona tiene síntomas de shock (piel pálida, ritmo de respiración y pulso acelerado, baja presión sanguínea y sed extrema). Quédese con la persona hasta que la ayuda llegue.**

6. **Quítese los guantes y lave muy bien sus manos cuando haya terminado.**

Unidad 6. Describir y demostrar las prácticas para el control de infecciones

El **control de infecciones** es una serie de métodos utilizados para controlar y prevenir la difusión de enfermedades. Ésta es una responsabilidad de todos los miembros del equipo de cuidado. Conozca las reglas y los procedimientos de su institución para el control de infecciones. Éstas ayudan a protegerlo a usted, a los residentes y a las demás personas de enfermedades.

Un **microorganismo** es una cosa viviente muy pequeña que no es visible a nuestros ojos sin un microscopio. Los microorganismos siempre están presentes en el ambiente. Las infecciones ocurren cuando microorganismos dañinos, llamados **patógenos**, entran al cuerpo. Para que las infecciones se desarrollen, los patógenos deben invadir y crecer dentro del cuerpo humano. **Asepsia** significa que no hay patógenos presentes. Se refiere a las condiciones limpias que usted quiere crear en su institución. En el cuidado de la salud, un objeto solamente puede ser llamado "limpio" si no ha sido contaminado con patógenos. Un objeto que está "sucio" ha sido contaminado con patógenos.

Existen dos tipos principales de infecciones, las sistemáticas y las localizadas. Una **infección sistemática** ocurre cuando los patógenos entran al flujo sanguíneo y se mueven por el cuerpo, causando síntomas generales como fiebre, escalofríos o confusión mental. Una **infección localizada** está limitada a una parte específica del cuerpo y tiene síntomas locales cerca del lugar de la infección; por ejemplo, si una herida se infecta, el área alrededor de la herida puede ponerse roja, caliente y dolorosa. Otro tipo de infección es la nosocomial. Una **infección nosocomial**, o una infección adquirida en un hospital (HAI por sus siglas en inglés), es una infección adquirida en un hospital o en otra institución de cuidado de la salud.

Prevenir la propagación de infecciones es importante. Para entender la manera de prevenir una enfermedad, usted primero debe saber cómo se propaga. La **cadena de infección** describe la manera en que la enfermedad es transmitida de una persona a otra (Fig. 2-25). Las definiciones y los ejemplos de los seis eslabones en la cadena de infección son:

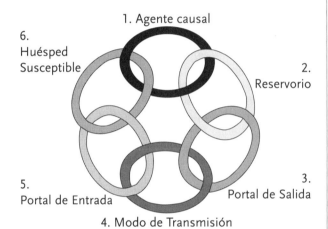

Fig. 2-25. La cadena de infección.

Eslabón #1: El **agente causal** es un patógeno o microorganismo que causa enfermedad. La flora normal son microorganismos que viven dentro y sobre el cuerpo, pero que no causan daños. Cuando entran en una parte diferente del cuerpo, pueden causar una infección. Los agentes causales incluyen bacterias, virus, hongos y protozoos.

Eslabón #2: Un **reservorio** es el lugar donde el patógeno vive y crece. Puede ser una persona, un animal, una planta, la tierra o una sustancia. Los microorganismos crecen mejor en lugares húmedos, templados y oscuros donde la comida esté presente. Los reservorios incluyen los pulmones, la sangre y el intestino grueso.

Eslabón #3: El **portal de salida** es cualquier abertura del cuerpo en una persona infectada que permita que los patógenos salgan. Estos portales incluyen la nariz, la boca, los ojos o una cortada en la piel (Fig. 2-26).

Eslabón #4: El **modo de transmisión** describe la manera en que el patógeno viaja de una persona a otra. La transmisión puede ser por medio del aire, por contacto directo o por contacto indirecto. El contacto directo sucede al tocar a la persona infectada o sus secreciones. El contacto indirecto es el resultado de tocar algo contaminado por la persona infectada, como un pañuelo desechable o la ropa.

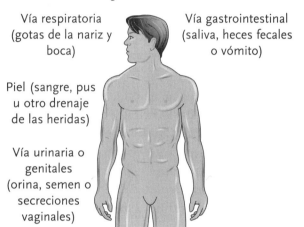

Fig. 2-26. Portales de salida.

Eslabón #5: El **portal de entrada** es cualquier abertura del cuerpo en una persona que no está infectada que permite que los patógenos entren. Esto incluye la nariz, la boca, los ojos, otras membranas mucosas, una cortada en la piel o la piel seca o agrietada (Fig. 2-27).

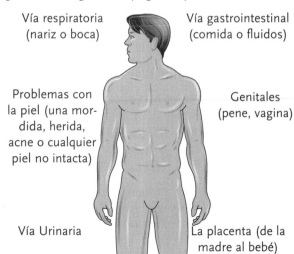

Fig. 2-27. Portales de entrada.

Eslabón #6: Un **huésped susceptible** es una persona que no está infectada que podría enfermarse, incluyendo todos los trabajadores del cuidado de la salud y cualquier persona bajo su cuidado que no esté ya infectada.

Si uno de estos eslabones en la cadena de infección se rompe, entonces la propagación de la infección se detiene. Las prácticas para el control de la infección ayudan a detener que los patógenos viajen (Eslabón #4) y que lleguen a sus manos, nariz, ojos, boca, piel, etc. (Eslabón #5). Usted también puede reducir sus posibilidades de enfermarse (Eslabón #6) teniendo las vacunas para enfermedades como la hepatitis B y la influenza.

Precauciones estándares y precauciones basadas en la transmisión

Las agencias estatales y federales tienen normas y leyes sobre el control de infecciones. Los **Centros para la Prevención y el Control de Enfermedades (CDC por sus siglas en inglés)** forman una agencia federal que emiten normas para proteger y mejorar la salud. El CDC trata de controlar y prevenir enfermedades. En 1996, el CDC recomendó un nuevo sistema de control de infecciones para reducir el riesgo de contraer enfermedades infecciosas. En el 2004, el CDC propuso algunos cambios a este sistema. Existen dos niveles de precauciones dentro del sistema de control de infecciones, los cuales son las precauciones estándares y las precauciones basadas en la transmisión, o aislamiento. En el 2004, las normas propuestas por la CDC sugieren que el término de "precauciones extendidas" se utilice en lugar de "precauciones basadas en la transmisión".

Seguir las precauciones estándares significa considerar como si toda la sangre, los fluidos corporales, la piel no intacta (como abrasiones, espinillas o úlceras abiertas),y las membranas mucosas (cubierta de la boca, nariz, ojos, recto o genitales) estuvieran infectados. Ésta es la única manera segura de realizar su trabajo. Usted no puede saber sólo con ver a sus residentes o sus expedientes si ellos tienen una enfermedad contagiosa como el HIV, la hepatitis o la influenza.

Bajo las precauciones estándares, los "fluidos del cuerpo" incluyen saliva, esputo (la flema que se arroja al toser), orina, heces fecales, semen, secreciones vaginales y pus u otro drenaje de heridas. Esto no incluye sudor.

Las precauciones estándares y las precauciones basadas en la transmisión forman una manera de detener la propagación de la infección, ya que interrumpen el modo de transmisión. En otras palabras, estas normas no detienen a una persona infectada a que saque patógenos; sin embargo, al seguir estas dos normas, usted ayudará a detener que dichos patógenos lo infecten a usted o a las personas que usted cuida:

1. Practique las precauciones estándares con cada persona bajo su cuidado.

2. Las precauciones basadas en la transmisión varían en la manera en que una infección es transmitida. Cuando se indican, estas precauciones se utilizan además de las precauciones estándares. Usted aprenderá más detalles sobre estas precauciones más adelante.

Las precauciones estándares incluyen los siguientes procedimientos:

Guía de Procedimientos
Precauciones estándares

*   **Utilice guantes** si usted puede entrar en contacto con sangre, fluidos corporales o secreciones; piel cortada (abrasiones, acné, cortadas, puntadas o grapas); o membranas mucosas (cubierta de la boca, nariz, ojos, vagina, recto y pene). Dichas situaciones incluyen cuidado bucal, asistencia para ir al baño, cuidado perineal, ayudar con el cómodo de baño o urinal, limpiar los derrames, limpiar las bacinicas, urinales, cómodos de baño y otros contenedores que hayan tenido fluidos corporales y desechar los desperdicios.

*   **Lavarse las manos** antes de ponerse los guantes. Lávese las manos inmediatamente después de haberse quitado los guantes. Tenga cuidado de no tocar objetos limpios con los guantes usados.

*   **Quítese los guantes** inmediatamente después de haber terminado con el procedimiento.

*   **Lave de inmediato todas las superficies de la piel que hayan sido contaminadas** con fluidos corporales y sangre.

- **Use una bata desechable** si usted puede entrar en contacto con la sangre o fluidos del cuerpo.

- **Use mascarilla y guantes protectores** si usted puede entrar en contacto con sangre o fluidos corporales rociados o salpicados.

- **Use guantes y tenga precaución cuando maneje hojas de afeitar, agujas y otros objetos filosos.** Los objetos filosos son las agujas u otros objetos puntiagudos.

- **Nunca intente tapar agujas u objetos filosos.** Deséchelos en un contenedor aprobado.

- **Evite cortadas o heridas** cuando rasure a los residentes.

- **Coloque cuidadosamente todos los materiales contaminados en bolsas.** Deséchelos de acuerdo con las reglas de su institución.

- **Etiquete claramente los fluidos corporales** que están guardados para muestras con el nombre del residente y una etiqueta indicando que contiene material biopeligroso. Manténgalos en un contenedor con tapa.

- **Deseche los desperdicios contaminados** de acuerdo con la política de su institución.

Las precauciones estándares SIEMPRE deben ser practicadas con las personas bajo su cuidado sin importar su estatus de infección. Recuerde, usted no puede saber por la manera en que una persona se ve o actúa, o incluso por leer su expediente, si una persona tiene una enfermedad que se lleva en la sangre. Si usted practica las precauciones estándares, usted reducirá considerablemente el riesgo de contagiarse de alguna enfermedad que tengan las personas que usted cuida. Usted también evitará que la infección de un residente dañe a otro.

¡Lavarse las manos es la cosa más sencilla e importante que usted puede hacer para prevenir la propagación de enfermedades! La CDC ha definido **la higiene de las manos** como lavárselas con jabón simple o jabón que sea antiséptico y agua, así como utilizar desinfectantes para la manos a base de alcohol incluyendo gel, enjuagues y espumas, que no requieren el uso de agua. Los desinfectantes para las manos con

base de alcohol han comprobado ser efectivos para reducir las bacterias en la piel; sin embargo, no sustituyen del lavado apropiado de las manos. Siempre utilice jabón y agua para las manos visiblemente sucias. Es importante lavarse las manos con frecuencia. Una vez que ya están limpias, se pueden utilizar los productos a base de alcohol además del lavado de las manos. Utilice una loción humectante en las manos para prevenir que la piel se reseque y se agriete.

Si usted usa anillos, considere quitárselos durante las horas de trabajo. Los anillos pueden incrementar el riesgo de contaminación. Mantenga las uñas de las manos cortas y limpias.

Usted debe lavarse las manos:

- cuando llegue al trabajo

- antes y después de tocar las bandejas de comida y/o de manejar comida

- antes y después de darle de comer a los residentes

- antes de, en medio de y después de tener contacto con los residentes

- después de tener contacto con cualquier fluido del cuerpo

- después de manejar artículos contaminados

- antes de ponerse guantes y después de quitárselos

- antes de tomar la ropa de cama limpia

- después de tocar la basura o los desperdicios

- después de recoger cualquier cosa del piso

- antes y después de usar el baño

- después de sonarse la nariz, toser o estornudar en sus manos

- antes y después de comer

- después de fumar

- después de tocar áreas en su cuerpo, como su boca, cara, ojos, cabello, oídos o nariz

- antes y después de aplicar maquillaje

- antes de salir de la institución

Lavado de manos

Equipo: jabón, toallas de papel

1. **Identifíquese usted por su nombre. Identifique al residente por su nombre.**

2. **Abra la llave del lavabo.**

3. **Doble los brazos hacia abajo sosteniendo las manos más abajo que los codos. Moje las manos y muñecas perfectamente (Fig. 2-28).**

    Es más probable que las manos se contaminen. El agua debe correr de lo más limpio a lo más sucio.

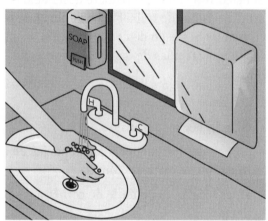

Fig. 2-28.

4. **Aplique limpiador de piel o jabón en las manos.**

5. **Enjabone todas las superficies de las manos, muñecas y dedos produciendo fricción por al menos 15 segundos (Fig. 2-29).**

    El enjabonar las manos y la fricción aflojan los aceites de la piel y permite que los patógenos sean enjuagados.

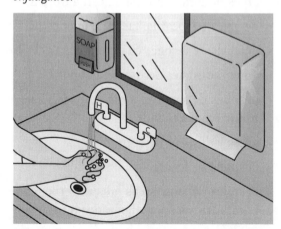

Fig. 2-29.

6. **Limpie las uñas frotándolas en la palma de la otra mano.**

La mayoría de los patógenos en las manos se encuentran debajo de las uñas.

7. **Enjuague todas las superficies de las muñecas, manos y dedos, manteniendo las manos más abajo que los codos y las yemas de los dedos hacia abajo.**

    Las muñecas son las más limpias y las yemas de los dedos son las más sucias.

8. **Utilice una toalla de papel seca y limpia para secar todas las superficies de las manos, muñecas y dedos.**

9. **Utilice una toalla de papel seca y limpia o su rodilla para cerrar la llave del lavabo sin contaminarse las manos (Fig. 2-30). No toque la parte interna del lavabo en ningún momento.**

    Las manos se volverán a contaminar si usted toca las llaves o el lavabo sucio con las manos limpias.

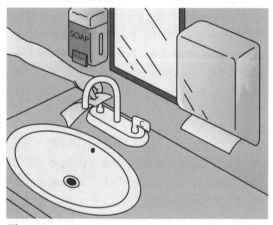

Fig. 2-30.

10. **Deseche la(s) toalla(s) de papel utilizada(s) en el bote de la basura después de cerrar la llave del lavabo.**

👁 *Cuando se lave las manos, usted debe utilizar fricción por lo menos 15 segundos.*

Equipo de protección personal

El **equipo de protección personal (PPE por sus siglas en inglés)** es una barrera (un bloqueo u obstáculo) entre una persona y una enfermedad. El PPE ayuda a protegerlo a usted de material potencialmente infeccioso. El PPE incluye guantes, batas, mascarillas, lentes y protectores faciales. Los guantes protegen las manos; las batas protegen la piel y la ropa; las mascarillas protegen la boca y nariz; los lentes protegen los ojos; los protectores faciales protegen toda la cara -boca, nariz y ojos.

Use guantes:

- en cualquier momento que usted pueda tocar sangre o cualquier otro fluido corporal, incluyendo vómito, orina, heces fecales o saliva

- cuando realice o ayude con el cuidado bucal o con el cuidado de cualquier membrana mucosa

- cuando desempeñe o ayude con el cuidado del **área perineal** (el área que se encuentre entre los genitales y el ano, incluyendo también los genitales)

- cuando desempeñe cuidado personal en un residente que tiene piel afectada por abrasiones, cortes, sarpullido, acne, espinillas o furúnculos

- cuando usted tiene úlceras abiertas o cortadas en sus manos

- cuando rasure a un residente

- cuando deseche ropa de cama, batas, vendas y almohadillas sucias

Los guantes limpios no estériles son generalmente adecuados; pueden ser de vinil, látex o nitrilo. Algunas personas son alérgicas al látex. Si usted es alérgico, infórmele al enfermero; se le brindarán guantes alternos. Siempre informe al enfermero si usted tiene piel seca, abierta o agrietada. ¡Asegúrese de lavarse las manos antes y después de usar los guantes!

Los guantes desechables se usan únicamente una vez. No pueden ser lavados o desinfectados para volverse a usar. Cambie los guantes si se ensucian, rompen o dañan. Lávese las manos antes de ponerse guantes limpios.

Cómo ponerse los guantes

1. **Lávese las manos.**

2. **Si usted es diestro, deslice un guante en su mano izquierda (haga lo contrario si usted es zurdo).**

3. **Con la mano que tiene guante, deslice la otra mano dentro del segundo guante.**

4. **Entrelace los dedos para quitar los dobleces y para que se ajusten cómodamente.**

5. **Revise con cuidado si los guantes tienen alguna rasgadura, agujeros o manchas. Reemplace el guante, de ser necesario.**

6. **Si utiliza una bata, jale los puños de los guantes para colocarlos encima de las mangas de la bata (Fig. 2-31).**

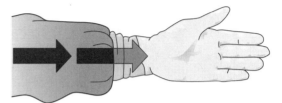

Fig. 2-31.

Quítese los guantes inmediatamente después de su uso y antes de cuidar a otro residente. Lávese las manos y quítese sus guantes antes de tocar artículos o superficies no contaminadas.

Usted está usando los guantes para proteger su piel de contaminación. Después de brindar el cuidado, sus guantes están contaminados. Si usted abre una puerta con alguna mano que tiene guantes, la perilla de la puerta se contamina. Después, cuando usted abre la puerta con una mano sin guante, usted se infectará. Es un error común el contaminar la habitación que le rodea. No lo haga. Antes de tocar superficies, quítese los guantes, lávese las manos y póngase guantes nuevos, de ser necesario.

Cómo quitarse los guantes

1. **Tocando únicamente la parte exterior de un guante, quítese el primer guante jalando hacia abajo desde el puño (Fig. 2-32).**

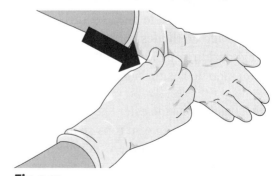

Fig. 2-32.

2

Las Bases Fundamentales del Cuidado de los Residentes

2. Mientras que se quita el guante de la mano, debe ser volteado de adentro hacia afuera.

3. Con las yemas de los dedos de la mano que tiene el guante puesto, sostenga el guante que acaba de ser removido. Con la mano sin guante, extienda dos dedos dentro del guante restante. Tenga cuidado de no tocar ninguna parte externa de los guantes (Fig. 2-33).

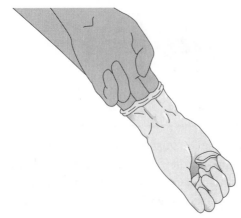

Fig. 2-33.

4. Jale hacia abajo, volteando el guante de adentro hacia afuera y sobre el primer guante mientras que usted se lo quita.

5. Usted ahora debe estar sosteniendo un guante por su parte interna limpia. El otro guante debe estar de adentro de éste.

6. Tire ambos guantes en el contenedor apropiado.

7. Lávese las manos.

Los procedimientos para usar otro PPE son iguales que los de los guantes. Use PPE si existe la posibilidad de tener contacto con fluidos corporales, membranas mucosas o heridas abiertas. Las batas, mascarillas, lentes y protectores faciales se usan cuando puede ocurrir el rociado o el salpicado de fluidos corporales o sangre. Usted decidirá qué tipo de PPE necesitará dependiendo de la situación.

Las batas limpias no estériles protegen su piel expuesta y evitan que su ropa se manche. Cuando termine con un procedimiento, quítese la bata tan pronto como sea posible. Lávese las manos.

Cómo ponerse la bata

1. Lávese las manos.

2. Abra la bata. Sosténgala frente a usted y permita que la bata se abra. No la sacuda. Deslice sus manos hacia dentro de las mangas. Póngase la bata (Fig. 2-34).

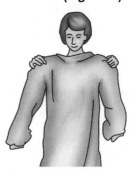

Fig. 2-34.

3. Amarre las tiras del cuello formando un lazo de manera que después pueda desamarrarlas fácilmente.

4. Extendiéndose hacia atrás, jale la bata hasta que cubra la ropa por completo y amarre las tiras de la espalda (Fig. 2-35).

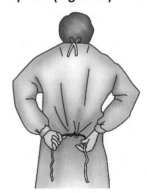

Fig. 2-35.

5. Utilice las batas sólo una vez y después deseche o remueva. Cuando remueva una bata, enrolle el lado sucio hacia adentro y lejos del cuerpo. Si la bata se moja o ensucia, quítesela. Revise su ropa y póngase una bata nueva.

6. Póngase los guantes después de ponerse la bata.

👁 *Algunos examinadores le preguntarán por qué una bata debe ser impermeable. La respuesta es que si la ropa bajo la bata se moja, se considera contaminada.*

Las mascarillas deben utilizarse cuando brinda cuidado a residentes con enfermedades respiratorias. Siempre cambie su mascarilla cuando atienda a otro residente. Los lentes brindan protección para sus ojos.

Cómo ponerse la mascarilla y los lentes

1. **Lávese las manos.**

2. **Tome la mascarilla por las cuerdas elásticas o tiras superiores. No toque la mascarilla en la parte donde toca su cara.**

3. **Ajuste la mascarilla sobre la nariz y boca. Amarre las tiras superiores primero y luego las inferiores. Las mascarillas siempre deben estar secas o deben ser reemplazadas. Nunca use una mascarilla que cuelgue únicamente de las tiras inferiores (Fig. 2-36).**

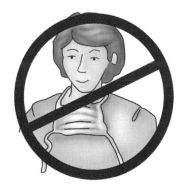

Fig. 2-36.

4. **Póngase los lentes protectores.**

5. **Póngase los guantes *después* de ponerse la mascarilla y los lentes protectores.**

Cuando necesite protección adicional para la piel, un protector facial puede ser utilizado como sustituto de la mascarilla o lentes protectores.

Cuando se ponga el PPE, recuerde este orden:

1. Póngase la mascarilla y lentes protectores.

2. Póngase la bata.

3. Póngase los guantes al último.

Cuando se quite el PPE, recuerde este orden:

1. Quítese los guantes.

2. Quítese la bata.

3. Quítese la mascarilla y los lentes protectores.

Manejo del equipo y de la ropa de cama

Las instituciones tendrán áreas separadas con artículos sucios y limpios, como equipo, ropa de cama y materiales, las cuales se le llaman normalmente cuarto de artículos "limpios" y "sucios" o "contaminados". Conozca la ubicación de estas áreas y qué materiales son almacenados en cada una.

Guía de Procedimientos
Manejo de equipo, ropa de cama y ropa del residente

- Maneje todo el equipo en una manera que prevenga:

  - el contacto con la piel/membranas mucosas

  - la contaminación de su ropa

  - la transferencia de una enfermedad hacia otros residentes o hacia otras áreas

- No utilice equipo "re-usable" otra vez hasta que haya sido apropiadamente limpiado y reprocesado. Las medidas de esterilización y desinfección reducen la propagación de patógenos y enfermedades. La **esterilización** significa que todos los microorganismos han sido destruidos, no sólo los patógenos. Una autoclave normalmente se utiliza para esterilizar equipo. Crea vapor o gas que mata a todos los microorganismos. **Desinfección** significa que sólo los patógenos son destruidos; sin embargo, la desinfección no mata todos los patógenos.

- Deseche apropiadamente todo el equipo de "un solo uso".

- Limpie y desinfecte:

  - todas las superficies ambientales

  - las camas, barandales de cama y equipo de cama

  - todas las superficies que son tocadas con frecuencia (como las perillas de las puertas)

- Maneje, transporte y procese la ropa de cama que se encuentre sucia de manera que prevenga:

  - la exposición a membranas mucosas y piel

  - la contaminación de la ropa (mantenga la ropa de cama y la ropa del residente lejos de su uniforme) (Fig. 2-37)

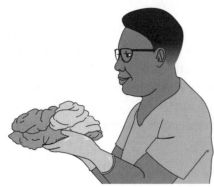

Fig. 2-37. Mantenga la ropa de cama que se encuentre sucia lejos de su uniforme.

- la transferencia de enfermedades a otros residentes y a otras áreas (no sacuda la ropa de cama ni la ropa del residente; dóblela o enróllela para que el área más sucia se encuentre hacia adentro)

Usted aprenderá más sobre la limpieza del equipo y de los materiales en el capítulo 6.

Derrames

Los derrames pueden ser un riesgo serio de infección. Las instituciones tendrán soluciones de limpieza específicas para derrames.

Guía de Procedimientos
Limpieza de derrames que involucran sangre, fluidos corporales o vidrio

- Póngase guantes antes de comenzar. En algunos casos es mejor utilizar guantes industriales.

- Limpie los derrames de inmediato con la solución de limpieza apropiada.

- No recoja con sus manos ninguna pieza de vidrio roto, sin importar qué tan grande esté. Utilice un recogedor y una escoba u otras herramientas.

- La basura que contenga vidrio quebrado, sangre o fluidos corporales deben ser colocados apropiadamente en bolsas. Coloque la basura en una bolsa y ciérrela. Después coloque la primera bolsa dentro de una segunda bolsa limpia y ciérrela. A esto se le conoce como **usar doble bolsa**. Puede ser necesario que los desperdicios que contienen sangre o fluidos corporales sean colocados en un contenedor especial para peligros biológicos. Siga las reglas de la institución.

Precauciones basadas en la transmisión

Éstas son precauciones especiales que deben ser utilizadas con las personas bajo su cuidado que se encuentran infectadas o que pueden ser infectadas con una enfermedad que requiere precauciones adicionales más allá de las precauciones estándares. A estas precauciones se les conoce como precauciones basadas en la transmisión o aislamiento. De ser aprobado, el nuevo nombre de estas precauciones serán "precauciones extendidas".

Existen tres categorías para las precauciones basadas en la transmisión:

- precauciones para transmisión por aire
- precauciones para transmisión por gotas
- precauciones para transmisión por contacto

La categoría utilizada depende de la enfermedad y la manera en que se propaga. También se pueden utilizar en combinación para enfermedades que han tenido múltiples rutas de transmisión.

Con frecuencia, el personal se refiere a los residentes que necesitan estas precauciones como residentes que se encuentran en "aislamiento". Un letrero debe estar en la puerta indicando "aislamiento" o alertando a las personas de que vean a la enfermera antes de entrar. Existen dos puntos para recordar:

1. Cuando así se indique, las precauciones basadas en la transmisión siempre son utilizadas ADEMAS DE las precauciones estándares.

2. Se le debe asegurar al residente que la enfermedad es la que está en aislamiento, no la persona. Hable con su residente y explique porqué se están siguiendo estos pasos.

Las **precauciones para transmisión por aire** se siguen para enfermedades que pueden ser transmitidas por aire después de ser expulsadas (Fig. 2-38). Los patógenos son tan pequeños que pueden pegarse a la humedad en el aire. Permanecen flotando por cierto tiempo. Para cierto cuidado, puede ser requerido que usted utilice respiradores N95 o HEPA para evitar infecciones. Algunas enfermedades de transmisión aérea incluyen tuberculosis, sarampión y varicela.

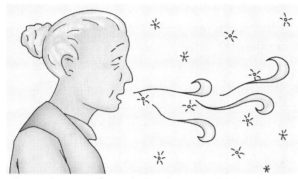

Fig. 2-38. Las enfermedades de transmisión aérea se quedan suspendidas en el aire.

Las **precauciones para transmisión por gotas** se siguen cuando los microorganismos que causan enfermedades no se quedan suspendidas en el aire; usualmente solo viajan distancias cortas después de ser expulsadas. Las gotas normalmente no viajan más de tres pies y pueden ser generadas por toser, estornudar hablar, reír o succionar (Fig. 2-39). Las precauciones para la transmisión por gotas incluyen utilizar una mascarilla facial durante el cuidado y restringir visitas de personas no infectadas. Los residentes deben usar mascarillas cuando se mueven de una habitación a otra. Cubra su nariz y boca con un pañuelo desechable cuando usted estornude o tosa. Pida a los residentes, su familia y demás personas que hagan lo mismo. Si usted estornuda en sus manos, láveselas de inmediato. Un ejemplo de una enfermedad transmitida por gotas son las paperas.

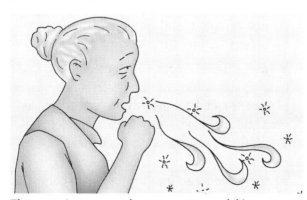

Fig. 2-39. Las precauciones para transmisión por gotas se siguen cuando el microorganismo no se queda suspendido en el aire.

Las **precauciones para transmisión por contacto** son utilizadas cuando el residente se encuentra en riesgo de transmitir un microorganismo al tocar un objeto o una persona infectada (Fig. 2-40). Ejemplos incluyen las bacterias que podrían infectar una herida abierta o infección en la piel. Otros ejemplos son los piojos corporales, la sarna (una enfermedad de en la piel que ocasiona comezón) y la conjuntivitis (ojo rojo). La transmisión puede ocurrir durante traslados o durante el baño. Las precauciones para transmisión por contacto incluyen usar PPE y aislar al residente. Requieren que se lave las manos con jabón antibacterial. También se requiere que no toque las superficies contaminadas con manos sin guantes o superficies no contaminadas con guantes contaminados.

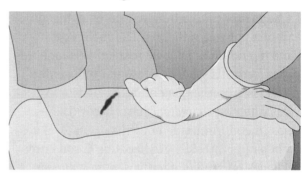

Fig. 2-40. Las precauciones de transmisión por contacto se siguen cuando la persona se encuentra en riesgo de transmitir un microorganismo al tocar un objeto o una persona infectada.

Enfermedades infecciosas comunes

Los **patógenos transmitidos por la sangre** son microorganismos que se encuentran en la sangre humana que pueden causar infección y enfermedad en los humanos. Los patógenos también se pueden encontrar en fluidos corporales, heridas que drenan y membranas mucosas. Las enfermedades que se llevan en la sangre son transmitidas por sangre infectada que entra a su flujo sanguíneo o por semen o secreciones vaginales infectadas que entran en contacto con membranas mucosas. Utilizar una aguja para inyectar drogas y compartir las agujas también puede transmitir enfermedades sanguíneas. Adicionalmente, las madres infectadas pueden transmitir estas enfermedades a sus bebés en la matriz o en el nacimiento.

En el cuidado de la salud, el contacto con sangre o fluidos corporales infectados es la manera más común de obtener una enfermedad transmitida por la sangre. Las infecciones pueden propagarse por medio del contacto accidental con sangre o fluidos corporales contaminados, agujas u otros objetos puntiagudos contaminados o con materiales o equipo contaminado. La ley requiere que los empleadores ayuden a prevenir la exposición a los patógenos transmitidos por la sangre. Las enfermedades principales transmitidas por la sangre en Estados Unidos son el Síndrome de Inmunodeficiencia Adquirida (SIDA, a lo que en este libro se le hará referencia como AIDS por sus siglas en inglés) y la hepatitis. Usted aprenderá más sobre el virus HIV y el AIDS en el capítulo 8.

La **hepatitis** es una inflamación en el hígado causada por una infección. La función del hígado puede ser dañada de manera permanente por la hepatitis y puede ocasionar otras enfermedades crónicas que duran toda la vida. Varios virus diferentes pueden causar hepatitis. Los tipos más comunes de hepatitis son la A, B y C. La hepatitis B (HBV) y la hepatitis C son enfermedades que se llevan en la sangre y pueden causar la muerte. La HBV es una amenaza seria para los trabajadores del cuidado de la salud. Su empleador debe ofrecerle una vacuna gratis para protegerlo contra la hepatitis B. La vacuna HBV puede prevenir la hepatitis B. La prevención es la mejor opción para tratar la enfermedad. Póngase la vacuna cuando se la ofrezcan. No existe vacuna para la hepatitis C.

Otras infecciones serias incluyen:

- **Tuberculosis (TB)**: La TB es una enfermedad que se transmite por el aire. Es transportada en gotas mucosas suspendidas en el aire. La TB usualmente infecta los pulmones y causa tos, dificultad para respirar, fiebre y fatiga. Esta enfermedad puede ser curada, sin embargo, si no recibe tratamiento puede causar la muerte.

  Los síntomas de la TB incluyen fatiga, pérdida del apetito, pérdida de peso, un poco de fiebre y escalofríos, sudor por la noche, tos prolongada, toser sangre, dolor en el pecho, falta de aliento y problemas para respirar.

  Cuando cuide residentes que tienen TB, siga las precauciones estándares y las precauciones para transmisión por aire. Use una mascarilla y bata mientras que brinde el cuidado a los residentes. Tenga cuidado especial cuando maneje el esputo. Siga los procedimientos de aislamiento si se lo indican. Ayude al residente a recordar que debe tomarse todo el medicamento prescrito. El no hacerlo es un factor importante para propagar la TB.

- **MRSA** es un *estafilococo dorado* resistente a la meticilina. El *estafilococo dorado* es un tipo común de bacteria que causa enfermedad. La meticilina es un antibiótico fuerte. La MRSA es una infección resistente a los antibióticos que se adquiere con frecuencia en hospitales y otras instituciones. La bacteria MRSA puede propagarse entre las personas que tienen contacto cercano con personas infectadas. Casi siempre es transmitida por contacto físico directo, no por el aire. Si una persona tiene MRSA en su piel, especialmente en las manos y toca a alguien más, puede transmitir la bacteria MRSA. La transmisión también ocurre por contacto indirecto al tocar objetos como sábanas o ropa contaminadas por una persona que tiene MRSA.

  Los síntomas de la infección MRSA incluye drenaje, fiebre, escalofríos y enrojecimiento. Los lugares comunes incluyen las vías respiratorias, las heridas quirúrgicas, el perineo, el recto y la piel. La manera más importante de controlar la bacteria MRSA es el lavado de manos apropiado utilizando jabón y agua tibia. Siga las precauciones estándares.

- **VRE** es un enterococo resistente a la vacomicina. El enterococo es una bacteria que vive en el tracto genital y digestivo. No causa problemas en las personas sanas. La vacomicina es un antibiótico fuerte. Con frecuencia, éste es el antibiótico utilizado como último recurso; y generalmente se limita para el uso contra la bacteria que es resistente a otros antibióticos.

  El enterococo resistente a la vacomicina es una tira mutante de enterococos. Originalmente se desarrolló en personas que estuvieron expuestas al antibiótico. El VRE es peligroso y no puede ser controlado con antibióticos. Causa enfermedades que amenazan con la vida de aquellas personas que tienen sistemas inmunes débiles - como los más jóvenes, los más viejos y los muy enfermos. El VRE se propaga por el contacto directo e indirecto.

Los síntomas de la infección del VRE incluyen fiebre, fatiga, escalofríos y drenaje. Una vez que se establece, es muy difícil de deshacerse de la infección. Prevenir el VRE es mucho más fácil. El lavado de manos apropiado puede ayudar a prevenir la propagación del VRE. Siga las precauciones estándares.

- El **clostridium difficile (que se abrevia en inglés como C-diff, C. difficile)** es una bacteria que forma esporas, la cual puede ser parte de la flora intestinal normal. Cuando la flora intestinal normal es alterada, la C. difficile puede florecer en el tracto intestinal y producir una toxina que causa una diarrea aguda. Los enemas, la inserción del tubo nasogástrico y la cirugía del tracto gastrointestinal incrementan el riesgo de una persona de desarrollar esta enfermedad. El uso excesivo de antibióticos también puede alterar la flora intestinal normal e incrementar el riesgo de desarrollar diarrea por la bacteria C. difficile. Esta bacteria también puede causar colitis, una condición intestinal más seria.

La bacteria C. difficile es propagada por medio de esporas en las heces fecales que son difíciles de matar. Estas esporas pueden ser transportadas en las manos de las personas que tienen contacto directo con residentes infectados o con superficies ambientales (pisos, cómodos de baño, inodoros, etc.) contaminadas con la bacteria C. difficile.

Los síntomas de la bacteria C. difficile incluyen excremento aguado frecuente con olor fuerte; diarrea que contiene sangre y mucosa y dolores abdominales. El lavado apropiado de las manos y el manejo de desperdicios contaminados puede ayudar a prevenir la enfermedad. Limpiar las superficies con un desinfectante apropiado, como cloro, también puede ayudar. Limitar el uso de antibióticos ayuda a reducir el riesgo de desarrollar diarrea por la bacteria C. difficile.

Responsabilidades del empleador y del empleado

Las responsabilidades del empleador para el control de infecciones incluyen lo siguiente:

- Establecer procedimientos para el control de infecciones y un plan de control de exposición para proteger a los trabajadores.

- Brindar educación continua interna sobre el control de infecciones, incluyendo patógenos transmitidos por aire y por sangre.

- Tener los procedimientos escritos que deben seguir si se expone a una infección, incluyendo tratamiento médico y planes para prevenir una situación similar.

- Brindar PPE para que los empleados lo usen y enseñarles cuándo y cómo usarlo apropiadamente.

- Brindar la vacuna gratis para la hepatitis B para todos los empleados.

Las responsabilidades de los empleados para el control de infecciones incluyen lo siguiente:

- Seguir las precauciones estándares.

- Seguir las reglas y los procedimientos de la institución.

- Seguir las asignaciones y los planes de cuidado.

- Utilizar el PPE brindado de la manera indicada o apropiada.

- Tomar ventaja de la vacuna gratis contra la hepatitis B.

- Reportar de inmediato cualquier exposición que usted tenga a infecciones.

- Participar en los programas anuales de educación para el control de infecciones.

El personal tiene la responsabilidad de prevenir la propagación de infecciones. El equipo de encuestas de la agencia estatal buscará evidencia del lavado de manos del personal, así como de la disponibilidad y el uso del equipo de protección personal.

tres
Entendiendo a los Residentes

Unidad 1. Explicar la importancia de promover la independencia y el cuidado de sí mismo

Cualquier cambio importante en el estilo de vida, como mudarse a una casa de reposo, requiere de un gran ajuste emocional. Los residentes experimentan miedo, pérdida e incertidumbre sobre su deterioro en la salud e independencia. Otras reacciones comunes a las enfermedades son la negación y el alejamiento de los demás. Todos estos sentimientos pueden ocasionar que ellos se comporten de diferente manera. Considere que los cambios drásticos en la vida de un residente pueden causar enojo, hostilidad o depresión. Las personas manejan los sentimientos de diferente manera. Cada persona se ajusta a enfermedades y cambios en su propia manera y en su propio momento. Apóyelos y anímelos. Sea paciente, comprensivo y empático.

Para entender mejor los sentimientos de los residentes, usted debe entender lo difícil que es perder su independencia. Alguien más tiene que hacer ahora lo que ellos hicieron por sí mismos durante toda su vida. También es difícil para los amigos y familiares; por ejemplo, un residente puede haber sido el proveedor principal de su familia o puede haber sido la persona que cocinaba todos los alimentos para la familia.

Los residentes pueden estar experimentando algún tipo de las siguientes pérdidas:

- pérdida del cónyuge, familiares o amigos debido a la muerte
- pérdida del lugar de trabajo y sus amistades por la jubilación
- pérdida de la habilidad de ir a sus lugares favoritos
- pérdida del ambiente del hogar y las pertenencias personales (Fig. 3-1)

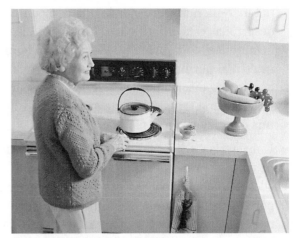

Fig. 3-1. Entienda que muchos residentes tuvieron que dejar sus lugares conocidos.

- pérdida de la habilidad de asistir a servicios religiosos o reuniones en sus comunidades de fe
- pérdida de la salud y habilidad para cuidarse por sí mismos
- pérdida de la habilidad de moverse libremente
- pérdida de mascotas

La independencia normalmente significa no

tener que depender en otros por dinero, cuidado diario de rutina o participación en actividades sociales. Las actividades de la vida diaria (ADL por sus siglas en inglés) son las tareas de cuidado personal que usted realiza todos los días para cuidarse a sí mismo. Las personas dan por hecho que estas actividades se realizan hasta que ya no las pueden hacer por sí mismos. Las ADL incluyen bañarse o tomar una ducha, vestirse, cuidar de sus dientes y cabello, ir al baño, comer y tomar líquidos, así como moverse de un lado a otro.

La pérdida de la independencia puede causar:

- una imagen negativa de sí mismo
- enojo hacia los proveedores de cuidado, hacia los demás y hacia uno mismo
- sentimientos de impotencia, tristeza y desesperanza
- sentirse inútil
- aumento en la dependencia
- depresión

Para prevenir estos sentimientos, anime a que los residentes realicen por sí mismos todas las actividades que puedan. Aunque parezca más fácil que usted las realice, permítales que las hagan ellos de manera independiente. Promueva el cuidado de sí mismo, sin importar qué tanto se tarden o qué tan mal lo hagan. Tenga paciencia (Fig. 3-2).

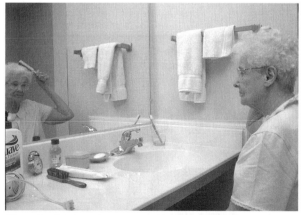

Fig. 3-2. Aunque las tareas tomen mucho tiempo, anime a que los residentes realicen lo que ellos puedan por sí mismos.

Cuando ayude a los residentes a realizar las ADL, es importante brindarles respeto, dignidad y privacidad, incluyendo:

- No interrumpirlos mientras están en el baño.
- Salirse de la habitación cuando reciban o realicen llamadas personales por teléfono.
- Respetar su tiempo privado y sus pertenencias personales.
- No interrumpirlos si se están vistiendo por sí mismos.
- Animarlos a que realicen las cosas por sí mismos. Sea paciente mientras lo hagan.
- Sea paciente mientras que los residentes seleccionan su ropa. Siempre que sea posible manténgalos cubiertos cuando usted los ayude a vestirse.

RR *Nunca trate a los residentes como niños, ellos son adultos. Anímelos a que se brinden cuidado por sí mismos, sin apresurarlos. Ellos tienen el derecho de rehusarse a recibir cuidado y de tomar sus propias decisiones. Mantener la dignidad e independencia de sus residentes no es sólo su derecho legal, sino también es la manera apropiada y ética de trabajar.*

Unidad 2. Identificar las necesidades básicas del ser humano

Las personas tienen diferentes genes, apariencias físicas, procedencias culturales, edades, y posiciones sociales o financieras; sin embargo, todos los humanos tienen las mismas necesidades físicas básicas:

- comida y agua
- protección y refugio
- actividad
- dormir y descansar
- seguridad
- comodidad, especialmente libertad del dolor

Las personas también tienen **necesidades psicosociales**, las cuales involucran interacción social, emociones, intelecto y espiritualidad. Las necesidades psicosociales no son tan fácil de definir como las necesidades físicas; sin embargo, todos los seres humanos tienen las siguientes necesidades psicosociales:

- amor y afecto
- aceptación de los demás
- seguridad
- confianza en sí mismo e independencia en la vida diaria
- contacto con otras personas (Fig. 3-3)
- éxito y autoestima

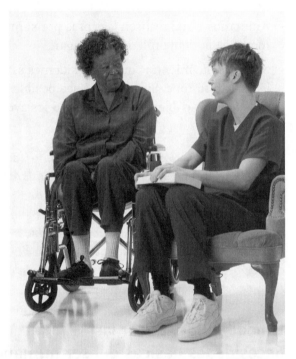

Fig. 3-3. **La interacción social es una necesidad psicosocial importante.**

La salud y el bienestar afectan la manera en que las necesidades psicosociales son satisfechas. La frustración y el estrés ocurren cuando las necesidades básicas no son satisfechas. Esto puede tener como consecuencia miedo, ansiedad, enojo, agresión, alejamiento de los demás, indiferencia y depresión. El estrés también puede causar problemas físicos que pueden eventualmente tener como resultado una enfermedad.

Abraham Maslow fue un investigador del comportamiento humano. Él escribió sobre las necesidades físicas y psicosociales y las acomodó en orden de importancia. Él pensaba que las necesidades físicas deben satisfacerse antes de poder satisfacer las necesidades psicológicas. Su teoría se conoce como: "La Jerarquía de las Necesidades definida por Maslow" (Fig 3-4).

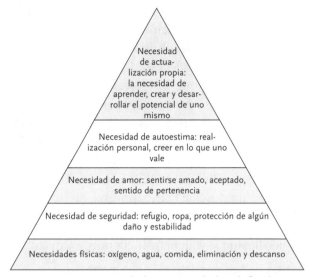

Necesidad de actualización propia: la necesidad de aprender, crear y desarrollar el potencial de uno mismo

Necesidad de autoestima: realización personal, creer en lo que uno vale

Necesidad de amor: sentirse amado, aceptado, sentido de pertenencia

Necesidad de seguridad: refugio, ropa, protección de algún daño y estabilidad

Necesidades físicas: oxígeno, agua, comida, eliminación y descanso

Fig. 3-4. **La Jerarquía de las Necesidades definida por Maslow.**

Los humanos son seres sexuales. Ellos continúan teniendo necesidades sexuales durante toda su vida (Fig. 3-5). Los impulsos sexuales no terminan debido a la edad o por ser admitidos en una casa de reposo. La habilidad de entablar actividades sexuales, como el coito y la masturbación, continúan a menos que ocurran ciertas lesiones o enfermedades. **Masturbación** significa tocar o frotar los órganos sexuales para brindarse a sí mismo o a otra persona el placer sexual. Las necesidades sexuales también pueden ser afectadas por el ambiente de vida de los residentes. La falta de privacidad y no tener una pareja disponible son, con frecuencia, razones para la falta de expresión sexual en las casas de reposo. Sea sensible ante las necesidades de privacidad.

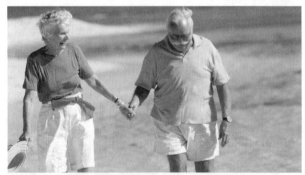

Fig. 3-5. **Los seres humanos continúan teniendo necesidades sexuales durante toda su vida.**

Los residentes tienen el derecho de escoger la manera de expresar su sexualidad. En todas las edades, existen una variedad de comportamientos sexuales. Esto también aplica para sus residentes. No critique ningún comportamiento sexual que usted vea. Una actitud de que la expresión de la sexualidad de los ancianos es "repugnante" o "linda" priva a sus residentes de los derechos de dignidad y respeto.

Siempre toque la puerta o anúnciese antes de entrar a la habitación de los residentes. Escuche y espere una respuesta antes de entrar. Si usted se encuentra con una situación sexual entre adultos con consentimiento mutuo, su tarea es brindar privacidad y salir de la habitación. Sea abierto y no critique las actitudes sexuales de los residentes. No los critique por sus orientaciones sexuales. No critique ningún comportamiento sexual que usted vea. Respete los letreros de "No Molestar" si la institución los utiliza.

RЯ *Los residentes deben estar protegidos de acercamientos sexuales no deseados por otras personas. Si usted observa algún abuso sexual, remueva al residente de esa situación y llévelo a un lugar seguro. Repórtelo de inmediato al enfermero, después de asegurarse que el residente se encuentre a salvo y en un lugar seguro.*

Los residentes tienen necesidades espirituales. Usted también puede ayudar con estas necesidades. Algunas formas en que la que usted puede ayudar a los residentes con sus necesidades espirituales incluyen:

- Si son religiosos, promueva la participación en los servicios religiosos.
- Reporte a la enfermera (o trabajador social) si un residente expresa la necesidad de ver a una persona del clero.
- Aprenda las religiones o creencias de sus residentes. Escuche con atención lo que el residente diga.
- Respete todos los artículos religiosos.
- Respete las decisiones de los residentes de participar o de abstenerse a participar en los rituales relacionados con los alimentos.
- Permita la privacidad para los visitantes y personas del clero (Fig. 3-6).
- Si se lo piden, lea en voz alta material sagrado o inspiracional. Si usted no se siente cómodo

haciendo esto, busque a otro empleado que sí pueda.

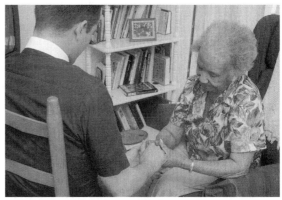

Fig. 3-6. Sea amable cuando los residentes reciban una visita de un líder espiritual.

Usted nunca debe:

- tratar de cambiar la religión de alguien
- decirle a un residente que sus creencias o su religión están equivocadas
- expresar críticas sobre un grupo religioso
- insistirle a un residente que forme parte de las actividades religiosas
- interferir con las prácticas religiosas

Existen muchos recursos de la comunidad que están disponibles para ayudar a los residentes a satisfacer diferentes necesidades:

- Agencia regional para adultos mayores
- Programa del Defensor del Pueblo
- Asociación para el Alzheimer
- Organización local de hospicios
- Trabajadores sociales
- Organizaciones de defensa para residentes
- Servicios de transportación o de alimentos

Los encuestadores esperarán que la institución brinde a los residentes la información sobre los recursos de la comunidad - especialmente aquellas organizaciones que protegen los derechos de los residentes.

Unidad 3. Identificar las formas de adaptar las diferencias culturales

La **diversidad cultural** tiene que ver con la variedad de personas que viven y trabajan juntas en el mundo. Las respuestas positivas a la diversidad cultural incluyen aceptación y conocimiento, sin prejuicios. Cada cultura puede tener diferentes estilos de vidas, religiones, costumbres y comportamientos.

Usted cuidará a residentes con diferentes procedencias y tradiciones a la suya. Es importante respetar y valorar a cada persona como individuo. Responda con aceptación. Algunas veces es más fácil aceptar prácticas o creencias diferentes si usted entiende un poco sobre ellas.

Existen tantas culturas diferentes que no es posible mencionarlas todas aquí. Una persona puede pensar que la cultura Estadounidense es diferente de la cultura Japonesa; sin embargo, dentro de la cultura Estadounidense existen miles de grupos diferentes con sus propias culturas; los Americanos Japoneses, los Americanos Africanos y los Americanos Nativos son sólo algunas. Incluso las personas de cierta región, estado o ciudad pueden tener culturas diferentes (Fig. 3-7). La cultura del Sur no es la misma que la cultura de la ciudad de Nueva York.

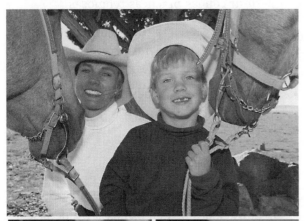
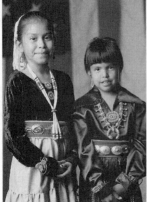
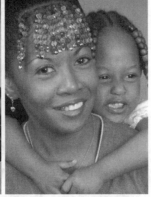

Fig. 3-7. Existen muchas culturas diferentes en los Estados Unidos.

Las procedencias culturales afectan en qué tan amigables son las personas con los extraños y en qué tan cerca quieren que usted se pare cuando hable con ellas. Sea comprensivo ante las procedencias culturales de los residentes. Usted no puede esperar que todos los residentes lo traten de la misma manera. Puede ser que usted tenga que ajustar su comportamiento. Trate a todos los residentes con respeto y profesionalismo. Espere que ellos también lo traten a usted con respeto.

El primer idioma de un residente puede ser diferente al suyo. Si el residente habla un idioma diferente, tal vez necesite un intérprete. Tómese el tiempo de aprender algunas frases comunes en el idioma nativo del residente. Las tarjetas con dibujos o retratos pueden ayudarle en la comunicación.

Las diferencias religiosas también tienen influencia en la manera en que las personas se comportan. La religión puede ser muy importante en la vida de las personas, especialmente cuando se encuentran enfermos o agonizantes. Usted debe respetar las creencias y prácticas religiosas de sus residentes, aunque sean diferentes de las suyas. Nunca cuestione las creencias de sus residentes y no discuta sus propias creencias con ellos.

Esté alerta sobre las prácticas que afectan el trabajo que usted realiza con los residentes. Muchas creencias religiosas incluyen restricciones de comida o reglas sobre cuándo y qué pueden comer los creyentes; por ejemplo, las personas judías no pueden comer puerco. Revise cualquier restricción en la dieta y respétela (las diferencias en la comida serán discutidas más en detalle en el capítulo 7).

Las procedencias de algunas personas pueden hacer que se sientan menos cómodos cuando son tocadas. Sea comprensivo con los sentimientos de sus residentes. Usted debe tocar a los residentes para realizar su trabajo; sin embargo, entienda que algunos residentes se sienten más cómodos cuando existe poco contacto físico. Si tiene dudas, pregunte a los residentes o a sus familiares e informe a los otros empleados sobre lo que investigó. Ajuste el cuidado en base a las necesidades del residente.

Unidad 4. Describir la necesidad de las actividades

La actividad es una parte esencial de la vida de una persona. La actividad mejora y mantiene la salud física y mental. La inactividad y la inmovilidad pueden tener como resultado:

- pérdida del autoestima
- depresión
- aburrimiento
- neumonía
- infección de las vías urinarias
- estreñimiento
- coágulos en la sangre
- entorpecimiento de los sentidos

Las actividades importantes ayudan a promover la independencia, la memoria, la autoestima y la calidad de vida. De igual manera, la actividad física puede ayudar a manejar enfermedades como la diabetes, la presión sanguínea alta o el colesterol alto. La actividad física regular también puede ayudar a:

- reducir el riesgo de una enfermedad del corazón, cáncer de colon, diabetes y obesidad
- aliviar síntomas de la depresión
- mejorar el estado de ánimo y la concentración
- mejorar las funciones del cuerpo
- reducir el riesgo de caídas
- mejorar la calidad del sueño
- mejorar la habilidad de manejar el estrés
- incrementar la energía
- incrementar el apetito y promover mejores hábitos alimenticios

Muchas instituciones tienen un departamento de actividades. Las actividades son diseñadas para ayudar a que los residentes socialicen y se mantengan física y mentalmente activos. La programación diaria normalmente es desplegada con las actividades para ese día en particular. Las actividades incluyen ejercicio, arte y manualidades, juegos de mesa, periódicos, revistas, libros, radio y televisión, terapia de mascotas, jardinería y eventos de grupos religiosos.

Unidad 5. Presentar el rol de la familia y su importancia en el cuidado de la salud

La unidad más importante de nuestro sistema social es la familia. Éstas tienen un rol muy importante en la vida de las personas (Fig. 3-8). Algunos ejemplos de los tipos de familia son mencionados a continuación:

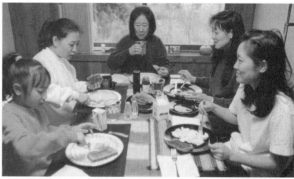

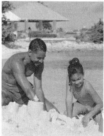
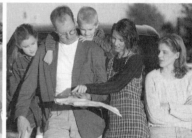

Fig. 3-8. Las familias se presentan en todas las formas y tamaños.

- Las familias con un solo padre incluyen a la madre o al padre, con un hijo o varios hijos.
- Las familias nucleares incluyen dos padres, con un hijo o varios hijos.
- Las familias combinadas incluyen padres divorciados o viudos que se han vuelto a casar. Pueden tener hijos de los matrimonios anteriores, así como hijos del actual matrimonio.
- Las familias multi-generacionales incluyen a los padres, hijos y abuelos.
- Las familias extendidas pueden incluir tías, tíos, primos o hasta amigos.
- Las familias también pueden estar formadas por parejas que no están casadas que son del mismo sexo o del sexo opuesto, con o sin hijos.

En el cuidado a largo plazo, los integrantes de la familia ayudan de muchas maneras:

- a que los residentes tomen decisiones sobre su cuidado
- a comunicarse con el equipo de cuidado
- a brindar apoyo y ánimo
- a conectar al residente con el mundo exterior
- a brindar seguridad a los residentes agonizantes que las memorias y tradiciones familiares serán valoradas y continuadas

Sea respetuoso y amable con los amigos y familiares. Brinde privacidad para las visitas. Después de que cualquier visitante se retire, observe el efecto que la visita tuvo en el residente y reporte cualquier efecto importante a la enfermera. Algunos residentes tienen buenas relaciones con sus familias; mientras que otros no. Si usted nota algún comportamiento abusivo de un visitante hacia un residente, repórtelo de inmediato a la enfermera.

RA *La institución tiene un contrato con el residente de brindar cuidado durante las 24 horas del día. Las familias tienen todo el derecho de esperar que el cuidado de calidad continúe cuando ellos no puedan estar con sus seres queridos. Sus obligaciónes incluyen las preocupaciones de la familia.*

La familia es una gran fuente de información sobre las preferencias personales del residente, así como de su historia, dieta, rituales y rutinas. Tome tiempo para realizarles preguntas. La familia busca con frecuencia a los asistentes de enfermería porque ellos están más cerca del residente. Ésta es una responsabilidad importante. Muestre a la familia que usted también tiene tiempo para ellos. Comuníquese con ellos, pero no hable sobre el cuidado del residente con amigos o familiares. Escuche si ellos quieren hablar y pase al enfermero todas las preguntas que usted reciba sobre el cuidado del residente.

Unidad 6. Describir las etapas del desarrollo humano

Todas las personas pasan por las mismas etapas de desarrollo durante su vida; sin embargo, ninguna persona seguirá exactamente el mismo patrón o velocidad de desarrollo que otra. Cada

residente debe ser tratado como individuo y una persona completa que crece y se desarrolla. No deben ser tratados como una persona que se encuentra simplemente enferma o discapacitada.

Infancia, del nacimiento hasta los doce meses
Los infantes crecen y se desarrollan muy rápidamente en un año. Un bebé progresa de tener una dependencia total a tener movimientos por sí solo, a comunicar sus necesidades básicas y darse de comer a sí mismo.

El desarrollo físico en la infancia avanza de la cabeza hacia abajo; por ejemplo, los infantes obtienen control sobre los músculos del cuello antes de controlar los músculos de los hombros. El control en los músculos del área del tronco, como los hombros, se desarrolla antes que los brazos y las piernas (Fig. 3-9).

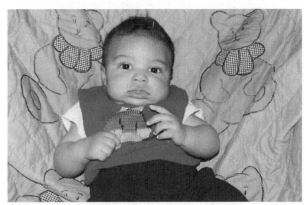

Fig. 3-9. **El desarrollo físico de un infante avanza de la cabeza hacia abajo.**

Niñez

La primera etapa de la niñez, de uno a tres años
Durante la primera etapa de la niñez, los niños se independizan. Una parte de esta independencia es un control nuevo sobre su cuerpo. Ellos aprenden a hablar, a coordinar sus extremidades y aprenden a controlar su vejiga e intestinos (Fig. 3-10).

En esta etapa, los niños afirman su nueva independencia por medio de la exploración. Los productos venenosos y otros peligros como los objetos filosos deben de ser guardados bajo llave.

Psicológicamente hablando, durante esta etapa, los niños aprenden que son individuos separados de sus padres. Los niños de esta edad pueden tratar de controlar a sus padres y de obtener lo que ellos quieren por medio de rabietas, lloriqueos o rehusándose a cooperar. Éste   es el momento clave para que los padres establezcan reglas y principios.

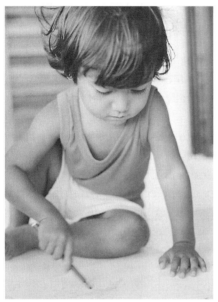

Fig. 3-10. Durante la primera etapa de la niñez, los niños aprenden a coordinar sus extremidades.

La etapa preescolar, de los tres a los seis años

Los niños durante sus años preescolares desarrollan nuevas habilidades. Éstas le ayudarán a ser más independientes y tener relaciones sociales (Fig. 3-11). Aprenden nuevas palabras, habilidades del lenguaje y a jugar en grupo. Tienen más coordinación física y aprenden a cuidarse por sí mismos. Los preescolares desarrollan maneras de relacionarse con sus familiares. También comienzan a aprender lo bueno de lo malo.

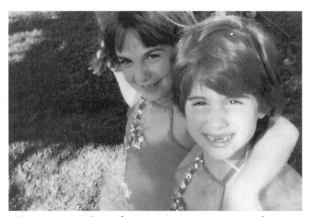

Fig. 3-11. Los niños durantes sus años preescolares desarrollan relaciones sociales.

La etapa escolar, de los seis a los doce años

Desde los seis hasta como los doce años, el desarrollo de los niños se centra en el desarrollo social y **cognoscitivo** (relacionado con el pensamiento y aprendizaje). Mientras que los niños asisten a la escuela, también exploran el mundo que los rodea. Se relacionan con otros niños por medio de juegos, grupos de compañeros y actividades de clase. En estos años, los niños aprenden a llevarse bien entre ellos. También comienzan a comportarse de maneras comunes para su sexo y comienzan a desarrollar la conciencia, los valores morales y la autoestima.

Adolescencia

Pubertad

Durante la pubertad, las características secundarias del sexo aparecen, como el vello corporal. Los órganos reproductivos comienzan a funcionar. El cuerpo comienza a secretar hormonas reproductivas. El inicio de la pubertad ocurre entre las edades de diez y dieciséis años para las niñas y entre los doce y catorce años para los niños.

Adolescencia, de los doce a los dieciocho años

Muchos adolescentes batallan en adaptarse a los cambios que ocurren en su cuerpo después de la pubertad. La aceptación de los compañeros es importante para ellos. Los adolescentes pueden tener miedo de que sean feos o hasta anormales (Fig. 3-12).

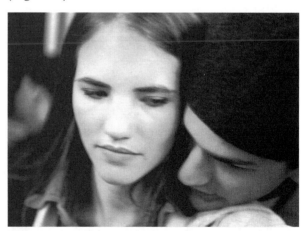

Fig. 3-12. La adolescencia es un tiempo para adaptarse al cambio.

Esta preocupación por su imagen corporal y por ser aceptados, combinado con las hormonas cambiantes que afectan sus estados de ánimo pueden causar cambios rápidos en el estado de ánimo. Ellos continúan siendo dependientes de sus padres, pero los adolescentes necesitan expresarse social y sexualmente. Esto causa conflictos y estrés. La interacción social entre las personas del sexo opuesto se vuelve muy importante.

Etapa Adulta

Cada persona crece de una manera única, con influencia de la genética y del estilo de vida. Aunque una persona no puede escoger su genética, sí pueden escoger el estilo de vida que lleva. Los hábitos en la dieta, el ejercicio, la actitud, las actividades sociales y físicas y el mantenimiento de su salud afectan el bienestar futuro de su vida.

La etapa adulta joven, de los dieciocho a los cuarenta años

Para la edad de dieciocho, la mayoría de los adultos jóvenes han dejado de crecer. El adoptar un estilo de vida saludable durante estos años puede mejorar su vida actual y prevenir problemas de salud más adelante en la etapa adulta; sin embargo, el desarrollo psicológico y social continúa. Las tareas de estos años incluyen:

- seleccionar una educación apropiada
- seleccionar una ocupación o carrera
- seleccionar una pareja (Fig. 3-13)
- aprender a vivir con una pareja u otros

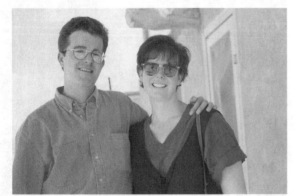

Fig. 3-13. La etapa adulta joven involucra encontrar parejas para largo plazo.

- educar hijos
- desarrollar una vida sexual satisfactoria

Etapa adulta media: de los cuarenta a los sesenta y cinco años

En general, las personas que se encuentran en la etapa adulta media se sienten más cómodos y estables que antes. Muchas de las decisiones principales de su vida ya se han tomado. En ocasiones, durante los primeros años de la etapa adulta media, las personas experimentan una "crisis de los cuarenta". Éste es un período de ansiedad enfocado en un deseo subconsciente de cambio y realización de metas no cumplidas.

Etapa adulta mayor: de los sesenta y cinco años en adelante

Las personas en la etapa adulta mayor deben ajustarse a los efectos del envejecimiento. Estos cambios incluyen la pérdida de la fuerza y salud, la muerte de seres queridos, el retiro (la jubilación) y la preparación para la muerte. Las tareas de desarrollo de esta etapa aparentemente luchan por completo con la pérdida; pero las soluciones para estos problemas frecuentemente involucran nuevas relaciones, amistades e intereses.

Le etapa adulta final cubre un rango desde 25 hasta 35 años. Las personas en esta categoría pueden tener muchas habilidades diferentes, dependiendo de su estado de salud. Algunas personas de 70 años disfrutan deportes activos, mientras que otras no son activas (Fig. 3-14). Muchas personas de 85 años todavía pueden seguir viviendo solas; otras pueden vivir con sus familiares o en casas de reposo.

Las ideas que se tienen sobre las personas adultas mayores con frecuencia son falsas. Estas ideas crean prejuicios en contra de los ancianos; son tan injustas como los prejuicios contra los grupos religiosos, étnicos y raciales. En la televisión o en las películas las personas adultas mayores con frecuencia son presentadas como inútiles, solitarias, discapacitadas, lentas, olvidadizas, dependientes o inactivas; sin embargo, las investigaciones muestran que la mayoría de las personas adultas mayores están activas y participan en trabajos, actividades de voluntarios y programas de ejercicio y aprendizaje. El envejecimiento es un proceso normal y no una enfermedad. La mayoría de las personas adultas mayores tienen vidas independientes y no necesitan ayuda (Fig. 3-15). El prejuicio, los esteriotipos y/o la discriminación contra las personas adultas mayores o los ancianos se le conoce como **discriminación contra los ancianos**.

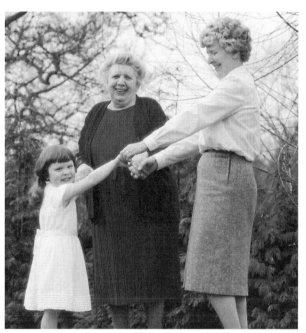

Fig. 3-14. La mayoría de los adultos mayores con frecuencia permanecen involucrados y participativos.

Como asistente de enfermería, usted pasará mucho de su tiempo trabajando con residentes ancianos. Usted debe saber lo que es verdad sobre el envejecimiento y lo que no es verdad. El envejecimiento causa muchos cambios. *Los cambios normales del envejecimiento no significan que una persona adulta mayor deba estar enferma, ser dependiente o inactiva.* Distinguir los cambios normales del envejecimiento de los signos de enfermedad o discapacidad le permitirá a usted ayudar mejor a los residentes.

Los cambios normales del envejecimiento incluyen:

- La piel es más delgada, más seca, más frágil y menos elástica.
- Los músculos no son tan fuertes.
- Los sentidos de la vista, oído, gusto y olfato cambian.
- El corazón trabaja menos eficientemente.
- El apetito disminuye.

- La eliminación es más frecuente.
- La producción hormonal cambia.
- El sistema inmune se debilita.
- Ocurre falta de memoria moderada.
- Ocurren cambios en el estilo de vida.

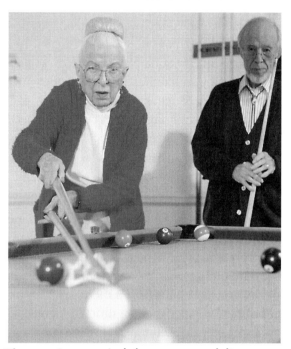

Fig. 3-15. La mayoría de las personas adultas mayores tienen vidas activas.

También existen cambios que NO son considerados normales por el envejecimiento y que deben ser reportados a la enfermera, incluyendo:

- signos de depresión
- pérdida de la habilidad de pensar lógicamente
- mala nutrición
- falta de aliento
- incontinencia

Recuerde que ésta no es una lista completa. *Su trabajo incluye reportar cualquier cambio, ya sea normal o no.*

Unidad 7. Mencionar las necesidades de las personas con discapacidades del desarrollo

Algunas de las personas que usted cuidará tendrán discapacidades del desarrollo. Este tipo de discapacidades están presentes en el nacimiento o emergen durante la niñez. Una discapacidad en el desarrollo es una condición crónica que restringe las habilidades mentales o físicas. Estas discapacidades evitan que un niño se desarrolle a un ritmo "normal". El cuidado de los residentes dependerá en el tipo y nivel de la discapacidad. Tal vez una persona no pueda realizar ciertas actividades, incluyendo actividades de la vida diaria (ADL por sus siglas en inglés). La habilidad de una persona para comunicarse puede ser afectada y su habilidad para aprender puede estar limitada. Muchas personas con discapacidades del desarrollo requieren cuidado especial, tratamiento u otros servicios por períodos largos de tiempo o durante toda su vida.

De acuerdo con el CDC, el retraso mental es el desorden del desarrollo más común. Aproximadamente el 1% de la población tiene retraso mental, el cual no es una enfermedad ni un problema psiquiátrico. Las personas con retraso mental se desarrollan a un ritmo menor al promedio, tienen funciones mentales menores al promedio, experimentan dificultad en el aprendizaje y pueden tener problemas para ajustarse socialmente.

Las personas que tienen discapacidades del desarrollo requieren el mismo respeto, conservación de su dignidad y un buen cuidado como el que usted brinda a sus otros residentes.

Guía de Procedimientos
Residentes con discapacidades del desarrollo

- Trate a los residentes como adultos, sin importar su comportamiento.

- Felicítelos y anímelos con frecuencia, especialmente cuando presenten un comportamiento positivo.

- Ayude a enseñarles las ADL, dividiendo una tarea en unidades más pequeñas.

- Promueva la independencia y ayude a los residentes con las actividades y funciones motrices que sean difíciles.

- Promueva la interacción social.

- Repita palabras que usted usa para asegurarse que ellos entiendan.

- Sea paciente.

Unidad 8. Explicar cómo cuidar a los residentes con enfermedades terminales

La muerte puede ocurrir repentinamente sin advertencia o puede ser esperada. Las personas adultas mayores o aquellas personas que tienen enfermedades terminales pueden tener tiempo para prepararse para la muerte. Una **enfermedad terminal** es una enfermedad o condición que eventualmente causará la muerte. Prepararse para la muerte es un proceso que afecta las emociones y el comportamiento de la persona que agoniza.

La Dra. Elisabeth Kubler-Ross estudió y escribió sobre el proceso de la muerte. Su libro, *"Sobre la Muerte y los Moribundos"("On Death and Dying")*, describe cinco etapas del sufrimiento que las personas agonizantes y sus seres queridos pueden alcanzar antes de la muerte. Estas cinco etapas se mencionan a continuación. No todos los residentes pasan por todas las etapas y algunos pueden moverse de una etapa a otra durante el proceso.

Negación. Las personas en la etapa de negación pueden rehusarse a creer que están muriendo. Con frecuencia consideran que hay un error.

Enojo. Una vez que comienzan a enfrentar la posibilidad de su muerte, las personas se enojan porque se están muriendo.

Negociación. Una vez que las personas comienzan a creer que están muriendo, realizan promesas a Dios. En cierta manera, pueden tratar de negociar su recuperación.

Depresión. Mientras que las personas agonizantes se debilitan más y los síntomas empeoran, pueden sentirse profundamente tristes o deprimidos.

Aceptación. Muchas personas que están muriendo son eventualmente capaces de aceptar la muerte y prepararse para ella. Pueden realizar planes para sus últimos días o para las ceremonias que vendrán después.

Algunos residentes tendrán instrucciones anticipadas. Las **instrucciones anticipadas** son documentos que permiten que las personas escojan
qué tipo de cuidado médico desean tener si no
pueden tomar dichas decisiones por ellos mismos. Las instrucciones anticipadas también
pueden nombrar a alguien para que tome las decisiones si la persona se enferma o se encuentra
discapacitada. Algunos ejemplos son los testa-
mentos sobre la voluntad de vida ("living will") y
las cartas de poder legal para la atención médica
("Durable Power of Attorney for Health Care").
Un testamento sobre la voluntad de vida es un
documento legal escrito que establece el cuidado
médico que una persona quiere o no quiere
recibir, en el caso en que no pueda tomar esas
decisiones por sí mismo. Una carta de poder
legal para la atención médica es el documento
legal que asigna a una persona (apoderado) para
tomar decisiones médicas en el caso en que la
persona no sea capaz de tomar decisiones y/o de
comunicar dichas decisiones personalmente.
Una orden de "No Resucitación" (DNR por sus
siglas en inglés) es una orden que pide a los profesionistas médicos que no realicen las técnicas
de CPR. Por ley, las instrucciones anticipadas y
las órdenes DNR deben ser cumplidas.
Familiarícese con las instrucciones anticipadas.

Como con la muerte, el sufrimiento es un proceso individual. Dos personas nunca sufrirán la
pérdida de la misma manera. Las personas del
clero, los consejeros o los trabajadores sociales
pueden ayudar a las personas que están
sufriendo esta pérdida (Fig. 3-16). Los familiares
o amigos también pueden presentar cualquiera
de estas reacciones ante la muerte de un ser
querido:

- shock
- negación
- enojo
- culpabilidad
- arrepentimiento
- tristeza
- soledad

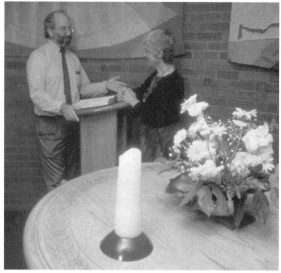

Fig. 3-16. Algunas personas hablarán con personas
del clero para ayudarlos a lidiar con su sufrimiento.

La muerte es un tema muy delicado. Para
muchas personas es difícil hablar sobre este
tema. Los sentimientos y las actitudes sobre le
muerte pueden ser formados por muchos factores:

- experiencias anteriores con la muerte
- tipo de personalidad
- creencias religiosas
- procedencias culturales

RЯ *Cuando un residente está agonizando, sea
comprensivo y respetuoso. No lo evada. Una de
las cosas más importante que usted puede hacer
por un residente que agoniza es escuchar. Brinde
privacidad para las visitas de los familiares y amigos.*

Algunos signos comunes de que la muerte está
próxima incluyen los siguientes:

- visión borrosa y deficiente
- mirada perdida
- problemas con el habla
- disminución del sentido del tacto
- pérdida del movimiento, tono muscular y sensibilidad
- temperatura corporal elevada o por debajo de
  lo normal
- disminución de la presión sanguínea

- pulso débil que se encuentra anormalmente lento o rápido

- respiraciones lentas e irregulares o respiraciones rápidas y poco profundas, llamadas respiraciones de Cheyne-Stokes

- un sonido de "cascabeleo" o "balbuceo" cuando la persona respira

- piel fría y pálida

- erupciones, manchas o enrojecimiento de la piel causada por mala circulación

- transpiración

- incontinencia (tanto de la orina como del excremento)

- desorientación o confusión

Guía de Procedimientos
El residente agonizante

- **Disminución de los Sentidos**. Disminuya el resplandor en la habitación y mantenga la iluminación baja. El sentido del oído es usualmente el último sentido que se pierde en el cuerpo. Hable en un tono normal. Mencione cualquier procedimiento que se realice. Observe el lenguaje corporal para anticipar las necesidades del residente (Fig. 3-17).

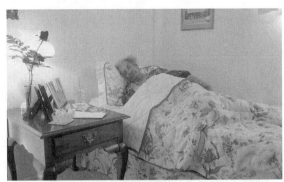

Fig. 3-17. **Mantenga la habitación de un residente agonizante con una iluminación suave y sin resplandor.**

- **Cuidado de la boca y nariz**. Brinde cuidado bucal con frecuencia. Si el residente se encuentra inconsciente, brinde el cuidado bucal cada dos horas. Aplique lubricantes especiales para los labios y la nariz.

- **Cuidado de la piel**. Brinde cuidado de incontinencia y baños como sea necesario. Bañe con frecuencia a los residentes que transpiran. La piel debe mantenerse limpia y seca. Cambie las sábanas y la ropa para mayor comodidad. Mantenga las sábanas sin arrugas. Cambie la posición de los residentes con frecuencia. Es importante brindar cuidado de la piel para prevenir úlceras por presión. (El capítulo 5 presenta información adicional sobre úlceras por presión.)

- **Comodidad**. El alivio del dolor es muy importante. Observe signos de dolor y repórtelos. Los cambios frecuentes en la posición, los masajes en la espalda, el cuidado de la piel y boca, así como la alineación apropiada del cuerpo pueden ayudar.

- **Ambiente**. Ponga a la vista objetos y fotografías favoritas del residente. Asegúrese que la habitación esté cómoda, bien ventilada e iluminada apropiadamente.

- **Apoyo Emocional y Espiritual**. Una de las cosas más importantes que usted puede hacer por un residente agonizante es escucharlo. Tocarlos también puede ser muy importante. Algunos residentes pueden buscar tranquilidad espiritual de las personas del clero. Brinde privacidad para las visitas.

Usted puede tratar a los residentes con dignidad cuando se están acercando a la muerte, al respetar sus derechos y preferencias. Algunos de los derechos legales que debe recordar cuando brinde cuidado para las personas con enfermedades terminales incluyen:

1. **El derecho a rechazar tratamiento.**

   Recuerde que si usted está de acuerdo o no con las decisiones de un residente, la decisión no es suya, le pertenece a la persona y/o a su familia. Apoye a los familiares y no los juzgue. Ellos normalmente están siguiendo los deseos de los residentes.

2. **El derecho de tener visitas.**

   Cuando la muerte está cerca, es un tiempo emocional para todos lo que están involucrados. El despedirse puede ser una parte muy importante de lidiar con la muerte de un ser querido.

3. **El derecho de privacidad.**

La privacidad es un derecho básico, pero la privacidad para las visitas o hasta cuando la persona se encuentra sola, puede ser más importante ahora.

Otros derechos de una persona agonizante están mencionados en la figura 3-18. Algunas maneras de tratar con dignidad a los residentes agonizantes y a sus familias incluyen:

> Tengo el derecho de:
>
> ser tratado como un ser humano vivo hasta que muera.
>
> mantener un sentido de optimismo, sin importar los cambios que se presenten.
>
> recibir cuidado de aquellas personas que puedan mantener un sentido de optimismo, sin importar los cambios que se presenten.
>
> expresar mis sentimientos y emociones a mi manera sobre mi acercamiento con la muerte.
>
> participar en las decisiones sobre mi cuidado.
>
> esperar recibir atención médica y de enfermería continua, aunque las metas de "cura" deban ser cambiadas a metas de "comodidad".
>
> no morir solo.
>
> estar libre de dolor.
>
> que respondan a mis preguntas con honestidad.
>
> no ser engañado.
>
> recibir ayuda de mi familia y para mi familia en la aceptación de mi muerte.
>
> morir en paz y con dignidad.
>
> mantener mi individualidad y no ser juzgado por mis decisiones, las cuales pueden ser contrarias a las creencias de los demás.
>
> dialogar e incrementar mis experiencias espirituales y/o religiosas, sin importar lo que esto signifique para los demás.
>
> esperar que la santidad del cuerpo humano sea respetado después de la muerte.
>
> ser cuidado por personas cariñosas, comprensivas y conocedoras, quienes tratarán de entender mis necesidades y podrán tener satisfacción por ayudarme a enfrentar mi muerte.

Fig. 3-18. La Declaración de Derechos de una Persona Agonizante ("Bill of Rights"). (Esta lista fue creada en un taller de trabajo sobre "La Persona con Enfermedad Terminal y la Persona que Asiste" patrocinada por el Consejo de Educación del Sueroeste de Michigan y publicado en el *Diario Estadounidense de Enfermería ["American Journal of Nursing"]*, Vol. 75, Enero, 1975, p. 99).

- Respetar sus deseos de todas las maneras posibles. La comunicación entre el personal es extremadamente importante en este momento para que todos entiendan cuáles son los deseos del residente.

- Escuche con cuidado las ideas sobre la manera de brindar gestos simples que pueden ser especiales y valorados.

- Tenga cuidado de no hacer promesas que no se puedan o deban cumplir.

- Escuche si una persona agonizante quiere hablar.

- No murmulle o esté demasiado alegre o triste. Sea profesional.

- Mantenga al residente tan cómodo como sea posible. La enfermera necesita saber de inmediato si el medicamento para el dolor es requerido. Mantenga al residente limpio y seco.

- No aisle o evada a los residentes agonizantes.

- Asegure la privacidad cuando sea deseada.

- Respete la privacidad de la familia y de otros visitantes. Ellos pueden estar alterados y no quieren ser molestados en ese momento. Quizás reciban muy bien una sonrisa amigable, pero tampoco deben ser aislados.

- Ayude con la comodidad física de la familia. Si se lo piden, bríndeles café, agua, sillas, sábanas, etc.

Después de la muerte, los párpados de los ojos pueden quedarse parcialmente abiertos con la mirada fija. La mandíbula se cae, causando que la boca se quede abierta. En ocasiones, la persona puede ser incontinente porque los músculos se relajan. Aunque estas cosas sean parte normal de la muerte, pueden ser alarmantes. Informe de inmediato a la enfermera para ayudar a confirmar la muerte.

**Guía de Procedimientos
Cuidado posterior a la muerte**

El **cuidado posterior a la muerte** es el cuidado que se brinda al cuerpo después de la muerte. Se deben seguir los procedimientos de su institución. Únicamente desempeñe las tareas que se le asignen, las cuales pueden incluir lo siguiente:

- Bañar el cuerpo. Tenga cuidado y evite causar moretones.

- Coloque una almohadilla para drenaje donde sea necesario. Normalmente se necesitan bajo la cabeza y/o bajo el perineo.

- No remueva ningún tubo u otro equipo.

- Coloque las dentaduras postizas en la boca si

se lo pide al enfermero. Cierre la boca. De no ser posible, coloque las dentaduras en un contenedor para dentaduras cerca de la cabeza.

- Cierre los ojos con cuidado.

- Coloque el cuerpo sobre la espalda con las piernas derechas. Doble los brazos cruzándolos sobre el abdomen. Coloque una pequeña almohada bajo la cabeza.

- Siga las reglas de la institución sobre los artículos personales. Revise si usted debe remover la joyería. Siempre tenga un testigo si se remueven artículos personales o si se entregan a algún familiar. Documente lo que se entregó y a quién.

- Respete los deseos de la familia y amigos. Sea comprensivo ante sus necesidades. Si ellos quieren sentarse con el cuerpo, brinde privacidad. Permita que los familiares ayuden a bañar y vestir el cuerpo si así lo desean.

- Realice la documentación de acuerdo con las políticas de su institución.

- Quite las sábanas de la cama después de que el cuerpo haya sido removido. Abra ventanas para ventilar la habitación como sea necesario. Arregle la habitación.

Unidad 9. Definir las metas de un programa de hospicio

Hospicio es un término que se utiliza para el cuidado especial que necesita una persona agonizante. Es una manera compasiva de cuidar a estas personas y a sus familias. El cuidado de hospicio utiliza un acercamiento completo, tratando las necesidades sociales, espirituales, emocionales y físicas de la persona. El cuidado de hospicio se puede brindar en un hospital, institución de cuidado o en la casa. Cualquier proveedor de cuidado puede brindar cuidado de hospicio. Con frecuencia, las enfermeras especializadas, los trabajadores sociales y los voluntarios brindan el cuidado de hospicio.

En el cuidado a largo plazo, las metas se enfocan en la recuperación o en la habilidad del residente de cuidarse por sí mismo tanto como sea posible; sin embargo, en el cuidado de hospicio

las metas son la comodidad y la dignidad del residente. Este tipo de cuidado se le llama cuidado **paliativo**. Esto es una diferencia importante. Usted necesitará cambiar su manera de pensar cuando brinde cuidado de hospicio a los residentes. Enfóquese en el alivio del dolor y en la comodidad, en lugar de enseñarles a cuidarse por sí mismos. Reporte a la enfermera las quejas o signos de dolor de inmediato. Los residentes agonizantes también necesitan sentirse independientes tanto como sea posible. Los proveedores del cuidado deben permitir que los residentes tengan tanto control sobre su vida como sea posible. Eventualmente, los proveedores del cuidado pueden tener que cubrir todas las necesidades básicas.

Otras actitudes y habilidades que son útiles en el cuidado de hospicio son:

- Escuche y no se sienta obligado a responder. No presione a alguien a hablar.

- Respete la privacidad e independencia.

- Sea comprensivo a las necesidades individuales. Pregunte a los familiares o amigos cómo puede usted ser de ayuda.

- Entienda que algunas personas desean estar solos con sus seres queridos que agonizan.

- Reconozca sus propios sentimientos. Conozca sus límites y respételos.

- Reconozca el estrés. Hablar con un consejero o un grupo de apoyo puede ayudar.

- Cuídese muy bien a usted mismo. Tome un descanso cuando lo necesite.

- Permítase a usted mismo sufrir por la pérdida. Usted desarrollará relaciones cercanas con algunos residentes. Es normal sentirse triste, enojado o solo cuando un residente muere.

cuatro
Sistemas del Cuerpo

El cuerpo se encuentra organizado en sistemas corporales. Cada sistema tiene condiciones bajo las cuales trabaja mejor. **Homeostasis** es la condición en la cual todos los sistemas del cuerpo se encuentran balanceados y trabajando a su mejor nivel. Para que nuestro cuerpo se encuentre en homeostasis, el **metabolismo**, o los procesos químicos y físicos, deben estar trabajando a un nivel estable. Cuando ocurre una enfermedad o lesión, el metabolismo del cuerpo es interrumpido y se pierde la homeostasis.

Cada sistema en el cuerpo tiene un trabajo único. Existen cambios normales relacionados con el envejecimiento para cada sistema corporal. Usted necesita entender cuáles son los cambios normales por el envejecimiento para cada sistema del cuerpo. Esto le ayudará a reconocer mejor cualquier cambio anormal en los residentes. Este capítulo también incluye consejos sobre la manera en que usted puede ayudar a sus residentes con los cambios normales por el envejecimiento.

Los sistemas del cuerpo pueden ser divididos de diferentes maneras. En este libro dividimos el cuerpo humano en diez sistemas:

1. Integumentario o de la piel
2. Músculo-esquelético
3. Nervioso
4. Circulatorio o cardiovascular
5. Respiratorio
6. Urinario
7. Gastrointestinal o digestivo
8. Endocrino
9. Reproductor
10. Inmune y linfático

Los sistemas corporales están formados por órganos. Los órganos tienen una función específica y están formados por tejidos. Los tejidos están formados por grupos de células que realizan una tarea similar; por ejemplo, en el sistema circulatorio, el corazón es uno de los órganos, formado por tejidos y células. Las células son los bloques de construcción para nuestro cuerpo. Las células vivientes se dividen, desarrollan y mueren, renovando los tejidos y órganos de nuestro cuerpo.

Este capítulo presenta la estructura y función de cada sistema del cuerpo, así como los cambios relacionados con el envejecimiento. Las enfermedades y padecimientos de cada sistema y sus cuidados serán mencionadas en el capítulo 8.

Unidad 1. Descripción del sistema integumentario

El sistema y el órgano más grande del cuerpo es la piel (Fig. 4-1). La piel es una cubierta protectora natural o tegumento que previene lesiones en los órganos internos. También protege el cuerpo de la entrada de bacterias o gérmenes y previene la pérdida de mucha agua, lo cual es esencial para vivir. La piel está formada por tejidos y **glándulas**. Las glándulas secretan hormonas. Las **hormonas** son las sustancias químicas creadas por el cuerpo que controlan numerosas funciones.

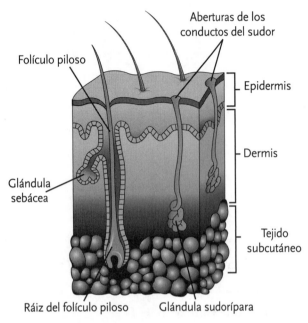

Aberturas de los conductos del sudor

Folículo piloso

Epidermis

Dermis

Glándula sebácea

Tejido subcutáneo

Ráiz del folículo piloso

Glándula sudorípara

Fig. 4-1. Muestra transversal que presenta los detalles del sistema integumentario.

La piel también es un órgano sensorial. Siente calor, frío, dolor, tacto y presión. La piel informa al cerebro lo que siente y controla la temperatura del cuerpo. Los vasos sanguíneos de la piel se **dilatan**, o se agrandan cuando la temperatura externa es muy caliente enviando más sangre a la superficie del cuerpo para enfriarlo. Los mismos vasos sanguíneos se **contraen**, o se estrechan cuando la temperatura externa es muy fría. Al restringir la cantidad de sangre que llega a la piel, los vasos sanguíneos ayudan a que el cuerpo retenga el calor.

Los cambios normales por el envejecimiento incluyen:

- La piel se vuelve más delgada y frágil. Se daña más fácilmente.

- La piel se reseca y es menos elástica.

- El cabello se adelgaza y se vuelve gris.

- Aparecen arrugas y lunares, o manchas del hígado.

- El tejido grasoso protector se adelgaza por lo que la persona siente más frío.

- Las uñas de los dedos y de los pies se vuelven más gruesas y duras.

Cómo puede usted ayudar: El rol de la NA

Mantenga la piel de los residentes limpia y seca. Use lociones humectantes como se indique. Coloque capas de ropa y cobijas de cama para brindar calor adicional. Mantenga las sábanas sin arrugas. Brinde cuidado especial para las uñas. Si usted tiene permitido cortar las uñas de las manos, realícelo con mucho cuidado. No corte las uñas de los dedos de los pies. Promueva tomar muchos líquidos.

Observaciones y Reportes
Sistema integumentario

Durante el cuidado diario, se debe observar la piel del residente para darse cuenta de cambios que puedan indicar alguna enfermedad. Observe y reporte los siguientes signos y síntomas:

- sarpullido o escamas de piel seca

- moretones

- cortadas, furúnculos, úlceras, heridas

- humedad/resequedad o cambios en el color de la piel

- inflamación

- cambios en el cabello o cuero cabelludo

- piel que parece estar diferente de lo normal o que ha cambiado

Padecimientos Comunes
Sistema Integumentario

- Úlceras por presión o úlceras de decúbito (revise el capítulo 5).

Unidad 2. Descripción del sistema músculo-esquelético

Los músculos, huesos, ligamentos, tendones y cartílagos brindan al cuerpo forma y estructura. Trabajan juntos para mover el cuerpo (Fig. 4-2). El ejercicio es importante para mejorar y mantener la salud mental y física. Para los residentes que no pueden realizar ejercicio, los ejercicios del arco de movimiento (ROM por sus siglas en inglés) les pueden ayudar. Los ejercicios ROM pueden prevenir problemas relacionados con la inmovilidad incluyendo pérdida de la autoestima, depresión, neumonía, infecciones de las vías urinarias, estreñimiento, coágulos sanguíneos, entorpecimiento de los sentidos y contracturas o atrofia de los músculos. Cuando la **atrofia** ocurre los músculos se desperdician, reducen su tamaño y se vuelven débiles. Cuando una **contractura** se desarrolla, el músculo se contrae, se vuelve inflexible y se "congelan" en la posición, causando una discapacidad permanente de la extremidad (revise el capítulo 9 para mayor información sobre los ejercicios ROM).

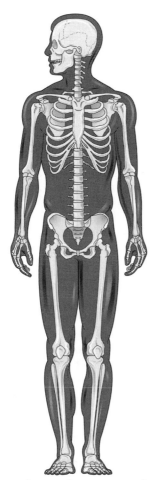

Fig. 4-2. **El esqueleto está compuesto de 206 huesos que ayudan al movimiento y a proteger los órganos.**

Los cambios normales por el envejecimiento incluyen:

- Los músculos se debilitan y pierden tono.
- El movimiento del cuerpo es más lento.
- Las articulaciones son menos flexibles.
- Los huesos pierden densidad y se vuelven más frágiles, haciéndolos más susceptibles a fracturas.
- La altura se pierde gradualmente.

> ### Cómo puede usted ayudar: El rol de la NA
>
> *Las caídas pueden ocasionar complicaciones que ponen en riesgo la vida, como las fracturas. Evite las caídas manteniendo las cosas fuera del camino de los residentes. Mantenga los muebles en el mismo lugar. Mantenga los andadores y bastones en un lugar donde los residentes puedan tomarlos fácilmente. Promueva el movimiento regular y cuidado por sí mismo. Ayude con los ejercicios del arco de movimiento (ROM por sus siglas en inglés) como sea necesario. Acomode a los residentes de manera apropiada cuando estén en la cama. Promueva que los residentes realicen todas las ADL que le sea posible.*

Observaciones y Reportes
Sistema músculo-esquelético

Observe y reporte los siguientes signos y síntomas:

- cambios en la habilidad de desempeñar movimientos y actividades de rutina
- cualquier cambio en la habilidad del residente de realizar los ejercicios ROM
- dolor durante el movimiento
- cualquier aumento en la inflamación de una articulación, o una inflamación nueva
- áreas blancas, con brillo, rojizas o calientes sobre una articulación
- moretones
- dolores y molestias que le reporten a usted

Padecimientos Comunes
Sistema músculo-esquelético

- Fracturas
- Osteoporosis
- Artritis
- Contracturas

Revise el capítulo 8 para mayor información sobre estos padecimientos.

Unidad 3. Descripción del sistema nervioso

El sistema nervioso es el centro de control y comunicación del cuerpo. Controla y coordina todas las funciones del cuerpo. El sistema nervioso también percibe e interpreta la información del exterior del cuerpo humano (Fig. 4-3).

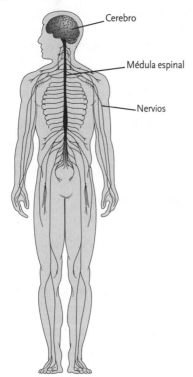

Cerebro

Médula espinal

Nervios

Fig. 4-3. El sistema nervioso incluye el cerebro, la médula espinal y los nervios de todo el cuerpo.

Los cambios normales por el envejecimiento incluyen:

- Las respuestas y los reflejos se vuelven más lentos.

- La sensibilidad de las terminaciones nerviosas de la piel disminuye.

- La persona puede mostrar pérdida de la memoria, especialmente en la memoria de corto plazo.

Cómo puede usted ayudar: El rol de la NA

Brinde suficiente tiempo para el movimiento. No apresure al residente. Brinde tiempo para que tome decisiones. Evite cambios repentinos en el horario. Promueva la lectura y otras actividades mentales.

Observaciones y Reportes
Sistema nervioso central

Observe y reporte los siguientes signos y síntomas:

- fatiga o cualquier dolor con el movimiento o con los ejercicios

- temblor o estremecimiento

- incapacidad de hablar claramente

- incapacidad de mover una parte del cuerpo

- problemas o cambios en la vista o audición

- cambios en los patrones alimenticios o consumo de líquidos

- dificultad para deglutir

- cambios en la vejiga o en los intestinos

- depresión o cambios en el estado de ánimo

- pérdida de la memoria o confusión

- comportamiento violento

- cualquier cambio inusual o inexplicable del comportamiento

- disminución de la habilidad de realizar las ADL

Padecimientos Comunes
Sistema nervioso central

- Demencia, incluyendo enfermedad de Alzheimer y de Parkinson *

- Accidente cerebro vascular (CVA por sus siglas en inglés), o embolia*

- Esclerosis múltiple*

- Epilepsia

- Parálisis cerebral

- Lesiones en la cabeza y médula espinal*

*Revise el capítulo 8 para mayor información sobre estos padecimientos.

El sistema nervioso: los órganos de los sentidos

Los ojos, los oídos, la nariz, la lengua y la piel son los órganos principales de los sentidos del cuerpo (Fig. 4-4 y Fig. 4-5). Forman parte del sistema nervioso central porque reciben impulsos del ambiente y los transmiten a los nervios.

Los cambios normales por el envejecimiento incluyen:

- La vista y la audición disminuyen. El sentido del equilibrio se puede afectar.

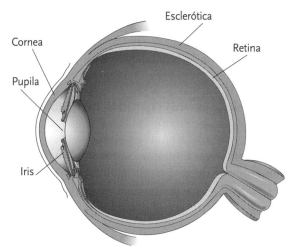

Fig. 4-4. Las partes del ojo.

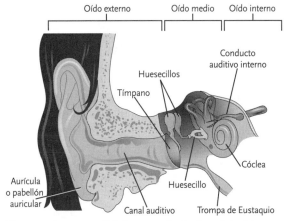

Fig. 4-5. Las tres divisiones principales del oído son el oído externo, el oído medio y el oído interno.

- Los sentidos del gusto y olfato disminuyen.
- La sensibilidad al calor y frío disminuye.

Cómo puede usted ayudar: El rol de la NA

Promueva el uso de lentes y aparatos auditivos y manténgalos limpios. Hable lenta y claramente; no grite. La pérdida de los sentidos del gusto y olfato pueden reducir el apetito. Promueva una buena higiene bucal. Puede brindarles comida con variedad de sabores y texturas. La pérdida del olfato puede hacer que los residentes no se den cuenta del incremento en el olor corporal. Ayude con baños regulares, como sea necesario.

Observaciones y Reportes
Ojos y oídos

Observe y reporte los siguientes signos y síntomas:

- cambios en la vista o audición
- signos de infección

- mareos
- quejas sobre dolor en los ojos o en los oídos

Padecimientos Comunes
Ojos y oídos

- Cataratas
- Glaucoma
- Sordera

Unidad 4. Descripción del sistema circulatorio o cardiovascular

El sistema circulatorio está formado por el corazón, los vasos sanguíneos y la sangre. El corazón bombea la sangre a las células por medio de los vasos sanguíneos. La sangre transporta comida, oxígeno y otras sustancias que las células necesitan para funcionar de manera apropiada (Fig. 4-6).

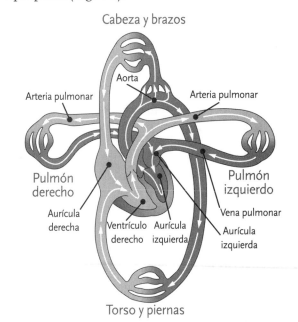

Fig. 4-6. El flujo de la sangre a través del corazón.

El sistema circulatorio desempeña las siguientes funciones principales:

- abastecimiento de comida, oxígeno y hormonas a las células
- producción y abastecimiento de células sanguíneas que luchan contra las infecciones
- eliminación de los productos de desecho de las células
- control de la temperatura del cuerpo

Los cambios normales por el envejecimiento incluyen:

- Los músculos del corazón pierden fuerza.
- Los vasos sanguíneos se estrechan.
- El flujo sanguíneo disminuye.

Cómo puede usted ayudar: El rol de la NA

Motive a que el residente se mueva y haga ejercicio. Permítale tiempo suficiente para terminar las actividades. Evite que los residentes se cansen y manténgale sus piernas y pies calientes.

Observaciones y Reportes
Sistema circulatorio

Observe y reporte los siguientes signos y síntomas:

- cambios en el pulso
- debilidad, fatiga
- pérdida de la habilidad para desempeñar actividades de la vida diaria (ADL por sus siglas en inglés)
- inflamación de manos y pies
- labios, pies o manos pálidas o azuladas
- dolor en el pecho
- aumento de peso
- falta de aliento, cambios en los patrones de respiración, incapacidad para recobrar el aliento
- dolor de cabeza severo
- inactividad (la cual puede provocar problemas circulatorios)

Padecimientos Comunes
Sistema circulatorio

- Endurecimiento y estrechamiento de los vasos sanguíneos
- Infarto al miocardio (MI por sus siglas en inglés) o ataque al corazón*
- Angina de pecho*
- Hipertensión o presión sanguínea alta*
- Insuficiencia cardiaca congestiva*

- Enfermedad vascular periférica*

* Revise el capítulo 8 para mayor información sobre estos padecimientos.

Unidad 5. Descripción del sistema respiratorio

La respiración se realiza cuando el cuerpo inhala oxígeno y elimina dióxido de carbono; involucra la inhalación (**inspiración**) y la exhalación (**expiración**). Los pulmones realizan este proceso (Fig. 4-7).

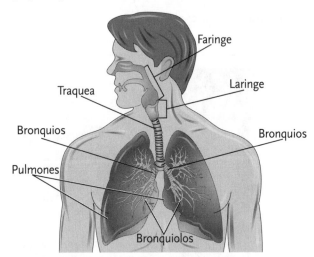

Fig. 4-7. Esquema del sistema respiratorio.

El sistema respiratorio tiene dos funciones:

1. Brinda oxígeno al cuerpo.
2. Elimina el dióxido de carbono producido cuando el cuerpo usa el oxígeno.

Los cambios normales por el envejecimiento incluyen:

- La fortaleza de los pulmones disminuye.
- La capacidad de los pulmones disminuye.
- El oxígeno en la sangre disminuye.
- La voz se debilita.

Cómo puede usted ayudar: El rol de la NA

Promueva que los residentes se levanten de la cama con frecuencia. Promueva el ejercicio y el movimiento regular. Promueva y ayude con los ejercicios de respiración profunda.

Observaciones y Reportes
Sistema respiratorio

Observe y reporte los siguientes signos y síntomas:

- Cambios en el ritmo de la respiración

- respiraciones superficiales o respiración con labios fruncidos

- tos o respiración con pillido

- desecho o congestión nasal

- dolor de garganta, dificultad para deglutir o anginas inflamadas

- necesidad de sentarse después de un esfuerzo moderado

- color pálido o azulado de los labios, brazos y piernas

- dolor en el área del pecho

- **esputo**, o fluido que expulsa una persona, descolorido (verde, amarillo, gris o con manchas de sangre)

Padecimientos Comunes
Sistema respiratorio

- Asma

- Infección respiratoria superior (URI por sus siglas en inglés), o gripe

- Bronquitis*

- Neumonía*

- Enfisema*

- Cáncer en los pulmones

- Tuberculosis

- Enfermedad pulmonar obstructiva crónica (COPD por sus siglas en inglés)*

* Revise el capítulo 8 para mayor información sobre estos padecimientos.

Unidad 6. Descripción del sistema urinario

El sistema urinario tiene dos funciones:

1. Elimina los desechos de las células por medio de la orina.

2. Mantiene el equilibro del agua en el cuerpo.

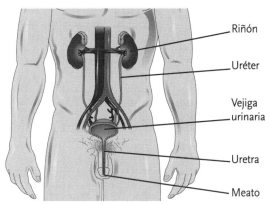

Fig. 4-8. Sistema urinario masculino.

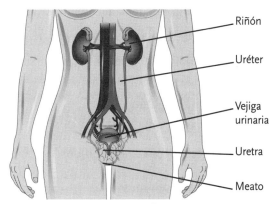

Fig. 4-9. Sistema urinario femenino. La uretra del sexo femenino es más corta que la del sexo masculino. Debido a esto, es más frecuente que la vejiga femenina se infecte por las bacterias que viajan hacia la uretra. Motive a que las residentes del sexo femenino se limpien de adelante hacia atrás después de la eliminación. Cuando usted brinde cuidado perineal, asegúrese de hacerlo de la misma manera también.

Los cambios normales por el envejecimiento incluyen:

- La habilidad de los riñones de filtrar la sangre disminuye.

- El tono muscular de la vejiga se debilita.

- La vejiga sostiene menos orina, lo que causa el orinar con más frecuencia.

- La vejiga no se vacía por completo, causando mayor susceptibilidad a infecciones.

Cómo puede usted ayudar: El rol de la NA

Promueva que los residentes tomen líquidos. Ofrezca frecuentes visitas al baño. Si los residentes son incontinentes, no muestre frustración o enojo. Mantenga a los residentes limpios y secos.

4

Sistemas del Cuerpo

Observaciones y Reportes
Sistema urinario

Observe y reporte los siguientes signos y síntomas:

- pérdida o aumento de peso

- inflamación de las extremidades superiores o inferiores

- dolor o ardor al orinar

- cambios en la orina, como en el color, olor o aspecto turbio

- cambios en la frecuencia y cantidad de orina

- inflamación del área del abdomen/ vejiga

- quejas de dolor en la vejiga o que se siente llena

- incontinencia/ goteo

- dolor en la espalda, en el costado o en el riñón

- ingestión inadecuada de líquidos

Padecimientos Comunes
Sistema urinario

- Infección del conducto urinario (UTI por sus siglas en inglés), o cistitis*

- Cálculos (piedras en los riñones)

- Nefritis

- Hipertensión renovascular

- Insuficiencia renal crónica

* Revise el capítulo 8 para mayor información sobre este padecimiento.

Unidad 7. Descripción del sistema digestivo o gastrointestinal

El sistema gastrointestinal (GI por sus siglas en inglés), también conocido como el sistema digestivo (Fig. 4-10), tiene dos funciones:

1. La **digestión** es el proceso de fraccionar los alimentos para que puedan ser absorbidos en las células.

2. La **eliminación** es el proceso de expulsar desperdicios sólidos que no son absorbidos en las células.

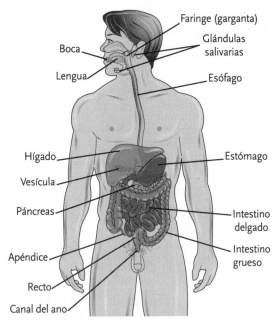

Fig. 4-10. El sistema GI consiste de todos los órganos necesarios para digerir la comida y procesar el desecho.

Los cambios normales por el envejecimiento incluyen:

- Los fluidos digestivos y la saliva disminuyen.

- Puede presentarse dificultad de masticar y deglutir.

- La absorción de vitaminas y minerales disminuye.

- El proceso de digestión es menos eficiente, causando estreñimiento más frecuentemente.

Cómo puede usted ayudar: El rol de la NA

Anime a tomar líquidos y ofrezca alimentos atractivos y nutritivos. Permita tiempo para comer y haga que disfruten la hora de comida. Brinde buena higiene bucal. Asegúrese que las dentaduras postizas le queden bien al residente y que sean limpiadas de manera regular. Promueva que los residentes defequen diariamente. Brinde a los residentes la oportunidad de defecar todos los días al mismo tiempo.

Observaciones y Reportes
Sistema gastrointestinal

Observe y reporte los siguientes signos y síntomas:

- dificultad para deglutir o masticar (incluyendo problemas con la dentadura, dolor de dientes o úlceras bucales)

- incontinencia fecal (pérdida del control de los intestinos)
- aumento/ disminución de peso
- anorexia (pérdida del apetito)
- calambres o dolor abdominal
- diarrea
- náusea y vómito (especialmente vómito que parece café molido)
- estreñimiento
- gas
- hipo, eructos
- heces fecales duras, negras o con sangre
- acidez
- mala nutrición

**Padecimientos Comunes
Sistema gastrointestinal**

- Úlceras pépticas
- Hepatitis
- Colitis ulcerosa
- Cáncer de colorectal
- Hemorroides*

* Revise el capítulo 8 para mayor información sobre estos padecimientos.

Unidad 8. Descripción del sistema endocrino

El sistema endocrino está formado por glándulas que secretan hormonas. Las hormonas son químicos que controlan muchos de los órganos y sistemas del cuerpo (Fig. 4-11). Las hormonas son transportadas en la sangre hacia los órganos y regulan los procesos del cuerpo, incluyendo:

- mantener la homeostasis
- influencia sobre el crecimiento y desarrollo
- regulación de los niveles de azúcar en la sangre
- regulación de los niveles de calcio en los huesos
- regulación de la habilidad del cuerpo de reproducirse

- determinar la rapidez con que las células queman alimentos para obtener energía

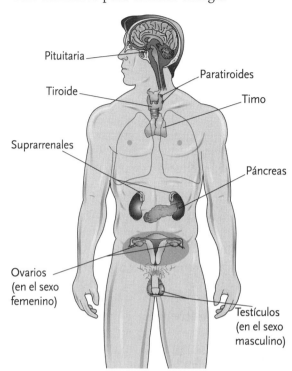

Fig. 4-11. El sistema endocrino incluye órganos que producen hormonas que regulan los procesos del cuerpo.

Los cambios normales por el envejecimiento incluyen:

- Los niveles de hormonas, como estrógenos y progesterona disminuyen.
- La producción de la insulina disminuye.
- La habilidad del cuerpo de manejar el estrés disminuye.

Cómo puede usted ayudar: El rol de la NA

Promueva la nutrición apropiada. Elimine o reduzca los factores estresantes. Los **factores estresantes** son cualquier cosa que cause estrés. Anime y escuche a los residentes.

**Observaciones y Reportes
Sistema endocrino**

Muchas enfermedades endocrinas se pueden tratar con suplementos hormonales. Estos suplementos deben brindarse con exactitud; por ejemplo, demasiada insulina administrada a una persona diabética puede iniciar un repentino shock insulínico.

Observe y reporte los siguientes signos y síntomas:

- dolor de cabeza*
- debilidad*
- visión borrosa*
- mareos*
- hambre*
- irritabilidad*
- sudor/ transpiración excesiva*
- cambio en el comportamiento "normal"*
- aumento en la confusión*
- pérdida/ aumento de peso
- pérdida/ incremento del apetito
- incremento de la sed
- orinar con frecuencia
- piel seca
- pereza o fatiga
- hiperactividad

* Indican signos y síntomas que deben ser reportados de inmediato

Padecimientos Comunes
Sistema endocrino

- Hipertiroidismo
- Hipotiroidismo
- Diabetes mellitus*

* Revise el capítulo 8 para mayor información.

Unidad 9. Descripción del sistema reproductor

El sistema reproductor está formado por los órganos reproductores. Son diferentes en hombres y mujeres (Fig. 4-12 y Fig. 4-13). El sistema reproductor humano permite que los seres humanos se **reproduzcan**, o creen nueva vida humana. La reproducción inicia cuando las células sexuales femeninas y masculinas (esperma y óvulo) se unen. Estas células sexuales son formadas en las glándulas sexuales masculinas y femeninas. Estas glándulas sexuales son llamadas gónadas.

Los cambios normales por el envejecimiento incluyen:

Sexo femenino:

- La menstruación termina.

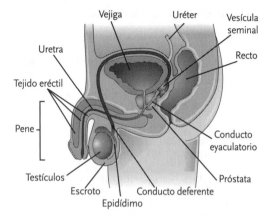

Fig. 4-12. Sistema reproductor masculino.

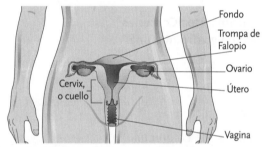

Fig. 4-13. Sistema reproductor femenino.

- La disminución del estrógeno tiene como resultado pérdida de calcio, ocasionando huesos frágiles y, potencialmente, osteoporosis.
- Las paredes vaginales se vuelven más secas y delgadas.

Sexo masculino:

- La producción de esperma disminuye.
- La glándula de la próstata se agranda, lo que puede interferir al orinar.

Cómo puede usted ayudar: El rol de la NA

Las necesidades sexuales continúan durante la vejez. Brinde privacidad para la actividad sexual cuando sea necesario. Respete las necesidades sexuales de sus residentes. Nunca se burle o juzgue algún comportamiento sexual.

RA *Los residentes tienen el derecho de expresión y libertad sexual. Los residentes tienen el derecho de privacidad y de satisfacer sus necesidades sexuales.*

Observaciones y Reportes
Sistema reproductor

Observe y reporte los siguientes síntomas:

- malestar o dificultad al orinar

- secreciones del pene o vagina

- inflamación de los genitales

- sangre en la orina o en las heces fecales

- cambios en el pecho, incluyendo tamaño, forma, nódulos o secreciones de los pezones

- úlceras en los genitales

- reportes del residente sobre impotencia o incapacidad del hombre de tener relaciones sexuales

- reportes del residente sobre relaciones sexuales dolorosas

Padecimientos Comunes
Sistema reproductor

- Cáncer de mama, en los ovarios y próstata*

- Vaginitis*

* Revise el capítulo 8 para mayor información sobre estos padecimientos.

Unidad 10. Descripción de los sistemas inmune y linfático

El sistema inmune protege el cuerpo de organismos, virus y bacterias que causan enfermedades. El sistema inmune protege el cuerpo de dos maneras:

1. La inmunidad no específica, que protege al cuerpo contra enfermedades en general.

2. La inmunidad específica, que protege contra una enfermedad en particular que invade al cuerpo en determinado momento.

El sistema linfático elimina el exceso de fluidos y los productos de desecho de los tejidos del cuerpo. Ayuda a que el sistema inmune luche contra infecciones (Fig. 4-14). Se relaciona muy de cerca tanto con el sistema inmune como con el sistema circulatorio. El sistema linfático consiste de vasos linfáticos y capilares linfáticos por donde circula un fluido llamado linfa, el cual es un fluido amarillento transparente que trans-

porta células, llamadas linfocitos, que luchan contra las enfermedades.

Los cambios normales por el envejecimiento incluyen:

- mayor riesgo de contraer todo tipo de infecciones

- menor respuesta ante las vacunas

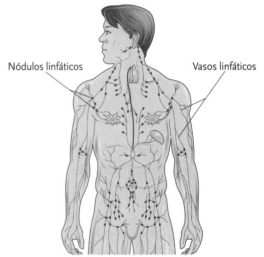

Nódulos linfáticos   Vasos linfáticos

Fig. 4-14. Los nódulos linfáticos luchan contra las infecciones y están localizados por todo el cuerpo.

Cómo puede usted ayudar: El rol de la NA

Los factores que debilitan el sistema inmune incluyen falta de sueño, mala nutrición, enfermedades crónicas y estrés. Siga las reglas para la prevención de infecciones. Lávese las manos con frecuencia. Mantenga el ambiente del residente limpio para prevenir infecciones. Motive y ayude con la buena higiene personal. Promueva una nutrición apropiada y la ingestión de líquidos. Promueva un ambiente cómodo que permita tener suficiente descanso.

Observaciones y Reportes
Sistema inmune y linfático

Observe y reporte los siguientes síntomas:

- infecciones recurrentes (como fiebre y diarrea)

- inflamación de los nódulos linfáticos

- aumento de la fatiga

Padecimientos Comunes
Sistema inmune

- HIV/SIDA (AIDS por sus siglas en inglés)*

- Linfoma

* Revise el capítulo 8 para mayor información.

cinco
Técnicas para el Cuidado Personal

Unidad 1. Explicar el cuidado personal de los residentes

Higiene es el término utilizado para describir las formas de mantener el cuerpo limpio y saludable. Bañarse y lavarse los dientes son dos ejemplos. El aseo personal incluye actividades como el cuidar de las uñas y del cabello. La higiene y el aseo personal, así como vestirse y comer, son llamadas actividades de la vida diaria (ADL por sus siglas en inglés). Usted ayudará a los residentes con estas tareas todos los días. Usualmente, se hace referencia a estas actividades como "cuidado matutino" (a.m.) o "cuidado vespertino" (p.m.), en relación con la hora del día en que se realicen.

El cuidado matutino incluye lo siguiente:

- ofrecer el cómodo o urinal (pato) o ayudar al residente a ir al baño

- ayudar al residente a lavarse la cara y las manos

- ayudar al residente con la higiene bucal antes o después del desayuno, según prefiera el residente

El cuidado vespertino incluye lo siguiente:

- ofrecer el cómodo o urinal o ayudar al residente a ir al baño

- ayudar al residente a lavarse la cara y las manos

- darle un refrigerio (si es permitido)

- realizar higiene bucal

- dar un masaje en la espalda (si es permitido)

La manera en que usted ayuda a los residentes con el cuidado personal es una parte importante para promover su independencia y dignidad. Las tareas con las que usted ayuda y la cantidad de ayuda que usted brinda será diferente para cada residente. Dependerá en la habilidad que tenga cada residente de realizar el cuidado por sí mismo y/o sus limitantes físicas o mentales; por ejemplo, un residente que ha sufrido recientemente una embolia necesitará más ayuda que un residente que tiene un pie fracturado que está por sanar. Una parte importante del cuidado que usted brinda es promover la independencia de los residentes.

El cuidado personal es una experiencia muy privada. Puede ser vergonzosa para algunos residentes. Usted debe ser profesional cuando ayude con estas tareas. Antes de empezar, explique al residente exactamente lo que usted realizará. Pregunte al residente si le gustaría usar el baño o un cómodo antes de empezar. Brinde al residente privacidad. Permita que tome todas las decisiones que pueda sobre cuándo, dónde y cómo se realiza un procedimiento (Fig. 5-1). Esto promueve la dignidad y la independencia. Motive a que el residente realice todo lo que pueda hacer mientras que usted brinda el cuidado.

Durante el cuidado personal, observe cualquier problema o cambio que se haya presentado. El brindar cuidado personal le da la oportunidad de hablar con los residentes. Algunos de ellos compartirán sentimientos y preocupaciones con usted. Busque cambios físicos y mentales. Usted también puede observar el entorno que rodea a un residente. Revise si hay un sitio inseguro o insalubre (contra la salud) y repórteselo al enfermero.

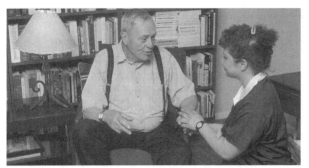

Fig 5-1. Permita que el residente tome todas las decisiones que pueda sobre el cuidado personal que usted realizará.

Si el residente parece estar cansado, deténgase y tome un pequeño descanso; nunca lo apresure. Después del cuidado, siempre pregunte al residente si necesita algo más. Deje el área del residente limpia y ordenada. Asegúrese que el botón de llamadas se encuentre al alcance del residente. Deje la cama en la posición más baja, a menos que usted tenga instrucciones diferentes.

Observaciones y Reportes
Cuidado personal

- color de la piel, temperatura, enrojecimiento (la unidad 7 presenta más información)

- movilidad

- flexibilidad

- nivel de comodidad o quejas de dolor o incomodidad

- fuerza y habilidad para desempeñar el cuidado y las ADL

- estado mental y emocional

- quejas de los residentes

Unidad 2. Describir la guía de procedimientos para ayudar con el baño

El baño promueve la buena salud y el bienestar; remueve la transpiración, la suciedad, los aceites y las células muertas de la piel. El baño le brinda la oportunidad de observar la piel del residente.

Se le moverán los brazos y las piernas durante los baños en cama a los residentes que deben permanecer en cama. Esto incrementa la circulación y el movimiento del cuerpo.

Guía de Procedimientos
El baño

- La cara, las manos, las axilas y el perineo deben lavarse todos los días. El **perineo** incluye los genitales y el ano, así como el área que se encuentra entre ellos. Un baño o una ducha completa puede ser cada dos días o hasta con menor frecuencia.

- La piel de los ancianos produce menos transpiración y aceites. Las personas ancianas con piel seca y frágil deben bañarse solamente una o dos veces por semana. Esto previene una mayor resequedad.

- Utilice sólo los productos aprobados por la institución o los que el residente prefiera.

- Antes de realizar cualquier tarea del baño, asegúrese que la habitación esté lo suficientemente cálida.

- Antes del baño, asegúrese que la temperatura del agua esté segura y cómoda. Revísela para asegurarse que no esté muy caliente. Después pida al residente que también revise la temperatura del agua. El residente es el que mejor puede seleccionar la temperatura del agua que él considere cómoda.

- Reúna los artículos que necesitará antes de dar un baño para no dejar solo al residente.

- Asegúrese que todo el jabón sea removido de la piel antes de terminar el baño.

- Mantenga un registro de la programación del baño de cada residente. Siga el plan de cuidado.

Baño completo de cama

Equipo: sábana de baño, vasija de baño, jabón, termómetro de baño, de 2 a 4 toallitas de tela, de 2 a 4 toallas de baño, ropa o bata limpia, guantes, loción humectante, desodorante, palito de naranja o lima de uñas.

1. **Lávese las manos.**
   Provee el control de infecciones.

2. **Identifíquese usted por su nombre. Identifique al residente por su nombre.**

    El residente tiene el derecho de conocer la identidad de su proveedor de cuidado. Dirigirse al residente por su nombre muestra respeto y establece una identificación correcta.

3. **Explique el procedimiento al residente. Hable de manera clara, lenta y directa. Mantenga contacto de cara a cara cuando sea posible.**

    Promueve el entendimiento y la independencia.

4. **Brinde privacidad al residente con cortinas, biombos o puertas. Asegúrese que la habitación tenga una temperatura cómoda y que no existan corrientes de aire.**

    Mantiene los derechos del residente de privacidad y dignidad.

5. **Ajuste la cama a un nivel seguro para trabajar, usualmente a la altura de la cintura. Ponga el freno en las llantas de la cama.**

    Previene que usted y el residente se lesionen.

6. **Ajuste la posición de los barandales laterales de la cama para garantizar la seguridad del residente en todo momento.**

7. **Coloque una sábana o toalla de baño sobre el residente (Fig. 5-2). Pídale que la sostenga mientras que usted remueve o dobla hacia atrás la ropa de cama superior. Mantenga al residente cubierto con la sábana de baño (o con la sábana superior).**

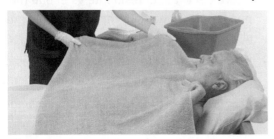

Fig. 5-2.

8. **Llene la vasija con agua tibia. Revise la temperatura del agua con un termómetro o con su muñeca y asegúrese que sea la correcta. La temperatura debe estar entre 105° y 110° F. El agua se enfría rápidamente. Pida al residente que revise la temperatura del agua y ajústela de ser necesario. Cambie el agua cuando se encuentre demasiado fría, sucia o llena de jabón.**

    El sentido del tacto del residente puede ser muy diferente al suyo; por lo tanto, el residente puede identificar mejor si la temperatura del agua está cómoda.

9. **Si el residente tiene heridas abiertas, póngase guantes.**

    Lo protege a usted del contacto con fluidos corporales.

10. **Pida y ayude al residente a participar en su baño.**

    Promueve la independencia.

11. **Deje al descubierto sólo una parte del cuerpo a la vez. Coloque la toalla bajo la parte del cuerpo que está aseando.**

    Promueve los derechos del residente de privacidad y dignidad. También ayuda a mantener caliente al residente.

12. **Lave, enjuague y seque una parte del cuerpo a la vez. Inicie por la cabeza, siga hacia abajo y termine primero la parte del frente. Doble una toallita de tela sobre su mano como un guante y sosténgala así con su dedo pulgar (Fig. 5-3).**

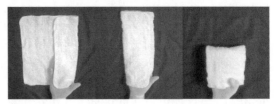

Fig. 5-3.

Ojos y cara: Lave la cara con una toallita de tela mojada (sin jabón). Comience con el ojo que se encuentre más alejado de usted. Lave de adentro hacia afuera (Fig. 5-4). Utilice un área diferente de la toallita de tela para cada ojo. Lave la cara desde la parte de enmedio hacia afuera. Use movimientos firmes, pero suaves. Lave el cuello, los oídos y detrás de los oídos. Lave y seque con palmaditas suaves.

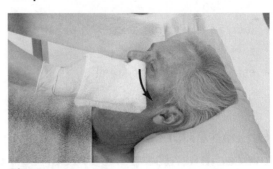

Fig. 5-4.

Brazos: Remueva la ropa del residente de la parte de arriba y cúbralo con la sábana o toalla de baño. Con una toallita de tela enjabonada, lave la parte superior del brazo y la axila. Utilice movimientos largos que vayan desde el brazo hasta el codo. Lave y seque con palmaditas suaves. Lave el codo. Lave, enjuague y seque desde el codo hasta la muñeca (Fig. 5-5).

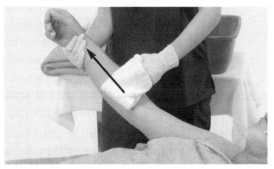

Fig. 5-5.

Lave la mano en la vasija. Limpie debajo de las uñas con un palito de naranja o cepillo para uñas (Fig. 5-6). Lave y seque con palmaditas suaves. Brinde cuidado para las uñas si se le fue asignado (revise el procedimiento más adelante en este capítulo). Repita en el otro brazo. Ponga loción humectante en los codos y manos del residente, si así se lo indican.

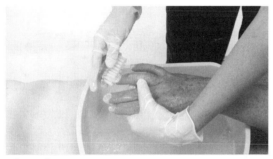

Fig. 5-6.

Pecho: Coloque las toallas por encima del pecho del residente. Baje la sábana hasta la cintura. Levante la toalla sólo lo suficiente para lavar el pecho. Enjuáguelo y seque con palmaditas suaves. Para una residente del sexo femenino, lave, enjuague y seque los senos y por debajo de ellos. Revise si la piel en esta área presenta signos de irritación.

Abdomen: Doble la sábana hacia abajo para que siga cubriendo el área púbica. Lave el abdomen, enjuague y seque con palmaditas suaves. Cubra con la toalla. Jale la sábana de algodón hasta la barbilla del residente. Remueva la toalla.

Piernas y pies: Deje al descubierto una pierna y coloque una toalla por debajo. Lave el muslo utilizando movimientos largos hacia abajo. Enjuague y seque con palmadi-

tas suaves. Haga lo mismo desde la rodilla hasta el tobillo (Fig. 5-7).

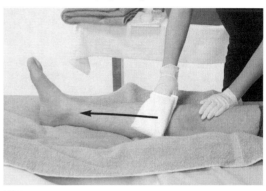

Fig. 5-7.

Coloque otra toalla debajo del pie. Mueva la vasija hacia la toalla y coloque el pie dentro de la vasija. Lave el pie y el área entre los dedos (Fig. 5-8). Enjuague el pie y seque con palmaditas suaves. Brinde cuidado para las uñas si fue asignado (revise el procedimiento más adelante en este capítulo). No brinde cuidado de uñas a un residente diabético. Nunca corte las uñas de los pies de un residente. Aplique loción humectante en el pie, si así se indica, especialmente en los talones. No aplique loción humectante entre los dedos del pie. Repita los mismos pasos para la otra pierna y el otro pie.

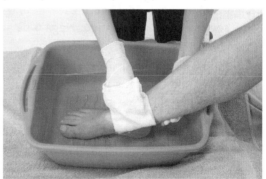

Fig. 5-8.

Espalda: Ayude al residente a moverse hacia el centro de la cama. Pida que se voltee sobre su costado para que su espalda quede frente a usted. Si la cama tiene barandales, por seguridad levante el barandal que se encuentre en el lado más lejano a usted. Doble la sábana alejándola de la espalda. Coloque la toalla extendida al lado de la espalda. Lave la espalda, el cuello y los glúteos con movimientos largos hacia abajo. Enjuague y seque con palmaditas suaves (Fig. 5-9). Aplique loción humectante, si así se indica.

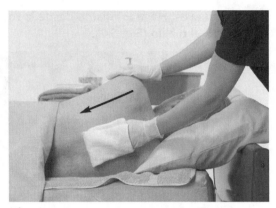

Fig. 5-9.

13. Coloque la toalla bajo los glúteos y en la parte superior de los muslos. Ayude al residente a voltearse sobre su espalda. Si el residente puede lavarse su área del perineo, coloque una vasija con agua tibia y limpia, una toallita de tela y una toalla al alcance del residente. Si el residente así lo desea, sálgase de la habitación. Si el residente tiene puesto un catéter urinario, recuérdele que no debe jalarlo.

14. Si el residente no puede realizar el cuidado del área del perineo, usted debe hacerlo. Primero póngase guantes (si es que no lo ha hecho aún). Brinde privacidad al residente en todo momento.

15. Cambie el agua del baño. Lave, enjuague y seque el área del perineo. Hágalo de adelante hacia atrás.

    Para una residente del sexo femenino: Lave el perineo con agua y jabón de *adelante hacia atrás*. Utilice movimientos únicos (Fig. 5-10).

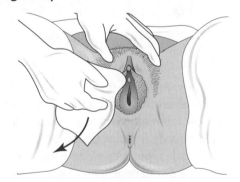

Fig. 5-10.

No lave de atrás hacia adelante porque esto puede causar infecciones. Use una parte limpia de la toallita de tela o una toallita limpia para cada movimiento. Primero limpie el centro del perineo, luego cada

lado. Después, abra el labio mayor, los pliegues exteriores de la piel del perineo que protege el meato urinario y la abertura vaginal. Limpie de adelante hacia atrás en cada lado. Enjuague el área de la misma manera. Seque toda el área del perineo de adelante hacia atrás usando movimientos cortos con una toalla. Pida al residente que se voltee sobre su costado. Lave, enjuague y seque el área del ano y los glúteos. Lave el área del ano sin contaminar el área del perineo.

Para un residente del sexo masculino: Si el residente no tiene la circuncisión, primero jale hacia atrás toda la piel del prepucio. Suavemente empuje la piel hacia la base del pene. Sostenga el pene por su cuerpo (parte media) y lávelo utilizando movimientos circulares desde la punta hacia la base. Utilice un área limpia de la toallita de tela o una toallita limpia para cada movimiento (Fig. 5-11).

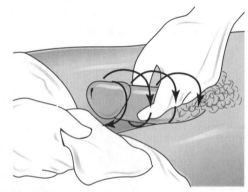

Fig. 5-11.

Enjuague el pene. Si el residente no tiene la circuncisión, suavemente regrese la piel del prepucio a su posición normal. Después lave la ingle y el escroto. La ingle es el área que abarca desde el pubis (área alrededor del pene y el escroto) hasta la parte superior del muslo. Enjuague y seque con palmaditas suaves. Pida al residente que se voltee sobre su costado. Lave, enjuague y seque los glúteos y el área del ano. Limpie el área del ano sin contaminar el área del perineo.

16. Brinde desodorante.

17. Quítese los guantes y tírelos apropiadamente.

18. Póngale una bata limpia al residente. Ayude a cepillar o peinar el cabello del residente

(revise el procedimiento más adelante en este capítulo).

19. **Asegúrese que el residente se sienta cómodo. Vuelva a colocar la ropa de cama.**

20. **Regrese la cama a una posición apropiada. Remueva las medidas de privacidad.**
    Bajar la cama brinda seguridad.

21. **Coloque el botón de llamadas al alcance del residente.**
    El botón de llamadas permite que el residente se comunique con el personal, cuando sea necesario.

22. **Coloque la ropa del residente y la ropa de cama sucia en los contenedores apropiados.**

23. **Vacíe, enjuague y limpie la vasija de baño. Guárdela en el lugar apropiado.**

24. **Lávese las manos.**
    Provee el control de infecciones.

25. **Reporte a la enfermera cualquier cambio en el residente.**
    Esto brinda información a la enfermera para evaluar al residente.

26. **Documente el procedimiento utilizando la guía de procedimientos de la institución.**
    Lo que usted escriba es un registro legal de lo que usted hizo. Si usted no lo documenta, legalmente no pasó.

Un baño parcial se realiza los días en que no se da un baño de cama completo, un baño en la bañera o una ducha. Esto incluye lavar la cara, las axilas y las manos y realizar cuidado perineal.

Lavado del cabello en la cama con champú

Equipo: champú, acondicionador para cabello si se pide, 2 toallas de baño, toallita de tela, termómetro de baño, jarra o regadera de baño o adaptador para el lavabo, almohadilla impermeable, sábana de baño, lavabo inflable, vasija, peine y cepillo, secadora de pelo

1. **Lávese las manos.**
   Provee el control de infecciones.

2. **Identifíquese usted por su nombre. Identifique al residente por su nombre.**
   El residente tiene el derecho de conocer la identidad de su proveedor de cuidado. Dirigirse al residente por su nombre muestra respeto y establece una identificación correcta.

3. **Explique el procedimiento al residente. Hable de manera clara, lenta y directa. Mantenga contacto de cara a cara cuando sea posible.**
   Promueve el entendimiento y la independencia.

4. **Brinde privacidad al residente con cortinas, biombos o puertas. Asegúrese que la habitación tenga una temperatura cómoda y que no tenga corrientes de aire.**
   Mantiene los derechos del residente de privacidad y dignidad.

5. **Ajuste la cama a un nivel seguro para trabajar, usualmente a la altura de la cintura. Ponga el freno en las llantas de la cama.**
   Previene que usted y el residente se lesionen.

6. **Baje la cabecera de la cama y remueva la almohada.**

7. **Revise la temperatura del agua con un termómetro o con su muñeca y asegúrese que sea la correcta. La temperatura debe ser de 105° F. Pida al residente que revise la temperatura del agua y ajústela de ser necesario.**
   El sentido del tacto del residente puede ser muy diferente al suyo; por lo tanto, el residente puede identificar mejor si la temperatura del agua está cómoda.

8. **Levante el barandal de la cama del lado más lejano a usted.**

9. **Coloque la almohadilla impermeable debajo de la cabeza y hombros el residente. Cubra al residente con la sábana de baño. Doble hacia atrás la sábana superior y los cobertores regulares.**
   Protege la ropa de cama.

10. **Coloque el contenedor de recolección (ej., lavabo inflable, vasija) debajo de la cabeza del residente. Coloque una toalla sobre los hombros del residente.**

11. **Proteja los ojos de los residentes con una toallita seca de tela.**

12. **Utilice una jarra o el adaptador del lavabo para mojar el cabello completamente. Aplique una pequeña cantidad de champú.**

13. **Enjabone y brinde masaje en el cuero cabelludo con las puntas de los dedos (Fig. 5-12). Utilice movimientos circulares de delante hacia atrás. No rasguñe el cuero cabelludo.**

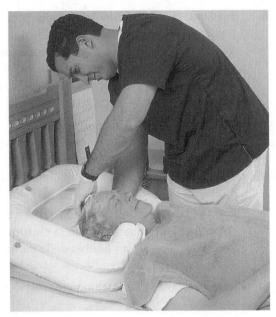

Fig. 5-12.

14. **Enjuague el cabello hasta que corra agua limpia. Aplique el acondicionador. Enjuague siguiendo las instrucciones del contenedor.**

15. **Cubra el cabello del residente con una toalla limpia. Seque la cara con la toallita de tela que utilizó para proteger los ojos.**

16. **Remueva el lavabo inflable y la cubierta impermeable.**

17. **Levante la cabecera de la cama.**

18. **Suavemente frote el cuero cabelludo y el cabello con la toalla.**

19. **Seque y peine el cabello del residente de la manera que él o ella prefiera. Revise el procedimiento más adelante en este capítulo.**

20. **Regrese la cama al nivel apropiado. Remueva las medidas de privacidad.**
    Bajar la cama brinda seguridad.

21. **Antes de salir de la habitación, coloque el botón de llamadas al alcance del residente.**
    Permite que el residente se comunique con el personal, cuando sea necesario.

22. **Vacíe, enjuague y limpie la vasija de baño/jarra. Regrésela al lugar apropiado para su almacenamiento.**

23. **Limpie el peine/cepillo. Guarde la secadora de pelo y el peine/cepillo en el lugar apropiado.**

24. **Coloque la ropa de cama sucia en el contenedor apropiado.**

25. **Lávese las manos.**
    Provee el control de infecciones.

26. **Reporte a la enfermera cualquier cambio en el residente.**
    Esto brinda información a la enfermera para evaluar al residente.

27. **Documente el procedimiento utilizando la guía de procedimientos de la institución.**
    Lo que usted escriba es un registro legal de lo que usted hizo. Si usted no lo documenta, legalmente no pasó.

Muchas personas prefieren bañarse en la ducha o en la bañera que tomar baños de cama (Fig. 5-13 y Fig. 5-14). Revise con el enfermero primero para asegurarse que el bañarse en la ducha o en la bañera le está permitido al residente.

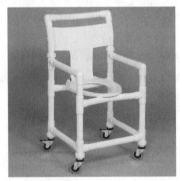

Fig. 5-13. Una silla de baño puede ayudar a los residentes que se bañan en la ducha.

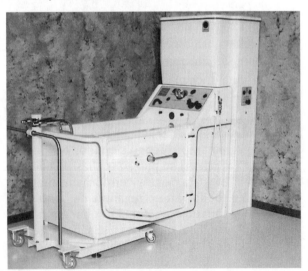

Fig. 5-14. Estilo común de bañera en las casas de reposo (fotografía cortesía de "Lee Penner" de "Penner Tubs").

Guía de Procedimientos
Seguridad para bañarse en la ducha o en la bañera

- Limpie la bañera o ducha antes y después de usarse.

- Asegúrese que el piso del baño o de la ducha esté seco.

- Familiarícese con los aparatos de apoyo y seguridad disponibles. Revise que los pasamanos, las barras de seguridad y los elevadores mecánicos se encuentren en buenas condiciones.

- Pida al residente que use las barras de seguridad cuando entre o salga de la bañera o ducha.

- Algunas instituciones tienen reglas que requieren que usted desvista a los residentes en sus cuartos antes de trasladarlos al cuarto de duchas. De ser así, cubra al residente mientras lo traslada hacia o desde el cuarto de duchas o bañeras. Esto brinda calidez y privacidad. En otras instituciones, las reglas requieren que usted traslade a los residentes al cuarto de duchas y los desvista ahí.

- Coloque todos los artículos necesarios al alcance.

- No deje al residente solo.

- Evite utilizar aceites de baño porque hacen que las superficies estén resbalosas.

- Revise la temperatura del agua con un termómetro o con su muñeca antes de que el residente entre a la ducha. La temperatura no debe ser mayor de 105° F. Asegúrese que la temperatura del agua esté cómoda para el residente.

R⧄ *La privacidad es muy importante cuando se trasladan residentes al cuarto de duchas o bañeras y durante el baño en la ducha o bañera. Asegúrese que el cuerpo no sea expuesto innecesariamente.*

El baño en la ducha o en la bañera

Equipo: sábana de baño, jabón, champú, termómetro de baño, de 2 a 4 toallitas de tela, de 2 a 4 toallas de baño, bata o ropa limpia, calzado antiderrapante, guantes, loción humectante, desodorante

1. **Lávese las manos.**
   Provee el control de infecciones.

2. **Coloque el equipo en el cuarto de baño o bañera. Limpie el área de la bañera o ducha y la silla de baño.**
   Reduce los patógenos y previene la propagación de infecciones.

3. **Lávese las manos.**
   Provee el control de infecciones.

4. **Vaya a la habitación del residente. Identifíquese usted por su nombre. Identifique al residente por su nombre.**
   El residente tiene el derecho de conocer la identidad de su proveedor de cuidado. Dirigirse al residente por su nombre muestra respeto y establece la identificación correcta.

5. **Explique el procedimiento al residente. Hable de manera clara, lenta y directa. Mantenga contacto de cara a cara cuando sea posible.**
   Promueve el entendimiento y la independencia.

6. **Brinde privacidad al residente con cortinas, biombos o puertas.**
   Mantiene los derechos del residente de privacidad y dignidad.

7. **Ayude al residente a ponerse el calzado anti-derrapante. Transporte al residente al cuarto de duchas o bañera.**
   El calzado anti-derrapante ayuda a reducir el riesgo de caídas.

Para una ducha o baño en regadera:

8. **Si utiliza una silla de baño, colóquela en su lugar. Ponga el freno a las llantas. Transfiera al residente con cuidado a la silla de baño.**
   La silla se puede deslizar si el residente intenta levantarse.

9. **Abra la llave del agua. Revise la temperatura del agua con el termómetro. La temperatura no debe ser mayor de 105° F. Pida al residente que revise la temperatura del agua.**
   El sentido del tacto del residente puede ser muy diferente al suyo; por lo tanto, el residente puede identificar mejor si la temperatura del agua está cómoda.

Para baños en la bañera:

8. **Transfiera al residente con cuidado a la silla de baño o al elevador de la bañera.**

9. **Llene la bañera hasta la mitad con agua tibia. Revise la temperatura del agua con el termómetro. La temperatura no debe ser mayor de 105° F. Pida al residente que revise la temperatura del agua.**

Pasos restantes para cualquier procedimiento:

10. **Póngase los guantes.**
    Lo protege a usted del contacto con los fluidos corporales.

11. **Ayude al residente a quitarse la ropa y los zapatos.**

5

Técnicas para el Cuidado Personal

12. **Ayude al residente a entrar a la ducha o bañera. Coloque la silla de baño dentro de la ducha y ponga el freno a las llantas.**

13. **Quédese con el residente durante el procedimiento.**
    Brinda seguridad al residente.

14. **Permita que el residente se lave por sí mismo tanto como sea posible. Ayude al residente a lavarse la cara.**
    Promueve que el residente sea independiente.

15. **Ayude al residente a ponerse champú y a enjuagarse el cabello.**

16. **Ayude a lavar y enjuagar todo el cuerpo, empezando con la cabeza y terminando con los dedos de los pies.**

17. **Cierre el agua o vacíe la bañera. Cubra al residente con la sábana de baño hasta que la bañera se vacíe.**
    Mantiene la dignidad y el derecho de privacidad del residente al no exponer su cuerpo. Mantiene al residente caliente.

18. **Quite el freno a las llantas de la silla de baño, si se utilizó. Saque al residente de la ducha o ayude al residente a salir de la bañera y sentarse en la silla.**

19. **Brinde al residente la(s) toalla(s) y ayude a secarse con palmaditas suaves. Recuerde secar con palmaditas suaves por debajo de los senos, entre los pliegues de la piel, en el área del perineo y entre los dedos de los pies.**
    Secar con palmaditas suaves previene que la piel se rompa y reduce la irritación.

20. **Aplique loción humectante y desodorante como sea necesario.**

21. **Coloque la ropa del residente y la ropa de cama sucia en los contenedores apropiados.**

22. **Quítese los guantes y tírelos.**

23. **Lávese las manos.**
    Provee el control de infecciones.

24. **Ayude al residente a vestirse y peinarse el cabello antes de salir del cuarto de duchas o bañera. Ponga al residente calzado antiderrapante. Regrese al residente a la habitación.**
    Peinar el cabello en el cuarto de duchas permite que el residente mantenga su dignidad cuando regrese a la habitación.

25. **Asegúrese que el residente se sienta cómodo.**

26. **Antes de salir de la habitación, coloque el botón de llamadas al alcance del residente.**
    Permite que el residente se comunique con el personal, cuando sea necesario.

27. **Reporte a la enfermera cualquier cambio en el residente.**
    Esto brinda información a la enfermera para evaluar al residente.

28. **Documente el procedimiento utilizando la guía de procedimientos de la institución.**
    Lo que usted escriba es un registro legal de lo que usted hizo. Si usted no lo documenta, legalmente no pasó.

La información sobre los masajes en la espalda se encuentra más adelante en este capítulo, en la sección del cuidado de la piel.

Unidad 3. Describir la guía de procedimientos para ayudar con el aseo personal

Al ayudar con el aseo personal, siempre permita que los residentes hagan todo lo que puedan por sí mismos. Permítales tomar tantas decisiones como sea posible. Siga las instrucciones del plan de cuidado para saber qué cuidado brindar. Algunos residentes pueden tener maneras especiales de asearse ellos mismos y pueden tener rutinas. Estas rutinas son importantes incluso cuando la persona es anciana, está enferma o discapacitada (Fig. 5-15). Recuerde, algunos residentes puede sentirse avergonzados o deprimidos porque necesitan ayuda con las tareas del aseo que ellos habían hecho por sí mismos durante la mayor parte de sus vidas. Sea comprensivo al respecto.

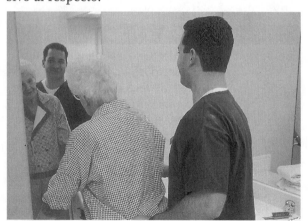

Fig. 5-15. Estar bien aseado ayuda a que las personas se sientan bien sobre sí mismos.

El cuidado de las uñas debe brindarse sólo si es asignado o si las uñas están sucias o tienen orillas puntiagudas. Nunca corte las uñas de los dedos de los pies. La mala circulación puede tener como resultado infecciones al cortar accidentalmente la piel mientras se brinda el cuidado para las uñas. En un residente diabético, dicha infección puede tener como resultado una herida severa o incluso la amputación. Revise el capítulo 8 para mayor información sobre la diabetes.

Si a usted le piden que brinde cuidado para las uñas, conozca bien qué cuidado va a brindar. Nunca utilice el mismo equipo de uñas en más de un residente.

El cuidado de las uñas

Equipo: palito de naranja, lima para uñas, loción humectante, vasija, jabón, guantes, toallitas de tela, 2 toallas, termómetro de baño

1. **Lávese las manos.**
   Provee el control de infecciones.

2. **Identifíquese usted por su nombre. Identifique al residente por su nombre.**
   El residente tiene el derecho de conocer la identidad de su proveedor de cuidado. Dirigirse al residente por su nombre muestra respeto y establece la identificación correcta.

3. **Explique el procedimiento al residente. Hable de manera clara, lenta y directa. Mantenga contacto de cara a cara cuando sea posible.**
   Promueve el entendimiento y la independencia.

4. **Brinde privacidad al residente con cortinas, biombos o puertas.**
   Mantiene los derechos del residente de privacidad y dignidad.

5. **Si el residente se encuentra en cama, ajuste la cama a un nivel seguro para trabajar, usualmente a la altura de la cintura. Ponga el freno en las llantas de la cama.**
   Previene que usted y el residente se lesionen.

6. **Llene la vasija hasta la mitad con agua tibia. Revise la temperatura del agua con un termómetro o con su muñeca y asegúrese que sea la correcta. La temperatura debe ser de 105° F. Pida al residente que revise la temperatura del agua y ajústela de ser necesario.**
   El sentido del tacto del residente puede ser muy diferente al suyo; por lo tanto, el residente puede identificar mejor si la temperatura del agua está cómoda.

7. **Coloque la vasija en un nivel cómodo para el residente. Remoje las uñas del residente en la vasija con agua. Remoje las 10 yemas de los dedos de dos a cuatro minutos.**
   El cuidado de las uñas es más fácil si se suavizan primero.

8. **Quite las manos del agua. Lave las manos con una toallita de tela enjabonada y enjuáguelas. Seque con palmaditas suaves, utilizando una toalla seca, incluyendo el área entre los dedos.**

9. **Póngase los guantes.**

10. **Coloque las manos del residente sobre la toalla. Use la parte puntiaguda del palito de naranja para remover la suciedad que se encuentra debajo de las uñas (Fig. 5-16).**
    La mayoría de los patógenos en las manos se encuentran debajo de las uñas.

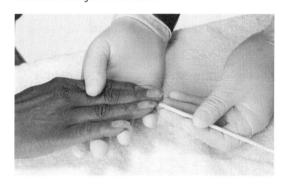

Fig. 5-16.

11. **Limpie el palito de naranja en la toalla después de limpiar cada uña. Lave las manos del residente otra vez y séquelas completamente.**

12. **Arregle las uñas con una lima para uñas, limando en una curva.**
    Limar en curva suaviza las uñas y elimina las orillas ásperas que pueden atorarse en la ropa o romper la piel.

13. **Termine con unas uñas suaves y libres de orillas ásperas.**

14. **Aplique loción humectante desde las yemas de los dedos hasta las muñecas.**

15. **Regrese la cama al nivel apropiado si fue ajustada anteriormente.**
    Bajar la cama brinda seguridad.

16. **Antes de salir de la habitación, coloque el botón de llamadas al alcance del residente.**
    Permite que el residente se comunique con el personal, cuando sea necesario.

17. **Vacíe, enjuague y limpie la vasija. Guárdela en el lugar apropiado.**

18. **Coloque la ropa de cama sucia en el contenedor apropiado.**

19. **Quítese los guantes y tírelos.**

20. **Lávese las manos.**
    Provee el control de infecciones.

21. **Reporte a la enfermera cualquier cambio en el residente.**
    Esto brinda información a la enfermera para evaluar al residente.

22. **Documente el procedimiento utilizando la guía de procedimientos de la institución.**
    Lo que usted escriba es un registro legal de lo que usted hizo. Si usted no lo documenta, legalmente no pasó.

Observaciones y Reportes
El cuidado de los pies

- resequedad excesiva en la piel de los pies
- heridas o aberturas en la piel
- uñas encarnadas
- enrojecimiento en ciertas áreas del pie
- drenaje o sangrado
- cambio en el color de la piel o uñas, especialmente ennegrecimiento
- talones suaves y frágiles
- callos y ampollas

El cuidado de los pies

Equipo: vasija, tapete de baño, jabón, loción humectante, guantes, toallita de tela, 2 toallas, termómetro de baño, calcetines limpios

Sostenga el pie y el tobillo durante todo el procedimiento.

1. **Lávese las manos.**
   Provee el control de infecciones.

2. **Identifíquese usted por su nombre. Identifique al residente por su nombre.**
   El residente tiene el derecho de conocer la identidad de su proveedor de cuidado. Dirigirse al residente por su nombre muestra respeto y establece la identificación correcta.

3. **Explique el procedimiento al residente. Hable de manera clara, lenta y directa. Mantenga contacto de cara a cara cuando sea posible.**
   Promueve el entendimiento y la independencia.

4. **Brinde privacidad al residente con cortinas, biombos o puertas.**
   Mantiene los derechos del residente de privacidad y dignidad.

5. **Si el residente está en la cama, ajuste la cama a un nivel seguro para trabajar, usualmente a la altura de la cintura. Ponga el freno en las llantas de la cama.**
   Previene que usted y el residente se lesionen.

6. **Llene la vasija hasta la mitad con agua tibia. Revise la temperatura del agua con un termómetro o con su muñeca y asegúrese que sea la correcta. La temperatura debe ser de 105° F. Pida al residente que revise la temperatura del agua y ajústela de ser necesario.**
   El sentido del tacto del residente puede ser muy diferente al suyo; por lo tanto, el residente puede identificar mejor si la temperatura del agua está cómoda.

7. **Coloque la vasija sobre el tapete de baño.**

8. **Remueva los calcetines del residente. Sumerja completamente los pies del residente en el agua. Remoje los pies de cinco a diez minutos.**

9. **Póngase los guantes.**

10. **Remueva un pie del agua. Lave todo el pie, incluyendo las áreas entre los dedos y alrededor de la base de las uñas con una toallita de tela enjabonada (Fig. 5-17).**

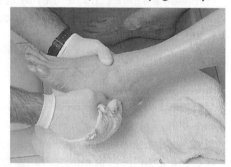

Fig. 5-17.

11. **Enjuague todo el pie, incluyendo las áreas entre los dedos.**

12. **Seque todo el pie, incluyendo las áreas entre los dedos.**

13. **Repita los pasos del 10 al 12 para el otro pie.**

14. **Ponga la loción humectante en su mano y caliéntela al frotar sus manos juntas.**

15. **Coloque la loción humectante con masajes en todo el pie (arriba y abajo), a excepción de las áreas entre los dedos, removiendo el**

exceso de la loción humectante con una toalla (si hay exceso).

16. **Ayude al residente a cambiarse los calcetines.**

17. **Regrese la cama al nivel apropiado, si fue ajustada. Remueva las medidas de privacidad.**
    Bajar la cama brinda seguridad.

18. **Vacíe, enjuague y limpie la vasija. Guárdela en el lugar apropiado.**

19. **Coloque la ropa sucia en el contenedor apropiado.**

20. **Antes de salir de la habitación, coloque el botón de llamadas al alcance del residente.**
    Permite que el residente se comunique con el personal, cuando sea necesario.

21. **Quítese los guantes y tírelos.**

22. **Lávese las manos.**
    Provee el control de infecciones.

23. **Reporte al enfermero cualquier cambio en el residente.**
    Esto brinda información a la enfermera para evaluar al residente.

24. **Documente el procedimiento utilizando la guía de procedimientos de la institución.**
    Lo que usted escriba es un registro legal de lo que usted hizo. Si usted no lo documenta, legalmente no pasó.

Maneje el cabello de los residentes con delicadeza. El cabello se adelgaza con el envejecimiento. Pedazos de cabello pueden ser arrancados de la cabeza mientras se peina o cepilla. De igual manera, la piel en la cabeza de los residentes es frágil. Maneje el cabello con cuidado.

La **pediculosis** es una plaga de piojos, los cuales son bichos muy pequeños que muerden la piel y succionan sangre para vivir y crecer. Tres tipos de piojos son los piojos de la cabeza, los piojos corporales y las ladillas o piojos del pubis. Los piojos de la cabeza se encuentran usualmente en el cuero cabelludo. Los piojos son difíciles de ver. Los síntomas incluyen comezón, marcas de mordidas en el cuero cabelludo, úlceras en la piel, cuero cabelludo y cabello con mal olor y enredado. Si usted nota alguno de estos síntomas, informe a la enfermera de inmediato. Los piojos se pueden esparcir muy rápido. Se

pueden utilizar cremas, lociones o champú especiales para tratar el problema de los piojos. Las personas que tienen piojos se los pueden pasar a otras. Para ayudar a prevenir la propagación de piojos, no comparta los peines, cepillos, ropa, pelucas y sombreros de los residentes.

El peinado o cepillado del cabello

Equipo: peine, cepillo, toalla, espejo, artículos de cuidado para el cabello requeridos por el residente

Utilice los productos de cuidado para el cabello que el residente prefiera para su tipo de cabello.

1. **Lávese las manos.**
   Provee el control de infecciones.

2. **Identifíquese usted por su nombre. Identifique al residente por su nombre.**
   El residente tiene el derecho de conocer la identidad de su proveedor de cuidado. Dirigirse al residente por su nombre muestra respeto y establece la identificación correcta.

3. **Explique el procedimiento al residente. Hable de manera clara, lenta y directa. Mantenga contacto de cara a cara cuando sea posible.**
   Promueve el entendimiento y la independencia.

4. **Brinde privacidad al residente con cortinas, biombos o puertas.**
   Mantiene los derechos del residente de privacidad y dignidad.

5. **Si la cama es ajustable, ajústela a un nivel seguro para trabajar, usualmente a la altura de la cintura. Ponga el freno en las llantas de la cama.**
   Previene que usted y el residente se lesionen.

6. **Levante la cabecera de la cama para que el residente se siente. Coloque la toalla bajo la cabeza o alrededor de los hombros.**
   Coloca al residente en una posición más natural.

7. **Remueva cualquier pinza, liga o broche del cabello.**

8. **Desenrede el cabello primero dividiéndolo en secciones pequeñas. Peine con cuidado desde las puntas hasta el cuero cabelludo.**
   Reduce el rompimiento del cabello, irritación y dolor del cuero cabelludo.

9. **Después de haber desenredado el cabello, cepille el cabello en secciones de dos pulgadas a la vez. Cepille de la raíz a la punta (Fig. 5-18).**

Técnicas para el Cuidado Personal

5

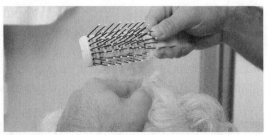

Fig. 5-18.

10. **Arregle el cabello con el estilo de peinado que el residente prefiera. Evite peinados infantiles. Cada residente puede preferir peinados y productos de cabello diferentes. Ofrezca un espejo al residente.**
    Cada residente tiene el derecho de tomar decisiones. Promueve su independencia.

11. **Regrese la cama a una posición apropiada. Remueva las medidas de privacidad.**
    Brinda seguridad.

12. **Antes de salir de la habitación, coloque el botón de llamadas al alcance del residente.**
    Permite que el residente se comunique con el personal, cuando sea necesario.

13. **Regrese los artículos a su lugar apropiado. Quite los cabellos del peine/ cepillo.**

14. **Coloque la ropa sucia en el contenedor apropiado.**

15. **Lávese las manos.**
    Provee el control de infecciones.

16. **Reporte a la enfermera cualquier cambio en el residente.**
    Esto brinda información a la enfermera para evaluar al residente.

17. **Documente el procedimiento utilizando la guía de procedimientos de la institución.**
    Lo que usted escriba es un registro legal de lo que usted hizo. Si usted no lo documenta, legalmente no pasó.

Asegúrese que el residente quiera que usted lo afeite o le ayude a afeitarse antes de iniciar. Respete las preferencias personales sobre la afeitada. Siempre utilice guantes cuando afeite al residente. Revise con el enfermero qué tipo de rastrillo o navaja de afeitar utiliza el residente:

• Un **rastrillo de seguridad** tiene una navaja filosa pero con un protector especial de seguridad para ayudar a prevenir cortadas. Este tipo de rastrillo requiere el uso de jabón o crema para afeitar.

• Una **rasuradora eléctrica** es el método más

seguro y fácil de afeitar. No requiere el uso de jabón o crema para afeitar.

• Un **rastrillo desechable** requiere el uso de jabón o crema para afeitar. Se desecha después de usarlo.

Afeitar a un residente

Equipo: vasija, 2 toallas, toallita de tela, termómetro de baño, espejo, jabón o crema para afeitar, loción para después de afeitarse, guantes, rastrillo

1. **Lávese las manos.**
   Provee el control de infecciones.

2. **Identifíquese usted por su nombre. Identifique al residente por su nombre.**
   El residente tiene el derecho de conocer la identidad de su proveedor de cuidado. Dirigirse al residente por su nombre muestra respeto y establece la identificación correcta.

3. **Explique el procedimiento al residente. Hable de manera clara, lenta y directa. Mantenga contacto de cara a cara cuando sea posible.**
   Promueve el entendimiento y la independencia.

4. **Brinde privacidad al residente con cortinas, biombos o puertas.**
   Mantiene los derechos del residente de privacidad y dignidad.

5. **Si la cama es ajustable, ajústela a un nivel seguro para trabajar, usualmente a la altura de la cintura. Ponga el freno en las llantas de la cama.**
   Previene que usted y el residente se lesionen.

6. **Levante la cabecera de la cama para que el residente se siente.**
   Coloca al residente en una posición más natural.

Afeitado utilizando un rastrillo desechable o de seguridad:

7. **Llene la vasija de baño hasta la mitad con agua tibia.**
   El agua caliente abre los poros y causa irritación.

8. **Coloque la toalla bajo la barbilla del residente.**
   Protege la ropa del residente y la ropa de cama.

9. **Póngase los guantes.**
   Afeitar puede ocasionar sangrado. Promueve el control de infecciones y sigue las precauciones estándares.

10. **Humedezca la barba con una toallita de tela tibia. Ponga jabón o crema para afeitar sobre el área.**
    Esto suaviza la piel y el vello.

11. **Sostenga la piel firme. Rasure la barba con movimientos en la cara hacia abajo y con movimientos en el cuello hacia arriba. Enjuague el rastrillo con frecuencia en el agua tibia para mantenerlo limpio y húmedo (Fig. 5-19).**
Maximiza la eliminación del vello al rasurar en la dirección que crece el cabello.

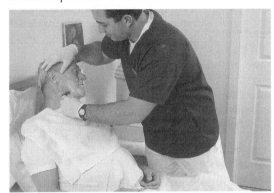

Fig. 5-19.

12. **Ofrezca un espejo al residente.**
Promueve la independencia.

13. **Lave, enjuague y seque la cara después de la afeitada. Aplique la loción para después de afeitar como sea requerido.**
Remueve el jabón, lo que puede causar irritación. Mejora la autoestima del residente.

14. **Quite la toalla.**

15. **Quítese los guantes.**

Afeitado utilizando una rasuradora eléctrica:

7. **No utilice una rasuradora eléctrica cerca de cualquier fuente de agua, cuando el oxígeno esté en uso o si el residente tiene un marcapaso.**
La electricidad cerca del agua puede causar una descarga eléctrica. La electricidad cerca del oxígeno puede causar una explosión. La electricidad cerca de los marcapasos puede causar un latido del corazón irregular.

8. **Coloque la toalla bajo la barbilla del residente.**
Protege la ropa del residente y la ropa de cama.

9. **Póngase los guantes.**
Afeitar puede causar sangrado.

10. **Aplique loción para antes de afeitar como lo pida el residente.**

11. **Sostenga la piel firme. Rasure con movimientos suaves y uniformes (Fig. 5-20). Rasure la barba con movimientos de atrás a adelante en dirección hacia donde crece la barba con una rasuradora que tenga hojas de afeitar. Rasure con movimientos circulares con una rasuradora de tres cabezas.**

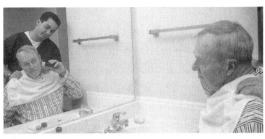

Fig. 5-20.

12. **Ofrezca un espejo al residente.**
Promueve la independencia.

13. **Aplique la loción para después de afeitar como quiera el residente.**
Mejora la autoestima del residente.

14. **Quite la toalla.**

15. **Quítese los guantes.**

Pasos finales:

16. **Asegúrese que el residente y el ambiente se encuentre libre de pelo suelto.**

17. **Regrese la cama a una posición apropiada. Remueva las medidas de privacidad.**
Brinda seguridad.

18. **Antes de salir de la habitación, coloque el botón de llamadas al alcance del residente.**
Permite que el residente se comunique con el personal, cuando sea necesario.

19. ***Para un rastrillo de seguridad*: Enjuague el rastrillo de seguridad. *Para un rastrillo desechable*: Deseche el rastrillo en un contenedor para materiales biopeligrosos. *Para una rasuradora eléctrica*: Limpie la cabeza de la rasuradora eléctrica. Remueva el pelo y vuelva a colocar la cabeza de la rasuradora. Guarde la rasuradora en el estuche.**

20. **Guarde los materiales y el equipo en el lugar apropiado.**

21. **Lávese las manos.**
Provee el control de infecciones.

22. **Reporte a la enfermera cualquier cambio en el residente.**
Esto brinda información a la enfermera para evaluar al residente.

23. **Documente el procedimiento utilizando la guía de procedimientos de la institución.**
Lo que usted escriba es un registro legal de lo que usted hizo. Si usted no lo documenta, legalmente no pasó.

5

Técnicas para el Cuidado Personal

Unidad 4. Identificar la guía de procedimientos para una buena higiene bucal

El **cuidado bucal**, o el cuidado de la boca, dientes y encías, se realiza al menos dos veces al día. El cuidado bucal debe realizarse después del desayuno y después de la última comida o refrigerio del día. También puede realizarse antes de que el residente coma. El cuidado oral incluye el cepillado de dientes y lengua, la limpieza de los dientes con hilo dental y el cuidado de las dentaduras postizas (Fig. 5-21). Cuando brinde cuidado bucal, use guantes y siga las precauciones estándares.

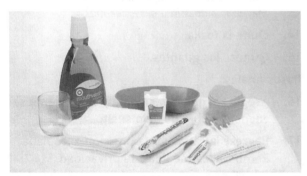

Fig. 5-21. Algunos materiales que se necesitan para el cuidado bucal.

Cuando usted brinde cuidado bucal, observe la boca del residente.

Observaciones y Reportes
El cuidado bucal

- irritación
- infección
- áreas levantadas
- lengua inflamada o con una capa
- úlceras, tales como aftas o úlceras pequeñas, dolorosas y blancas
- manchas blancas escamosas
- labios secos, partidos, agrietados o con sangrado
- dientes flojos, astillados, quebrados o con caries
- encías inflamadas, irritadas, blancas o con sangrado
- mal aliento o aliento con olor a frutas
- el residente reporta dolor en la boca

El cuidado bucal

Equipo: cepillo de dientes, pasta de dientes, riñonera (vasija para émesis), guantes, toalla, vaso con agua

1. **Lávese las manos.**
   Provee el control de infecciones.

2. **Identifíquese usted por su nombre. Identifique al residente por su nombre.**
   El residente tiene el derecho de conocer la identidad de su proveedor de cuidado. Dirigirse al residente por su nombre muestra respeto y establece la identificación correcta.

3. **Explique el procedimiento al residente. Hable de manera clara, lenta y directa. Mantenga contacto de cara a cara cuando sea posible.**
   Promueve el entendimiento y la independencia.

4. **Brinde privacidad al residente con cortinas, biombos o puertas.**
   Mantiene los derechos del residente de privacidad y dignidad.

5. **Ajuste la cama a un nivel seguro para trabajar, usualmente a la altura de la cintura. Ponga el freno en las llantas de la cama. Asegúrese que el residente éste en una posición recta al sentarse.**
   Previene que usted y el residente se lesionen. Previene que los fluidos bajen por la garganta del residente, causando asfixia.

6. **Póngase los guantes.**
   El cepillado puede causar que las encías sangren.

7. **Coloque la toalla sobre el pecho del residente.**
   Protege la ropa del residente y la ropa de cama.

8. **Humedezca el cepillo. Coloque una cantidad pequeña de pasta de dientes.**
   El agua ayuda a distribuir la pasta de dientes.

9. **Limpie toda la boca (incluyendo la lengua y todas las superficies de los dientes). Utilice movimientos suaves. Primero cepille los dientes superiores y luego los dientes inferiores. Utilice movimientos cortos. Cepille hacia delante y hacia atrás.**
   El cepillar primero los dientes superiores minimiza la producción de saliva en la parte inferior de la boca.

10. **Sostenga la riñonera en la barbilla del residente (Fig. 5-22).**

11. **Pida al residente que enjuague la boca con agua y escupa en la vasija para émesis (riñonera).**

Remueve partículas de comida y pasta de dientes.

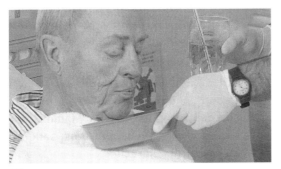

Fig. 5-22.

12. **Limpie la boca del residente y remueva la toalla.**

13. **Coloque la ropa de cama sucia en el contenedor apropiado.**

14. **Limpie y guarde los materiales en el lugar apropiado.**

15. **Quítese los guantes y tírelos apropiadamente.**

16. **Regrese la cama al nivel apropiado. Remueva las medidas de privacidad.**
    Bajar la cama brinda seguridad.

17. **Antes de salir de la habitación, coloque el botón de llamadas al alcance del residente.**
    Permite que el residente se comunique con el personal, cuando sea necesario.

18. **Lávese las manos.**
    Provee el control de infecciones.

19. **Reporte a la enfermera cualquier problema con dientes, boca, lengua y labios, incluyendo olor, grietas, úlceras, sangrado y cualquier decoloración.**
    Esto brinda información a la enfermera para evaluar al residente.

20. **Documente el procedimiento utilizando la guía de procedimientos de la institución.**
    Lo que usted escriba es un registro legal de lo que usted hizo. Si usted no lo documenta, legalmente no pasó.

☀ *Usted debe cepillar la lengua cuando brinde cuidado bucal.*

La limpieza de los dientes con hilo dental remueve la placa y la acumulación del sarro alrededor de las líneas de las encías y entre los dientes. Los dientes deben ser limpiados con hilo dental inmediatamente antes o después de que son cepillados, como lo prefiera el residente. La limpieza de los dientes con hilo dental no

debe realizarse en ciertos residentes. Siga el plan de cuidado.

Limpieza de los dientes con hilo dental

Equipo: hilo dental, taza con agua, riñonera (vasija para émesis), guantes, toalla

1. **Lávese las manos.**
   Provee el control de infecciones.

2. **Identifíquese usted por su nombre. Identifique al residente por su nombre.**
   El residente tiene el derecho de conocer la identidad de su proveedor de cuidado. Dirigirse al residente por su nombre muestra respeto y establece la identificación correcta.

3. **Explique el procedimiento al residente. Hable de manera clara, lenta y directa. Mantenga contacto de cara a cara cuando sea posible.**
   Promueve el entendimiento y la independencia.

4. **Brinde privacidad al residente con cortinas, biombos o puertas.**
   Mantiene los derechos del residente de privacidad y dignidad.

5. **Ajuste la cama a un nivel seguro para trabajar, usualmente a la altura de la cintura. Ponga el freno en las llantas de la cama. Asegúrese que el residente se siente en una posición recta.**
   Previene que usted y el residente se lesionen. Previene que los fluidos bajen por la garganta del residente, causando asfixia.

6. **Póngase los guantes.**
   La limpieza de los dientes con hilo dental puede ocasionar que las encías sangren.

7. **Envuelva las puntas del hilo dental de manera segura alrededor de cada dedo índice (Fig. 5-23).**

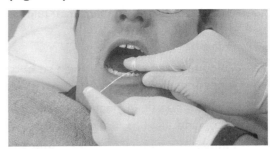

Fig. 5-23.

8. **Iniciando con los dientes posteriores, coloque el hilo dental entre los dientes. Bájelo por la superficie del diente. Utilice un movimiento suave como serrucho (Fig. 5-24).**
   Los movimientos suaves protegen las encías.

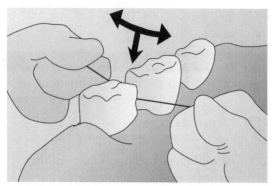

Fig. 5-24.

Continúe hacia la línea de la encía, ahí forme una curva con el hilo dental como una letra C. Deslícelo suavemente en el espacio entre la encía y el diente. Después vuelva a subir, rascando ese lado del diente (Fig. 5-25). Repita en el lado del otro diente.

Remueve la comida y previene las caries dentales.

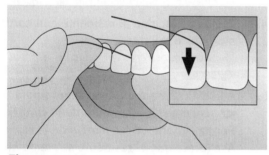

Fig. 5-25.

9. **Después de limpiar cada dos dientes, desenrolle el hilo dental de sus dedos. Muévalo para que utilice un área limpia. Limpie todos los dientes con hilo dental.**

10. **Ofrezca agua para enjuagar la boca y pida al residente que escupa en la vasija.**
    La limpieza de los dientes con hilo dental afloja la comida y el enjuague la remueve.

11. **Ofrezca al residente una toalla para la cara cuando termine la limpieza con hilo dental de todos los dientes.**
    Promueve la dignidad.

12. **Coloque la ropa de cama sucia en el contenedor apropiado.**

13. **Limpie y guarde los materiales en su lugar apropiado.**

14. **Quítese los guantes y tírelos apropiadamente.**

15. **Regrese la cama a una posición apropiada. Remueva las medidas de privacidad.**
    Bajar la cama brinda seguridad.

16. **Antes de salir de la habitación, coloque el botón de llamadas al alcance del residente.**
    Permite que el residente se comunique con el personal, cuando sea necesario.

17. **Lávese las manos.**
    Provee el control de infecciones.

18. **Reporte al enfermero cualquier problema con dientes, boca, lengua y labios, incluyendo olor, grietas, úlceras, sangrado y cualquier decoloración.**
    Esto brinda información a la enfermera para evaluar al residente.

19. **Documente el procedimiento utilizando la guía de procedimientos de la institución.**
    Lo que usted escriba es un registro legal de lo que usted hizo. Si usted no lo documenta, legalmente no pasó.

Las **dentaduras postizas** son dientes artificiales y son muy costosas. Cuide las dentaduras muy bien y manéjelas con cuidado para evitar que se rompan o se piquen. Si las dentaduras postizas de un residente se rompen, la persona no puede comer. Cuando limpie las dentaduras, use guantes y notifique a la enfermera si no le quedan bien al residente, si están picadas o si están perdidas.

Cuando guarde las dentaduras postizas, colóquelas en un contenedor para dentaduras con el nombre del residente. Guárdelas en una solución o en agua fresca y asegúrese que las dentaduras postizas correspondan al residente correcto.

Limpieza y almacenamiento de las dentaduras postizas

Equipo: cepillo para dentaduras postizas o para dientes, pastilla o solución limpiadora para dentaduras postizas, contenedor etiquetado para dentaduras, 2 toallas, guantes

1. **Lávese las manos.**
   Provee el control de infecciones.

2. **Póngase los guantes.**
   Lo protege a usted del contacto con los fluidos corporales.

3. **Forre el lavabo/ vasija con una(s) toalla(s) o llene el lavabo con agua.**
   Previene que las dentaduras se quiebren en caso de que se caigan.

4. **Lave las dentaduras bajo la corriente de agua fresca antes de cepillarlas. No utilice agua caliente.**
El agua caliente puede dañar las dentaduras.

5. **Aplique pasta de dientes o solución limpiadora al cepillo de dientes.**

6. **Cepille las dentaduras en todas las superficies (Fig. 5-26).**

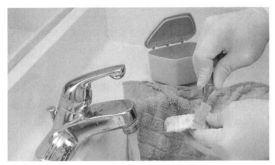

Fig. 5-26.

7. **Enjuague todas las superficies de las dentaduras bajo la corriente de agua fresca. No utilice agua caliente.**
El agua caliente puede dañar las dentaduras.

8. **Enjuague el contenedor para dentaduras antes de colocar las dentaduras limpias.**
Elimina los patógenos.

9. **Coloque las dentaduras en un contenedor limpio con solución o agua fresca (Fig. 5-27). Asegúrese que el contenedor esté etiquetado con el nombre del residente. Guarde el contenedor de dentaduras en su lugar.**

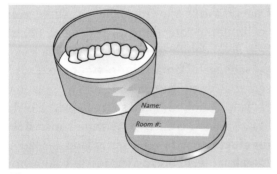

Fig. 5-27.

10. **Limpie y guarde el equipo en su lugar apropiado.**

11. **Coloque las toallas en el contenedor apropiado o vacíe el lavabo.**

12. **Quítese los guantes y tírelos apropiadamente.**

13. **Lávese las manos.**
Provee el control de infecciones.

14. **Reporte a la enfermera cualquier cambio en la apariencia de la dentadura.**
Esto brinda información a la enfermera para evaluar al residente.

15. **Documente el procedimiento utilizando la guía de procedimientos de la institución.**
Lo que usted escriba es un registro legal de lo que usted hizo. Si usted no lo documenta, legalmente no pasó.

Aunque los residentes que están inconscientes no pueden comer, el respirar por la boca causa que la saliva se seque en la boca. Un buen cuidado bucal necesita ser realizado con mayor frecuencia para mantener la boca limpia y húmeda. En ocasiones se utiliza un algodón con una mezcla de jugo de limón y glicerina para aliviar las encías; sin embargo, esto puede secar aún más las encías si se utiliza con demasiada frecuencia. Siga el plan de cuidado sobre el uso de algodones o paleta con esponja.

Con los residentes inconscientes, utilice la menor cantidad de líquido posible al brindarle el cuidado bucal porque el reflejo de deglutir de la persona es débil y la persona está en riesgo de aspiración. La **aspiración** es la inhalación de comida o líquidos en los pulmones; puede causar neumonía o muerte. Voltear a los residentes inconscientes sobre su costado antes de brindar el cuidado bucal también puede ayudar a prevenir la aspiración. El capítulo 7 tiene mayor información sobre la aspiración.

Cuidado bucal del residente inconsciente

Equipo: paleta con esponja, abatelenguas alcochonada, toalla, vasija de émesis, guantes, humectante para labios, solución limpiadora (revise el plan de cuidado)

1. **Lávese las manos.**
Provee el control de infecciones.

2. **Identifíquese usted por su nombre. Identifique al residente por su nombre. Hasta los residentes que están inconscientes pueden escucharlo a usted. Siempre hable con ellos como lo haría con cualquier residente.**
El residente tiene el derecho de conocer la identidad de su proveedor de cuidado. Dirigirse al residente por su nombre muestra respeto y establece la identificación correcta.

3. **Explique el procedimiento al residente. Hable de manera clara, lenta y directa. Mantenga contacto de cara a cara cuando sea posible.**
Promueve el entendimiento. El residente puede ser capaz de escuchar y entender aunque se encuentre inconsciente.

4. **Brinde privacidad al residente con cortinas, biombos o puertas.**
Mantiene los derechos del residente de privacidad y dignidad.

5. **Ajuste la cama a un nivel seguro para trabajar, usualmente a la altura de la cintura. Ponga el freno en las llantas de la cama.**
Previene que usted y el residente se lesionen.

6. **Póngase los guantes.**
Lo protege a usted del contacto con los fluidos corporales.

7. **Voltee la cabeza del residente hacia el lado. Coloque una toalla bajo su mejilla y barbilla. Coloque una vasija de émesis al lado de la mejilla y barbilla para el exceso de líquidos.**
Protege la ropa del residente y la ropa de cama.

8. **Sostenga la boca abierta con la abatelenguas acolchonada.**
Le permite limpiar la boca en forma segura.

9. **Moje la paleta con esponja en la solución limpiadora. Limpie los dientes, las encías, la lengua y las superficies internas de la boca. Cambie la paleta con esponja con frecuencia. Repita hasta que la boca esté limpia (Fig. 5-28).**
Estimula las encías y elimina la mucosidad.

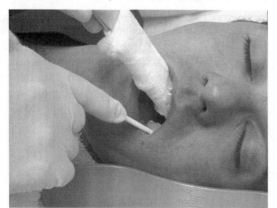

Fig. 5-28.

10. **Enjuague con una paleta con esponja limpia que haya sido mojada en agua.**
Remueve la solución de la boca.

11. **Quite la toalla y la vasija. Seque los labios o la cara con palmaditas suaves, de ser nece-** sario y aplique humectante para labios.
Previene que los labios se sequen o se agrieten. Mejora la comodidad del residente.

12. **Coloque la ropa de cama sucia en el contenedor apropiado.**

13. **Limpie y guarde los materiales a su lugar apropiado.**

14. **Quítese los guantes y tírelos apropiadamente.**

15. **Regrese la cama a una posición apropiada. Remueva las medidas de privacidad.**
Bajar la cama brinda seguridad.

16. **Antes de salir de la habitación, coloque el botón de llamadas al alcance del residente.**
Permite que el residente se comunique con el personal, cuando sea necesario.

17. **Lávese las manos.**
Provee el control de infecciones.

18. **Reporte a la enfermera cualquier cambio en el residente.**
Esto brinda información a la enfermera para evaluar al residente.

19. **Documente el procedimiento utilizando la guía de procedimientos de la institución.**
Lo que usted escriba es un registro legal de lo que usted hizo. Si usted no lo documenta, legalmente no pasó.

Unidad 5. Guías de procedimientos para ayudar al residente a vestirse

Cuando ayude a un residente a vestirse, conozca las limitantes que tiene. Si la persona tiene un lado débil debido a una embolia o una lesión, a ese lado se le llama el **lado afectado**. Este lado será más débil. Nunca se refiera a ese lado como el "lado malo", ni hable sobre la pierna o el brazo "malo". Utilice los términos **más débil** o **involucrado** para referirse al lado afectado. Usualmente, el brazo afectado se coloca primero a través de la manga de la ropa (Fig. 5-29). Cuando una pierna es débil, es más fácil si el residente está sentado para subir los pantalones en ambas piernas.

Al vestirse, los residentes deben hacer por sí mismos tanto como sea posible, incluyendo el escoger la ropa que se van a poner. Esto promueve la independencia y el cuidado por sí mismo.

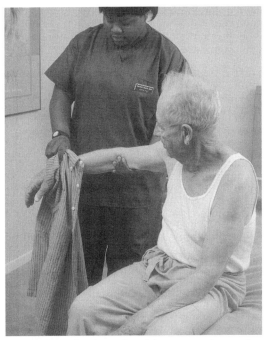

Fig. 5-29. Cuando vista al residente, empiece primero con el lado afectado (más débil).

Guía de Procedimientos
Ayudar a un residente a vestirse y desvestirse

- Debe preguntarle al residente sus preferencias y seguirlas.

- Permita que el residente escoja la ropa para ese día. Revise si está limpia, si es apropiada para el clima y si se encuentra en buenas condiciones. Anime al residente a vestir ropa regular, en lugar de usar ropa para dormir.

- Al vestirse o desvestirse, el residente debe hacer por sí mismo todo lo que sea posible.

- Brinde privacidad.

- Enrolle o doble las medias o calcetines hacia abajo cuando se los ponga al residente. Deslice sobre los dedos de los pies y sobre los pies. Después desenróllelos para que queden en su lugar.

- Las residentes pueden manejar mejor por sí mismas los sostenes (corpiño/brassiere) que se abrochan por delante. Los sostenes que se abrochan por detrás pueden ser colocados primero alrededor de la cintura, abrocharlos ahí, rotarlos y después subirlos.

- Coloque primero el brazo o la pierna más débil por la prenda de vestir, después el brazo más fuerte. Al desvestir, haga lo opuesto.

Vestir a un residente con el brazo derecho afectado (débil)

Equipo: ropa limpia de la elección del residente, calzado anti-derrapante

Cuando coloque todos los artículos, mueva el cuerpo del residente suave y naturalmente. Evite forzar o estirar de más las extremidades y articulaciones.

1. **Lávese las manos.**
   Provee el control de infecciones.

2. **Identifíquese usted por su nombre. Identifique al residente por su nombre.**
   El residente tiene el derecho de conocer la identidad de su proveedor de cuidado. Dirigirse al residente por su nombre muestra respeto y establece la identificación correcta.

3. **Explique el procedimiento al residente. Hable de manera clara, lenta y directa. Mantenga contacto de cara a cara cuando sea posible.**
   Promueve el entendimiento y la independencia.

4. **Brinde privacidad al residente con cortinas, biombos o puertas.**
   Mantiene los derechos del residente de privacidad y dignidad.

5. **Pregunte al residente qué ropa le gustaría ponerse. Póngale la ropa que haya escogido (Fig. 5-30).**
   Promueve el derecho del residente de tomar decisiones.

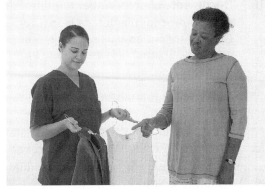

Fig. 5-30.

6. **Remueva la bata del residente. No destape por completo al residente. Al desvestirlo remueva primero la ropa del lado más fuerte.**
   Mantiene la dignidad y el derecho de privacidad del residente al no dejar al descubierto el cuerpo.

7. **Ayude al residente a poner o deslizar el brazo derecho (afectado/ débil) a través de la manga derecha de la camisa o suéter**

antes de colocar la prenda en el brazo izquierdo (no afectado).

Vestir el lado afectado primero requiere menos movimiento y reduce el estrés de las articulaciones.

8. **Ayude a que el residente se ponga la falda, los pantalones o el vestido.**

9. **Coloque la cama en un nivel seguro para el residente, usualmente en la posición más baja.**

10. **Ponga calzado anti-derrapante y amarre las cintas.**

   Promueve la seguridad del residente.

11. **Termine revisando que el residente esté vestido apropiadamente. Asegúrese que la ropa no esté puesta al revés y que las cremalleras (zipper) y los botones estén abrochados.**

12. **Remueva las medidas de privacidad. Coloque la bata en el contenedor para ropa de cama sucia.**

13. **Antes de salir de la habitación, coloque el botón de llamadas al alcance del residente.**

   Permite que el residente se comunique con el personal, cuando sea necesario.

14. **Lávese las manos.**

   Provee el control de infecciones.

15. **Reporte a la enfermera cualquier cambio en el residente.**

   Esto brinda información a la enfermera para evaluar al residente.

16. **Documente el procedimiento utilizando la guía de procedimientos de la institución.**

   Lo que usted escriba es un registro legal de lo que usted hizo. Si usted no lo documenta, legalmente no pasó.

👁 *Siempre vista primero el lado más débil del residente.*

La abreviatura IV quiere decir **vía intravenosa**, o dentro de la vena, por sus siglas en inglés. El medicamento, la nutrición o los fluidos se filtran por gotas de una bolsa suspendida en un poste o son bombeados por una bomba portátil por medio de un tubo hacia adentro de la vena. El capítulo 6 presenta más información sobre las IV.

Guía de Procedimientos
Vestir a un residente que tiene una IV

Vestir y desvestir residentes que tienen una IV requieren un cuidado especial.

- Nunca desconecte líneas de IV o apague la bomba. La enfermera será la responsable de desconectar los tubos de la IV de la bomba.

- Quite o ayude a quitar primero la ropa de lado que no tiene la IV. Después sostenga la prenda mientras desviste el lado con IV.

- Deslice la ropa sobre el tubo. Quite la bolsa del IV del gancho donde está colgada y jale la bata sobre la bolsa.

- Siempre sostenga la bolsa más arriba que el sitio donde está la IV en el cuerpo.

- Primero coloque la ropa limpia por el lado que tiene la IV. Deslice la manga correcta de la prenda sobre la bolsa, después sobre el tubo y el brazo del residente que tiene la IV.

R⅂ *La elección de la ropa a usar es parte de la identidad de la persona; es una decisión muy personal. Esto continua siendo verdadero incluso hasta cuando una persona es anciana, está enferma o discapacitada. Maneje la ropa de los residentes con cuidado. Trate los artículos religiosos o espirituales de la ropa con respeto.*

Unidad 6. Explicar la guía de procedimientos para ayudar a usar el baño

A los residentes que no pueden levantarse de la cama para ir al baño se les puede brindar un cómodo de baño (chata o cuña), un urinal (pato) o un cómodo para fracturados. Un **cómodo para fracturados** es un cómodo de baño que está más plano que uno regular. Se utiliza para los residentes que no pueden ayudar a levantar sus caderas para usar un cómodo de baño regular (Fig. 5-31).

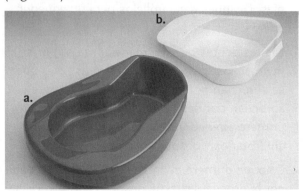

Fig. 5-31. a) Cómodo de baño estándar y b) cómodo para fracturados.

Las mujeres utilizarán un cómodo de baño para orinar y defecar. (Fig. 5-32). Los hombres generalmente utilizarán un urinal (pato) para orinar y un cómodo de baño para la defecación. Si es regla de la institución, lave este equipo con un desinfectante aprobado después de cada uso. Usualmente se guarda en el baño o en el último cajón de la mesa de noche entre cada uso. Los residentes que comparten baños pueden necesitar tener los urinales y los cómodos de baño etiquetados. Nunca coloque este equipo sobre la mesa para la cama o sobre una mesa de noche.

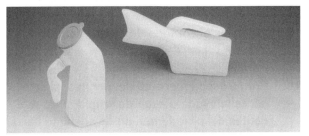

Fig. 5-32. Urinales.

Los residentes que pueden levantarse de la cama pero que no pueden caminar al baño pueden utilizar un inodoro o cómodo portátil. Un **inodoro portátil** es una silla con un asiento de baño y un contenedor removible por debajo (Fig. 5-33).

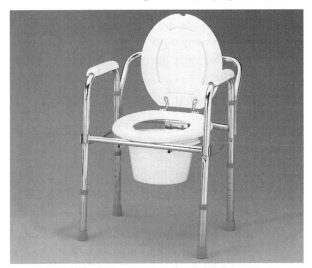

Fig. 5-33. Un inodoro portátil. (Fotografía cortesía de "Nova Ortho Med, Inc.")

Los desechos como la orina y las heces fecales pueden portar infecciones. Siempre tire los desechos en el inodoro. Tenga cuidado de no derramarlos o salpicarlos. Use guantes cuando maneje los cómodos, urinales o basinicas que contienen desechos, incluyendo agua sucia del baño. Lave estos contenedores completamente con un desinfectante aprobado. Enjuáguelos, séquelos y guárdelos en su lugar.

Ayudar al residente con el uso del cómodo de baño

Equipo: cómodo de baño, cubierta para el cómodo de baño, sábana o protector de cama, sábana de baño, papel de baño, toallitas de tela o toallitas húmedas, 2 pares de guantes

1. **Lávese las manos.**
   Provee el control de infecciones.

2. **Identifíquese usted por su nombre. Identifique al residente por su nombre.**
   El residente tiene el derecho de conocer la identidad de su proveedor de cuidado. Dirigirse al residente por su nombre muestra respeto y establece la identificación correcta.

3. **Explique el procedimiento al residente. Hable de manera clara, lenta y directa. Mantenga contacto de cara a cara cuando sea posible.**
   Promueve el entendimiento y la independencia.

4. **Brinde privacidad al residente con cortinas, biombos o puertas.**
   Mantiene los derechos del residente de privacidad y dignidad.

5. **Antes de colocar el cómodo de baño, baje la cabecera de la cama. Ponga el freno en las llantas de la cama.**
   Cuando la cama está plana, se puede mover al residente sin ir contra la gravedad.

6. **Póngase los guantes.**
   Evita el contacto con los fluidos corporales.

7. **Cubra al residente con una sábana de baño. Pídale que la sostenga mientras que usted baja las cobijas superiores. No destape al residente más de lo que se necesite.**
   Mantiene los derechos del residente de privacidad y dignidad.

8. **Coloque un protector de cama por debajo de los glúteos y cadera del residente. Para hacer esto, pida al residente que se voltee rodando hacia usted. Si el residente no lo puede hacer, usted debe voltearlo (revise más adelante en este capítulo). Asegúrese que el residente no se caiga de la cama al voltearse. Muévase al lado vacío de la cama. Coloque el protector de cama en el área donde el residente se acostará sobre su espalda. El lado del protector de cama que se encuentre más cerca del residente**

debe estar doblado como abanico (doblado varias veces en pliegues). Pida al residente que se voltee sobre su espalda o voltéelo usted como lo hizo antes. Desdoble el resto del protector de cama para que cubra por completo el área por debajo y alrededor de las caderas del residente. (Fig. 5-34)

Previene que la ropa de cama se ensucie.

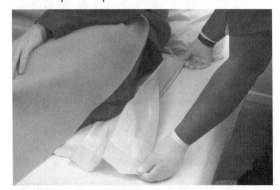

Fig. 5-34.

9. Pida al residente que se quite la ropa interior o ayúdelo a hacerlo.

Promueve la independencia.

10. Si el residente puede, pídale que levante sus caderas empujando con sus pies y manos. Coloque el cómodo de baño correctamente bajo los glúteos del residente (cómodo de baño estándar: colóquelo de manera que la parte más ancha esté alineada con los glúteos del residente (Fig. 5-35); cómodo para fracturados: colóquelo con la agarradera hacia el pie de la cama). Si un residente no puede ayudarle a usted en ninguna manera, mantenga la cama plana y voltee al residente hacia el lado contrario a usted. Deslice el cómodo de baño por debajo de las caderas y voltee de nuevo al residente para que quede sobre el cómodo de baño.

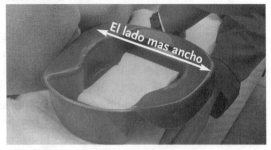

El lado mas ancho

Fig. 5-35.

11. Levante la cabecera de la cama después de colocar el cómodo bajo el residente.

Coloca al residente en una posición cómoda para evacuar.

12. Coloque el papel de baño al alcance del residente.

13. Deje el botón de llamadas cerca del alcance del residente mientras que utilice el cómodo de baño. Pida al residente que lo llame cuando termine.

Asegura el poder comunicarse cuando el residente necesite ayuda.

14. Sin quitarse los guantes, permanezca afuera de la habitación hasta que el residente lo llame a usted. Cuando lo llame, regrese a la habitación y baje la cabecera de la cama.

Esto coloca al residente en la posición apropiada para remover el cómodo.

15. Remueva el cómodo de baño y cúbralo.

Provee el control de infecciones y del olor. Brinda dignidad al residente.

16. Brinde aseo en el área del perineo, si se necesita ayuda. Recuerde limpiar a las residentes del sexo femenino de adelante hacia atrás.

Evita la propagación de patógenos, que pueden causar infección de las vías urinarias.

17. Vacíe el contenido del cómodo en el inodoro del baño. Note el color, el olor y la consistencia del contenido.

Cualquier cambio puede ser la primera indicación de problemas médicos.

18. Enjuague el cómodo. Vacíe el agua que se utilizó para enjuagar en el inodoro. Utilice un desinfectante aprobado, si es regla de la institución.

19. Quítese los guantes y tírelos apropiadamente.

20. Lávese las manos.

Provee el control de infecciones.

21. Póngase guantes limpios.

Evita el contacto con los fluidos corporales.

22. Guarde el cómodo en el lugar apropiado.

23. Ayude al residente a lavarse las manos después de utilizar el cómodo de baño. Deseche las toallitas de tela o las toallitas húmedas sucias en el contenedor apropiado. Ayude al residente a ponerse la ropa interior.

El lavado de manos es la mejor manera de prevenir la propagación de infecciones.

24. Quítese los guantes y tírelos apropiadamente.

25. Regrese la cama a una posición apropiada. Remueva las medidas de privacidad.

Bajar la cama brinda seguridad al residente.

26. Antes de salir de la habitación, coloque el botón de llamadas al alcance del residente.
Permite que el residente se comunique con el personal, cuando sea necesario.

27. Lávese las manos.
Provee el control de infecciones.

28. Reporte a la enfermera cualquier cambio en el residente.
Esto brinda información a la enfermera para evaluar al residente.

29. Documente el procedimiento utilizando la guía de procedimientos de la institución.
Lo que usted escriba es un registro legal de lo que usted hizo. Si usted no lo documenta, legalmente no pasó.

👁 *Recuerde acomodar el cómodo de baño estándar para que la parte más ancha esté alineada con los glúteos del residente. Un cómodo para fracturados debe ser colocado con la agarradera hacia el pie de la cama.*

Ayudar a un residente del sexo masculino con un urinal (pato)

Equipo: urinal, sábana o protector de cama, toallitas de tela o toallitas húmedas, guantes

1. Lávese las manos.
Provee el control de infecciones.

2. Identifíquese usted por su nombre. Identifique al residente por su nombre.
El residente tiene el derecho de conocer la identidad de su proveedor de cuidado. Dirigirse al residente por su nombre muestra respeto y establece la identificación correcta.

3. Explique el procedimiento al residente. Hable de manera clara, lenta y directa. Mantenga contacto de cara a cara cuando sea posible.
Promueve el entendimiento y la independencia.

4. Brinde privacidad al residente con cortinas, biombos o puertas.
Mantiene los derechos del residente de privacidad y dignidad.

5. Ponga el freno en las llantas de la cama. Póngase guantes.
Previene lesiones. Evita que usted tenga contacto con los fluidos corporales.

6. Coloque un protector de cama por debajo de los glúteos y cadera del residente.
Previene que la ropa de cama se ensucie.

7. Entregue el urinal al residente. Si el residente no lo puede hacer solo, coloque el urinal entre sus piernas y coloque el pene dentro del urinal (Fig. 5-36). Vuelva a colocar las cobijas de la cama.
Promueve la independencia, la dignidad y la privacidad.

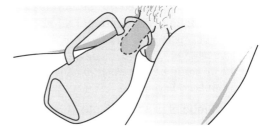

Fig. 5-36.

8. Deje el botón de llamadas al alcance del residente mientras que utiliza el urinal. Pida que lo llame cuando termine.
Asegura el poder comunicarse cuando el residente necesite ayuda.

9. Remueva el urinal y vacíe los contenidos en el inodoro del baño. Note el color, olor y cualidades del contenido (ej: turbio).
Cualquier cambio puede ser la primera indicación de problemas médicos.

10. Enjuague el urinal. Vacíe el agua que se utilizó para enjuagar en el inodoro. Utilice un desinfectante aprobado, si es regla de la institución. Guárdelo en el lugar apropiado.

11. Quítese los guantes y tírelos.

12. Ayude al residente a lavarse las manos después de haber usado el urinal. Deseche las toallitas de tela o toallitas húmedas sucias apropiadamente.
El lavado de manos es la mejor manera de prevenir la propagación de infecciones.

13. Antes de salir de la habitación, coloque el botón de llamadas al alcance del residente.
Permite que el residente se comunique con el personal, cuando sea necesario.

14. Lávese las manos.
Provee el control de infecciones.

15. Reporte a la enfermera cualquier cambio en el residente.
Esto brinda información a la enfermera para evaluar al residente.

16. Documente el procedimiento utilizando la guía de procedimientos de la institución.
Lo que usted escriba es un registro legal de lo que usted hizo. Si usted no lo documenta, legalmente no pasó.

Ayudar al residente a usar un inodoro portátil

Equipo: inodoro portátil con basinica, papel de baño, toallitas de tela o toallitas húmedas, guantes

1. **Lávese las manos.**
   Provee el control de infecciones.

2. **Identifíquese usted por su nombre. Identifique al residente por su nombre.**
   El residente tiene el derecho de conocer la identidad de su proveedor de cuidado. Dirigirse al residente por su nombre muestra respeto y establece la identificación correcta.

3. **Explique el procedimiento al residente. Hable de manera clara, lenta y directa. Mantenga contacto de cara a cara cuando sea posible.**
   Promueve el entendimiento y la independencia.

4. **Brinde privacidad al residente con cortinas, biombos o puertas.**
   Mantiene los derechos del residente de privacidad y dignidad.

5. **Ayude al residente a levantarse de la cama y sentarse en el inodoro portátil. Asegúrese que el residente traiga puesto calzado antiderrapante.**

6. **De ser necesario, ayude al residente a quitarse la ropa y sentarse cómodamente en el asiento del inodoro. Coloque papel de baño al alcance.**

7. **Deje el botón de llamadas al alcance mientras que el residente usa el inodoro. Pida al residente que lo llame cuando haya terminado.**
   Asegura el poder comunicarse cuando el residente necesite ayuda.

8. **Regrese y póngase los guantes.**
   Evita que usted tenga contacto con los fluidos corporales.

9. **Brinde aseo en el área del perineo, si el residente necesita ayuda. Limpie a las residentes del sexo femenino de adelante hacia atrás.**
   Evita la propagación de patógenos, que pueden causar infección de las vías urinarias.

10. **Ayude al residente a lavarse las manos después de usar el inodoro portátil. Deseche apropiadamente las toallitas de tela o toallitas húmedas sucias.**
    El lavado de manos es la mejor manera de prevenir la propagación de infecciones.

11. **Ayude al residente a regresar a la cama.**

12. **Remueva el contenedor con desechos. Vacíelo en el inodoro del baño. Note el color, olor y consistencia del contenido.**
    Cualquier cambio puede ser la primera indicación de problemas médicos.

13. **Enjuague el contenedor. Vacíe el agua que se utilizó para enjuagar en el inodoro. Utilice un desinfectante aprobado, si es regla de la institución. Guárdelo en el lugar apropiado.**

14. **Quítese los guantes y tírelos apropiadamente.**

15. **Antes de salir de la habitación, coloque el botón de llamadas al alcance del residente.**
    Permite que el residente se comunique con el personal, cuando sea necesario.

16. **Lávese las manos.**
    Provee el control de infecciones.

17. **Reporte a la enfermera cualquier cambio en el residente.**
    Esto brinda información a la enfermera para evaluar al residente.

18. **Documente el procedimiento utilizando la guía de procedimientos de la institución.**
    Lo que usted escriba es un registro legal de lo que usted hizo. Si usted no lo documenta, legalmente no pasó.

Algunas personas no pueden controlar los músculos de sus intestinos o de su vejiga. Se dice que estas personas son **incontinentes**. Esto no es una parte normal del envejecimiento. La incontinencia puede ocurrir en residentes que deben estar en cama, que están enfermos, paralizados o que tienen enfermedades o lesiones en el sistema nervioso o circulatorio. La diarrea también puede ser la causa de incontinencia temporal.

Los residentes que son incontinentes necesitan confianza y comprensión. Sea amable y compresivo. Ofrézcales un cómodo de baño o llevarlos al baño con mayor frecuencia. Manténgalos limpios, secos y libres de olores. Algunos residentes utilizarán pañales o calzoncillos desechables para adultos. Cambie los pañales o calzonillos desechables húmedos inmediatamente. Los residentes que son incontinentes necesitarán un buen cuidado de la piel. La orina y las heces fecales son muy irritantes para la piel. Deben ser lavados por completo con un baño o una ducha y con buen cuidado en el área perineal.

La incontinencia urinaria también es un factor de riesgo importante para las úlceras de decúbito. Las reglas sobre la documentación de la incontinencia han cambiado. Las nuevas MDS cuentan cada vez que un la piel de un residente o cualquier cosa que toque la piel de un residente (almohadilla, calzoncillo o ropa interior) está húmeda por orina como un episodio de incontinencia, incluso si la cantidad de orina es pequeña. Esto es importante para ayudar a prevenir las úlceras por presión.

📋 *El equipo de encuestas revisará que todas las necesidades de eliminación del residente sean satisfechas. Esto incluye tener un horario para ir al baño para reducir los episodios de incontinencia.*

Brindar cuidado perineal a un residente incontinente

Equipo: 2 protectores de cama limpios, 4 toallitas de tela o toallitas húmedas, 1 toalla, guantes, vasija con agua tibia, jabón, sábana de baño, termómetro de baño

1. **Lávese las manos.**
    Provee el control de infecciones.

2. **Identifíquese usted por su nombre. Identifique al residente por su nombre.**
    El residente tiene el derecho de conocer la identidad de su proveedor de cuidado. Dirigirse al residente por su nombre muestra respeto y establece la identificación correcta.

3. **Explique el procedimiento al residente. Hable de manera clara, lenta y directa. Mantenga contacto de cara a cara cuando sea posible.**
    Promueve el entendimiento y la independencia.

4. **Brinde privacidad al residente con cortinas, biombos o puertas.**
    Mantiene los derechos del residente de privacidad y dignidad.

5. **Ajuste la cama a un nivel seguro para trabajar, usualmente a la altura de la cintura. Ponga el freno en las llantas de la cama.**
    Previene que usted y el residente se lesionen.

6. **Baje la cabecera de la cama. Coloque al residente acostado de manera plana sobre su espalda. Levante el barandal de cama del lado más lejano a usted.**

7. **Revise la temperatura del agua con el termómetro o con su muñeca y asegúrese que sea la correcta. La temperatura debe estar entre 105° y 109° F. Pida al residente que revise la temperatura del agua y ajústela de ser necesario.**
    El sentido del tacto del residente puede ser muy diferente al suyo; por lo tanto, el residente puede identificar mejor si la temperatura del agua está cómoda.

8. **Póngase los guantes.**
    Evita que usted tenga contacto con los fluidos corporales.

9. **Cubra al residente con una sábana de baño. Mueva las sábanas superiores de la cama hacia el pie de cama.**
    Mantiene los derechos del residente de privacidad y dignidad.

10. **Remueva el protector de cama sucio que se encuentra debajo del residente, volteándolo sobre su costado hacia el lado contrario a usted. (Revise el procedimiento para *Voltear al residente* más adelante en este capítulo). Enrolle el protector de cama sucio hacia adentro con la parte húmeda por dentro y la parte seca por fuera.**
    Evita que la ropa de cama se moje.

11. **Coloque un protector de cama limpio bajo los glúteos del residente.**
    Evita que la ropa de cama se moje.

12. **Voltee al residente de nuevo para que se acueste sobre su espalda.**

13. **Destape únicamente el área del perineo y límpiela.**

    Para una residente del sexo femenino: Lave el perineo con jabón y agua de *adelante hacia atrás*. Use movimientos sencillos. No lave de atrás hacia delante porque puede causar infección. Utilice un área limpia de la toallita de tela o una toallita limpia para cada movimiento. Primero limpie el centro del perineo y después cada lado. Abra los labios mayores, que son los pliegues externos de la piel de perineo que protege el meato urinario y la abertura vaginal. Limpie de adelante hacia atrás en cada lado. Enjuague el área de la misma manera. Seque toda el área del perineo con una toalla de adelante hacia atrás, utilizando movimiento cortos. Pida a la residente que se voltee sobre su costado. Lave, enjuague y seque los glúteos y el área del ano. Limpie el área del ano sin contaminar el área del perineo.

Para un residente del sexo masculino: Si el residente no tiene la circuncisión, jale hacia atrás toda la piel del prepucio. Suavemente empuje la piel hacia la base del pene.

Sostenga el pene por el cuerpo (parte media) y lávelo utilizando movimientos circulares bajando desde la punta hacia la base. Utilice un área limpia de la toallita de tela o una toallita limpia para cada movimiento. Enjuague el pene. Si el residente no tiene la circuncisión, suavemente regrese la piel del prepucio a su posición normal. Después lave la ingle y el escroto. La ingle es el área desde el pubis hasta la parte superior del muslo. Enjuague y seque con palmaditas suaves. Pida al residente que se voltee sobre su costado. Lave, enjuague y seque los glúteos y el área del ano. Limpie el área del ano sin contaminar el área del perineo.

14. **Voltee al residente sobre su costado hacia el lado contrario a usted. Remueva el protector de cama húmedo después de secar los glúteos.**

15. **Coloque un protector de cama seco debajo del residente.**
    Evita que la ropa de cama se moje.

16. **Reacomode al residente.**

17. **Vuelva a colocar las cobijas superiores de la cama. Remueva la sábana de baño.**

18. **Coloque la ropa de cama, la ropa del residente y los protectores de cama sucios en los contenedores apropiados.**

19. **Vacíe, enjuague y limpie la vasija. Guárdela en el lugar apropiado.**

20. **Quítese los guantes y tírelos apropiadamente.**

21. **Regrese la cama al nivel apropiado. Remueva las medidas de privacidad.**
    Bajar la cama brinda seguridad.

22. **Coloque el botón de llamadas al alcance del residente.**
    Permite que el residente se comunique con el personal, cuando sea necesario.

23. **Lávese las manos.**
    Provee el control de infecciones.

24. **Reporte a la enfermera cualquier cambio en el residente.**
    Esto brinda información a la enfermera para evaluar al residente.

25. **Documente el procedimiento utilizando la guía de procedimientos de la institución.**
    Lo que usted escriba es un registro legal de lo que usted hizo. Si usted no lo documenta, legalmente no pasó.

👁 *Cuando lave el área perineal, use un área limpia de la toallita de tela o una toallita limpia para cada movimiento.*

Estreñimiento es la eliminación difícil y, en ocasiones, dolorosa de excremento duro y seco. El estreñimiento ocurre cuando las heces fecales se mueven muy despacio por el intestino. Esto puede ser resultado de ingerir pocos fluidos, tener una mala dieta, inactividad, medicamento, envejecimiento, enfermedades o ignorar la necesidad de evacuar. Los signos de estreñimiento incluyen inflamación abdominal, gases, irritabilidad y registros que no presentan defecación reciente.

El tratamiento frecuentemente incluye incrementar la cantidad de fibra ingerida, incrementar la ingestión de fluidos y el nivel de actividades y posiblemente medicamento. Se puede ordenar un enema o un supositorio. Un **enema** es una cantidad específica de agua introducida por el colon para eliminar el excremento. Un **supositorio** es un medicamento que se aplica por el recto para causar la defecación. Si se le permite a usted y si tiene entrenamiento para hacerlo, siga las reglas de la institución para ayudar con estos tratamientos.

Una **impactación fecal** es el resultado de estreñimiento no aliviado. Es excremento duro atorado en el recto que no puede ser expulsado. Los síntomas incluyen no defecar por varios días y escurrimiento de excremento líquido. También se pueden presentar dolores abdominales, inflamación abdominal, vómito y dolor en el recto. Cuando se presenta una impactación, un proveedor del cuidado de la salud insertará uno o dos dedos de la mano con guantes en el recto y romperá la masa en fragmentos para que pueda pasar después.

Unidad 7. Identificar la guía de procedimientos para un buen cuidado de la piel

La inmovilidad reduce la cantidad de sangre que circula por la piel. Los residentes que tienen menos movilidad tienen mayor riesgo de deterioro de la piel por puntos de presión. Los **puntos de presión** son áreas del cuerpo que soportan la mayoría del peso. Los puntos de presión se localizan principalmente en prominencias óseas. Las **prominencias óseas** son áreas del cuerpo donde el hueso queda cerca de la piel, incluyendo codos, omóplatos, el hueso del cóccix, huesos de las caderas, tobillos, talones y la parte trasera de la cabeza y cuello (nuca). Aquí la piel se encuentra en mayor riesgo de heridas en la piel.

Otras áreas de riesgo son los oídos, el área bajo los senos y el escroto (Fig. 5-37). La presión en estas áreas reduce la circulación disminuyendo la cantidad de oxígeno que reciben las células. El calor y la humedad también afectan las heridas en la piel. Una vez que la superficie de la piel se ha debilitado, los patógenos pueden invadir y causar infecciones. Cuando ocurren las infecciones, el proceso de curación es más lento.

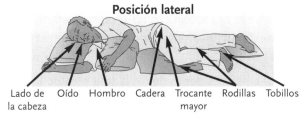

Posición lateral

Lado de la cabeza · Oído · Hombro · Cadera · Trocante mayor · Rodillas · Tobillos

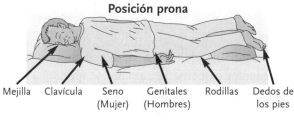

Posición prona

Mejilla · Clavícula · Seno (Mujer) · Genitales (Hombres) · Rodillas · Dedos de los pies

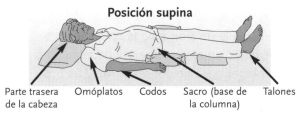

Posición supina

Parte trasera de la cabeza · Omóplatos · Codos · Sacro (base de la columna) · Talones

Fig. 5-37. Zona de peligros para las úlceras por presión.

Cuando la piel comienza a abrirse, se pone pálida, blanca o con enrojecimiento. La piel oscura puede verse morada. El residente puede tener una sensación de hormigueo o ardor en el área. Esta decoloración no se quita, aunque se cambie la posición del residente. Si se permite que la presión continúe, el área se deteriorará aún más o se romperá. La herida que resulte de esto se le conoce como **úlceras por presión**, llaga por presión, úlceras de cama o úlcera por decúbito.

Una vez que una úlcera por presión se forma, puede hacerse más grande, más profunda y puede infectarse. La mayoría de las úlceras por presión se desarrollan en unas cuantas semanas después de haber sido admitido en una casa de reposo. Las úlceras por presión son dolorosas y difíciles de sanar. Pueden tener como resultado una infección que pone en riesgo la vida. La prevención es muy importante.

Existen cuatro etapas aceptadas para las úlceras por presión (Fig. 5-38):

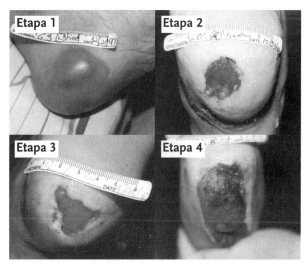

Fig. 5-38. Las úlceras por presión son clasificadas en cuatro etapas. (Fotografías cortesía del Dr. Tamara D. Fishman y del Instituto "The Wound Care Institute, Inc.")

- **Etapa 1**: El área de la piel está intacta, pero existe enrojecimiento que no se alivia en 15 a 30 minutos después de haber removido la presión.

- **Etapa 2**: Pérdida parcial de la piel involucrando la capa externa y/o interna de la piel. La úlcera es superficial. Parece una ampolla o un cráter superficial.

5

Técnicas para el Cuidado Personal

- **Etapa 3**: Pérdida completa de la piel involucrando daño o muerte del tejido que puede extenderse hacia abajo, pero que no afecta el tejido que cubre el músculo. La úlcera parece un cráter profundo.

- **Etapa 4**: Pérdida completa de la piel con destrucción mayor, muerte de tejido, daño al músculo, huesos o estructuras de apoyo.

Observaciones y Reportes
La piel del residente

Reporte cualquiera de los siguientes problemas al enfermero:

- áreas pálidas, blancas, enrojecidas o moradas, ampollas o moretones en la piel

- quejas de hormigueo, calor o ardor en la piel

- piel seca o con escamas

- comezón o rasguños

- sarpullido o decoloración en la piel

- inflamación

- ampollas

- fluido o escurrimiento de sangre de la piel

- piel agrietada

- heridas o úlceras en la piel

- cambios en las heridas o úlceras (tamaño, profundidad, escurrimiento, color, olor)

- enrojecimiento o grietas en la piel entre los dedos de los pies y alrededor de las uñas de los dedos de los pies

En las complexiones esqueléticas, también busque

- cualquier cambio en la sensación del tejido, cualquier cambio en la apariencia de la piel, como lo es el aspecto parecido a la "cáscara de naranja", un tono morado y áreas extremadamente secas que parecen costras que puedan estar cubriendo una grieta del tejido si se observa más de cerca

Guía de Procedimientos
Cuidado básico de la piel

- Reporte los cambios en la piel del residente.

- Brinde cuidado regular en la piel para mantenerla limpia y seca. Cuando no se brinden baños completos o se tomen baños todos los días, revise la piel del residente y brinde cuidado diario para la piel.

- Cambie la posición de los residentes inmóviles por lo menos cada dos horas.

- Brinde cuidado frecuente y completo en la piel tan seguido como sea necesario para los residentes incontinentes. También cambie la ropa del residente o la ropa de cama tan seguido como sea necesario. Revíselos cada dos horas o como sea necesario.

- No rasguñe o irrite la piel de ninguna manera. Reporte a la enfermera si un residente usa zapatos o pantuflas que causen ampollas o úlceras.

- Brinde masajes en la piel con frecuencia. Use movimientos suaves circulares para incrementar la circulación. Use poca presión o nada de presión en las áreas óseas.

- No brinde masajes en áreas blancas, rojas o moradas, ni ponga presión sobre ellas. Brinde masaje en la piel sana y el tejido que la rodea.

- Tenga cuidado durante los traslados. Evite jalar o romper la piel frágil.

Para los residentes que no se pueden mover o no pueden cambiar posiciones tan fácilmente, recuerde:

- Mantenga la sábana inferior bien ajustada y libre de arrugas. Mantenga la cama limpia sin de migajas.

- No jale al residente de un lado a otro de las sábanas durante los traslados o cuando cambie la posición. Esto causa rasgaduras, presión o fricción cuando las superficies rozan entre ellas.

- Coloque una piel de carnero, piel de gamuza o protector de cama debajo de los glúteos y espalda del residente para absorber la humedad y la transpiración que pueda acumularse y para proteger la piel de ropa de cama irritante.

- Reduzca la presión bajo las prominencias óseas. Coloque un protector de espuma o piel de carnero debajo del residente. Los protectores para talones y codos realizados de espuma o piel de carnero están disponibles (Fig. 5-39).

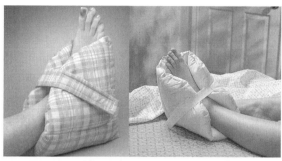

Fig. 5-39. Protectores para talones. (Reimpreso con permiso de la empresa "Briggs Corporation", 800-247-2343.)

- Una cama o silla puede suavizarse con almohadillas de flotación.

- Los residentes en sillas o sillas de ruedas también necesitan ser cambiados de posición con frecuencia. Cambie la posición de los residentes cada 15 minutos, si se encuentran en una silla de ruedas o en una silla y no puedan cambiar de posición fácilmente.

Muchos aparatos para posicionar a los residentes están disponibles para ayudar a que se sientan más cómodos y seguros.

Guía de Procedimientos
Uso de aparatos para posicionar

- Los respaldos para la espalda pueden ser almohadas regulares o almohadas de espuma especiales con forma de media luna.

- Los armazones de cama se utilizan para evitar que las cobijas de la cama ejerzan presión sobre los pies del residente.

- Utilice **sábanas de arrastre**, o sábanas para voltear, en residentes que no pueden ayudar a voltearse en la cama, a pararse o empujarse hacia arriba de la cama. Las sábanas de arrastre ayudan a prevenir daños en la piel causados por cortaduras.

- Los tableros para pies son tablas acolchonadas que se colocan frente los pies del residente para mantenerlos flexionados (Fig. 5-40).

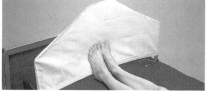

Fig. 5-40. Los tableros para pies ayudan a prevenir ulceras de presión. (Reimpreso con permiso de "Briggs Corporation", 800-247-2343.)

- Los rollos para manos evitan que los dedos se entuman (Fig. 5-41).

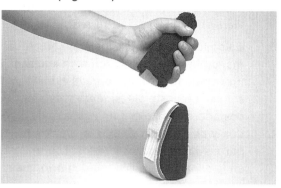

Fig. 5-41. Un rollo para manos. (Reimpreso con permiso de "Briggs Corporation", 800-247-2343.)

- Las tablillas pueden ser recetadas por una doctora para mantener las articulaciones de un residente en la posición correcta.

El equipo de encuestas revisará si el personal está tomando todos los pasos necesarios para evitar las úlceras por presión, incluyendo voltear y cambiar la posición de los residentes, ayudarles a comer y tomar líquidos y manejar los episodios de incontinencia.

Un masaje en la espalda puede ayudar a relajar a su residente. Puede hacerlo sentirse más cómodo e incrementar la circulación. Los masajes frecuentemente se brindan después de tomar un baño.

Masajes en la espalda

Equipo: sábana de algodón o toalla, loción humectante

1. **Lávese las manos.**
    Provee el control de infecciones.

2. **Identifíquese usted por su nombre.**
    Identifique al residente por su nombre.
    El residente tiene el derecho de conocer la identidad de su proveedor de cuidado. Dirigirse al residente por su nombre muestra respeto y establece la identificación correcta.

3. **Explique el procedimiento al residente.**
    Hable de manera clara, lenta y directa.
    Mantenga contacto de cara a cara cuando sea posible.
    Promueve el entendimiento y la independencia.

4. **Brinde privacidad al residente con cortinas, biombos o puertas.**
    Mantiene los derechos del residente de privacidad y dignidad.

5. Ajuste la cama a un nivel seguro para trabajar, usualmente a la altura de la cintura. Ponga el freno en las llantas de la cama.
   Previene que usted y el residente se lesionen.

6. Coloque al residente acostado sobre el estómago. Para muchos residentes ancianos es incómodo recostarse sobre el estómago. De ser así, recueste al residente sobre su costado. Cúbralo con una sábana de algodón y deje al descubierto la espalda hasta la parte superior de los glúteos. Los masajes en la espalda también pueden brindarse con el residente sentado.

7. Caliente la loción humectante colocando el envase en agua tibia durante cinco minutos. Caliente sus manos colocándolas bajo la corriente de agua tibia. Póngase crema en sus manos y frótelas. Siempre ponga la loción humectante sobre sus manos en lugar de ponerla directamente en la piel del residente.
   Aumenta la comodidad del residente.

8. Coloque las manos en cada lado de la parte superior de los glúteos. Utilizando toda la palma de su mano, realice movimientos largos y suaves hacia arriba con ambas manos. Muévase a lo largo de cada lado de la columna vertebral hasta los hombros (Fig. 5-42 y 5-43). Haga un círculo hacia fuera. Regrese hacia abajo a lo largo de las orillas exteriores de la espalda. En los glúteos, haga otro círculo y mueva las manos para subir de nuevo a los hombros. Sin quitar las manos de la piel del residente, repita estos movimientos de tres a cinco minutos.
   Los movimientos largos hacia arriba liberan tensión muscular; los movimientos circulares aumentan la circulación en los músculos.

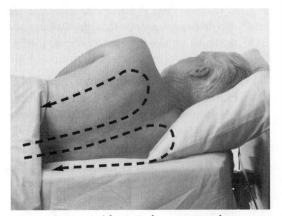

Fig. 5-42. Un residente sobre su costado.

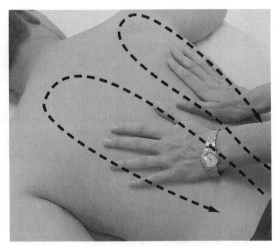

Fig. 5-43. Un residente sobre su estómago.

9. Realice el masaje con los dos primeros dedos de cada mano y con los pulgares. Colóquelos en la base de la columna vertebral. Muévalos juntos hacia arriba a lo largo de cada lado de la columna. Aplique una presión suave hacia abajo con los dedos y pulgares. Siga la misma dirección de los movimientos largos suaves, haciendo círculos en los hombros y glúteos.

10. Suavemente realice el masaje en las áreas óseas (columna vertebral, omóplatos, huesos de la cadera). Utilice movimientos circulares con las puntas de los dedos. Si cualquiera de estas áreas está roja, no brinde el masaje sobre dicha zona, hágalo alrededor.
    El enrojecimiento indica que la piel ya está irritada y frágil.

11. Termine con varios movimientos largos y suaves.

12. Seque la espalda si queda loción humectante sin absorber.

13. Ayude al residente a vestirse.

14. Remueva la sábana.

15. Guarde el material. Coloque la ropa del residente y la ropa de cama sucia en los contenedores apropiados.

16. Regrese la cama a una posición apropiada. Remueva las medidas de privacidad.
    Bajar la cama brinda seguridad al residente.

17. Antes de salir de la habitación, coloque el botón de llamadas al alcance del residente.
    Permite que el residente se comunique con el personal, cuando sea necesario.

18. Lávese las manos.
    Provee el control de infecciones.

19. Reporte a la enfermera cualquier cambio en el residente.

Esto brinda información a la enfermera para evaluar al residente.

20. Documente el procedimiento utilizando la guía de procedimientos de la institución.

Lo que usted escriba es un registro legal de lo que usted hizo. Si usted no lo documenta, legalmente no pasó.

Unidad 8. Explicar la guía de procedimientos para posicionar y trasladar residentes de manera segura

Posicionar significa ayudar a los residentes a colocarse en posiciones que sean cómodas y saludables para ellos. Los residentes que no se pueden mover de la cama deben ser reposicionados al menos cada dos horas. Siga el plan de cuidado y siempre revise si la piel presenta signos de irritación cada vez que cambie la posición de un residente.

Ayudar al residente a moverse hacia arriba de la cama

1. Lávese las manos.
Provee el control de infecciones.

2. Identifíquese usted por su nombre. Identifique al residente por su nombre.
El residente tiene el derecho de conocer la identidad de su proveedor de cuidado. Dirigirse al residente por su nombre muestra respeto y establece la identificación correcta.

3. Explique el procedimiento al residente. Hable de manera clara, lenta y directa. Mantenga contacto de cara a cara cuando sea posible.
Promueve el entendimiento y la independencia.

4. Brinde privacidad al residente con cortinas, biombos o puertas.
Mantiene los derechos del residente de privacidad y dignidad.

5. Ajuste la cama a un nivel seguro para trabajar, usualmente a la altura de la cintura. Ponga el freno en las llantas de la cama.
Previene que usted y el residente se lesionen.

6. Baje la cabecera de la cama. Mueva la almohada hacia la cabecera de la cama.
Cuando la cama se encuentra plana, el residente puede ser movido sin ir contra la gravedad. La al-

mohada evita lesiones en caso en que un residente se golpee en la cabecera de la cama.

7. Baje el barandal lateral (si aún no está hacia abajo) en el lado más cercano a usted.

8. Párese al lado de la cama con los pies separados y de frente al residente.

9. Coloque un brazo por debajo de los omóplatos del residente. Coloque el otro brazo bajo los muslos del residente. Use una buena mecánica corporal.
Colocar su brazo bajo el cuello del residente podría causar una lesión.

10. Pida al residente que doble las rodillas, apoye los pies sobre el colchón y empuje los pies a la cuenta de tres.
Esto permite que el residente ayude tanto como sea posible y reduce tensión sobre usted.

11. A la cuenta de tres, cambie el peso del cuerpo. Mueva al residente mientras que el residente se empuja con los pies (Fig. 5-44).
La comunicación ayuda que el residente le ayude a usted.

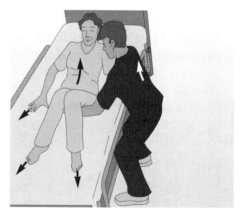

Fig. 5-44.

12. Coloque la almohada bajo la cabeza del residente.
Brinda comodidad al residente.

13. Regrese la cama a una posición apropiada. Remueva las medidas de privacidad.
Bajar la cama brinda seguridad al residente.

14. Antes de salir de la habitación, coloque el botón de llamadas al alcance del residente.
Permite que el residente se comunique con el personal, cuando sea necesario.

15. Lávese las manos.
Provee el control de infecciones.

16. Reporte a la enfermera cualquier cambio en el residente.
Esto brinda información a la enfermera para evaluar al residente.

17. **Documente el procedimiento utilizando la guía de procedimientos de la institución.**
Lo que usted escriba es un registro legal de lo que usted hizo. Si usted no lo documenta, legalmente no pasó.

Mover un residente hacia un lado de la cama

1. **Lávese las manos.**
Provee el control de infecciones.

2. **Identifíquese usted por su nombre. Identifique al residente por su nombre.**
El residente tiene el derecho de conocer la identidad de su proveedor de cuidado. Dirigirse al residente por su nombre muestra respeto y establece la identificación correcta.

3. **Explique el procedimiento al residente. Hable de manera clara, lenta y directa. Mantenga contacto de cara a cara cuando sea posible.**
Promueve el entendimiento y la independencia.

4. **Brinde privacidad al residente con cortinas, biombos o puertas.**
Mantiene los derechos del residente de privacidad y dignidad.

5. **Ajuste la cama a un nivel seguro para trabajar, usualmente a la altura de la cintura. Ponga el freno en las llantas de la cama. (Fig. 5-45)**
Previene que usted y el residente se lesionen.

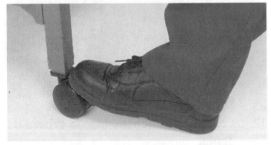

Fig. 5-45. Siempre ponga el freno en las llantas de la cama antes de cambiar la posición del residente en la cama o de trasladarlo hacia la cama o desde la cama.

6. **Baje la cabecera de la cama.**
Cuando la cama se encuentre plana, el residente se puede mover sin ir contra la gravedad.

7. **Suavemente deslice sus manos bajo la cabeza y hombros y muévalo hacia donde está usted (Fig. 5-46). Suavemente deslice sus manos bajo la sección media y muévalo hacia usted. Suavemente deslice sus manos bajo las caderas y piernas y muévalos hacia donde está usted (Fig. 5-47).**
Protege la piel del residente.

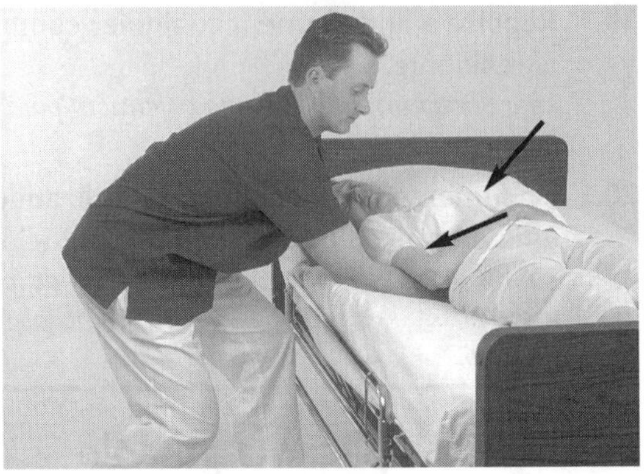

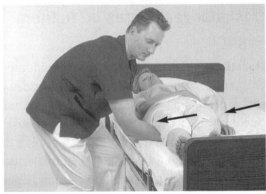

Fig. 5-46.

Fig. 5-47.

8. **Regrese la cama al nivel apropiado. Remueva las medidas de privacidad.**
Bajar la cama brinda seguridad al residente.

9. **Antes de salir de la habitación, coloque el botón de llamadas al alcance del residente.**
Permite que el residente se comunique con el personal, cuando sea necesario.

10. **Lávese las manos.**
Provee el control de infecciones.

11. **Reporte a la enfermera cualquier cambio en el residente.**
Esto brinda información a la enfermera para evaluar al residente.

12. **Documente el procedimiento utilizando la guía de procedimientos de la institución.**
Lo que usted escriba es un registro legal de lo que usted hizo. Si usted no lo documenta, legalmente no pasó.

Voltear a un residente

1. **Lávese las manos.**
Provee el control de infecciones.

2. **Identifíquese usted por su nombre. Identifique al residente por su nombre.**
El residente tiene el derecho de conocer la identidad de su proveedor de cuidado. Dirigirse al residente por su nombre muestra respeto y establece la identificación correcta.

3. Explique el procedimiento al residente.
Hable de manera clara, lenta y directa.
Mantenga contacto de cara a cara cuando
sea posible.
Promueve el entendimiento y la independencia.

4. Brinde privacidad al residente con cortinas,
biombos o puertas.
*Mantiene los derechos del residente de privacidad y
dignidad.*

5. Ajuste la cama a un nivel seguro para traba-
jar, usualmente a la altura de la cintura.
Ponga el freno en las llantas de la cama.
Previene que usted y el residente se lesionen.

6. Baje la cabecera de la cama.
*Cuando la cama está plana, se puede mover al re-
sidente sin ir contra la gravedad.*

7. Párese al lado opuesto de la cama hacia
donde será volteada la persona. El barandal
de la cama del lado más lejano a usted
debe estar levantado.

8. Baje el barandal de la cama del lado donde
se encuentra usted, si acaso está levantado.

9. Mueva al residente hacia el lado de la cama
más cercano a usted utilizando el procedimiento anterior.
Coloca al residente en posición para voltearlo.

**Voltear al residente hacia el lado contrario a
usted:**

10. Cruce el brazo del residente sobre su pecho.
Quite el brazo del lado sobre el cual el residente va a ser volteado. Cruce la pierna del
lado más cercano a usted sobre la pierna
del lado contrario a usted. (Fig. 5-48).

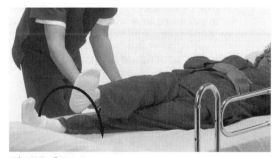

Fig. 5-48.

a. Párese con sus pies separados aproximadamente 12 pulgadas. Doble sus rodillas.
*Reduce el riesgo de lesiones. Promueve buena
mecánica corporal.*

b. Coloque una mano sobre el hombro del
residente. Coloque la otra mano sobre la
cadera del residente más cercana.

c. Suavemente empuje al residente hacia el
otro lado de la cama. Cambie el peso de su
cuerpo de la pierna de atrás hacia la parte
de adelante (Fig. 5-49).

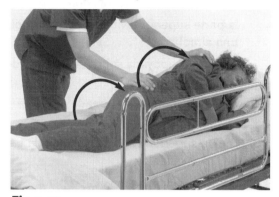

Fig. 5-49.

Voltear a un residente hacia usted:

10. Cruce el brazo del residente sobre su pecho.
Quite el brazo del lado sobre el cual el residente va a ser volteado. Cruce la pierna del
lado contrario a usted sobre la pierna del
lado más cercano a usted.

a. Párese con sus pies separados aproximadamente 12 pulgadas. Doble sus rodillas.
*Reduce el riesgo de lesiones. Promueve buena
mecánica corporal.*

b. Coloque una mano sobre el hombro del
residente en el lado contrario a usted.
Coloque la otra mano sobre la cadera del
residente del lado contrario a usted.

c. Suavemente ruede al residente hacia
usted (Fig. 5-50). Su cuerpo bloqueará al
residente y evitará que se caiga de la cama.

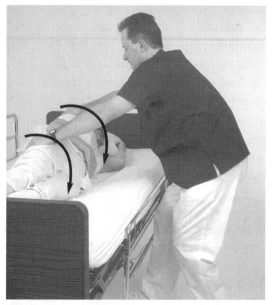

Fig. 5-50.

11. **Posicione al residente de manera apropiada:**
- **la cabeza apoyada en una almohada**
- **el hombro acomodado de tal manera que el residente no se acueste sobre el brazo**
- **la parte superior del brazo apoyada sobre una almohada**
- **la espalda apoyada sobre un aparato de apoyo**
- **la rodilla superior flexionada**
- **el aparato de apoyo entre las piernas con la rodilla superior flexionada; la rodilla y el tobillo apoyados**

12. **Regrese la cama al nivel apropiado. Remueva las medidas de privacidad.**
Bajar la cama brinda seguridad para el residente.

13. **Antes de salir de la habitación, coloque el botón de llamadas al alcance del residente.**
Permite que el residente se comunique con el personal, cuando sea necesario.

14. **Lávese las manos.**
Provee el control de infecciones.

15. **Reporte a la enfermera cualquier cambio en el residente.**
Esto brinda información a la enfermera para evaluar al residente.

16. **Documente el procedimiento utilizando la guía de procedimientos de la institución.**
Lo que usted escriba es un registro legal de lo que usted hizo. Si usted no lo documenta, legalmente no pasó.

Girar significa mover a un residente como una unidad (una sola pieza) sin alterar la alineación del cuerpo. La cabeza, espalda y piernas deben mantenerse en una línea derecha. Esto es necesario en los casos con problemas de espalda o cuello, lesiones en la columna vertebral o cirugías de cadera o espalda. Una sábana de arrastre ayuda con el movimiento. Una sábana de arrastre es una sábana adicional que se coloca sobre la sábana inferior cuando se tiende la cama.

Girar a un residente con ayuda de un compañero

Equipo: sábana de arrastre, compañero de trabajo

1. **Lávese las manos.**
Provee el control de infecciones.

2. **Identifíquese usted por su nombre. Identifique al residente por su nombre.**
El residente tiene el derecho de conocer la identidad de su proveedor de cuidado. Dirigirse al residente por su nombre muestra respeto y establece la identificación correcta.

3. **Explique el procedimiento al residente. Hable de manera clara, lenta y directa. Mantenga contacto de cara a cara cuando sea posible.**
Promueve el entendimiento y la independencia.

4. **Brinde privacidad al residente con cortinas, biombos o puertas.**
Mantiene los derechos del residente de privacidad y dignidad.

5. **Ajuste la cama a un nivel seguro para trabajar, usualmente a la altura de la cintura. Ponga el freno en las llantas de la cama.**
Previene que usted y el residente se lesionen.

6. **Baje la cabecera de la cama.**
Cuando la cama está plana, se puede mover al residente sin ir contra la gravedad.

7. **Baje el barandal lateral del lado más cercano a usted.**

8. **Los dos compañeros de trabajo deben pararse en el mismo lado de la cama. Una persona se para a la altura de la cabeza y hombros del residente y la otra persona cerca de la parte media del residente.**

9. **Coloque los brazos del residente a través de su pecho. Coloque una almohada entre sus rodillas.**

10. **Párese con sus pies separados aproximadamente 12 pulgadas. Doble sus rodillas.**
Reduce el riesgo de lesiones. Promueve buena mecánica corporal.

11. **Agarre la sábana de arrastre del lado contrario a usted (Fig. 5-51).**

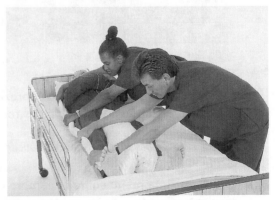

Fig. 5-51.

12. **A la cuenta de tres, suavemente ruede al residente hacia usted. Voltee al residente como una unidad (Fig. 5-52).**

    Trabajen juntos por la seguridad de ustedes y del residente.

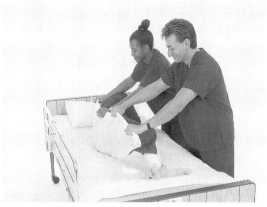

Fig. 5-52.

13. **Reacomode al residente en una posición cómoda.**

    Mantiene la alineación.

14. **Regrese la cama al nivel apropiado. Remueva las medidas de privacidad.**

    Bajar la cama brinda seguridad para el residente.

15. **Antes de salir de la habitación, coloque el botón de llamadas al alcance del residente.**

    Permite que el residente se comunique con el personal, cuando sea necesario.

16. **Lávese las manos.**

    Provee el control de infecciones.

17. **Reporte a la enfermera cualquier cambio en el residente.**

    Esto brinda información a la enfermera para evaluar al residente.

18. **Documente el procedimiento utilizando la guía de procedimientos de la institución.**

    Lo que usted escriba es un registro legal de lo que usted hizo. Si usted no lo documenta, legalmente no pasó.

Antes de levantar a un residente que ha estado acostado, la persona debe quedar colgando. **Quedar colgando** significa sentarse con los pies colgando sobre un lado de la cama para volver a tener balance.

Ayudar a un residente a sentarse a un lado de la cama: quedar colgando

1. **Lávese las manos.**

Provee el control de infecciones.

2. **Identifíquese usted por su nombre. Identifique al residente por su nombre.**

   El residente tiene el derecho de conocer la identidad de su proveedor de cuidado. Dirigirse al residente por su nombre muestra respeto y establece la identificación correcta.

3. **Explique el procedimiento al residente. Hable de manera clara, lenta y directa. Mantenga contacto de cara a cara cuando sea posible.**

   Promueve el entendimiento y la independencia.

4. **Brinde privacidad al residente con cortinas, biombos o puertas.**

   Mantiene los derechos del residente de privacidad y dignidad.

5. **Ajuste la altura de la cama a la posición más baja. Ponga el freno en las llantas de la cama.**

   Permite que los pies del residente toquen el piso cuando se siente. Reduce la posibilidad de lesiones si el residente se cae.

6. **Levante la cabecera de la cama para que el residente se siente.**

   El residente se puede mover sin ir en contra de la gravedad.

7. **Coloque un brazo debajo de los omóplatos del residente. Coloque el otro brazo debajo de los muslos del residente (Fig. 5-53).**

   Colocar su brazo debajo del cuello del residente puede causar lesiones.

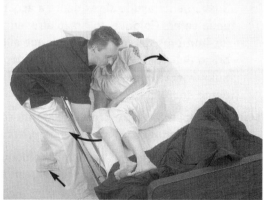

Fig. 5-53.

8. **A la cuenta de tres, voltee lentamente al residente para que se siente con las piernas colgando sobre el lado de la cama (Fig. 5-54).**

   La comunicación ayuda a que el residente le ayude a usted.

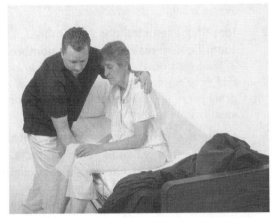

Fig. 5-54.

9. **Pida al residente que se sostenga de la orilla del colchón con ambas manos. Ayude al residente a ponerse zapatos o pantuflas anti-derrapantes.**
   Evita que se deslice en el piso y protege los pies del residente de contaminación.

10. **Pida al residente que permanezca con los pies colgando durante todo el tiempo que se indique. Quédese con el residente en todo momento. Revise si se presentan mareos. Si el residente se marea o desmaya, ayude a que se acueste de nuevo. Informe de inmediato a la enfermera.**
    El cambio de posición puede causar mareos debido a una disminución de la presión sanguínea.

11. **Tome los signos vitales como se indique (capítulo 6).**

12. **Quite las pantuflas o zapatos.**

13. **Suavemente ayude al residente a acostarse en la cama. Coloque un brazo alrededor de los hombros del residente. Coloque el otro brazo debajo de las rodillas del residente. Suavemente haga girar las piernas del residente sobre la cama.**

14. **Asegúrese que el residente se sienta cómodo. Remueva las medidas de privacidad.**

15. **Antes de salir de la habitación, coloque el botón de llamadas al alcance del residente.**
    Permite que el residente se comunique con el personal, cuando sea necesario.

16. **Lávese las manos.**
    Provee el control de infecciones.

17. **Reporte a la enfermera cualquier cambio en el residente.**
    Esto brinda información a la enfermera para evaluar al residente.

18. **Documente el procedimiento utilizando la guía de procedimientos de la institución.**
    Lo que usted escriba es un registro legal de lo que usted hizo. Si usted no lo documenta, legalmente no pasó.

Los traslados permiten que un residente se mueva de un lugar a otro. Un ejemplo de un traslado es moverlo de la cama a la silla o al baño. Una de las consideraciones más importantes durante la transferencia de un residente es la seguridad. En el 2002, OSHA anunció una guía nueva de procedimientos ergonómicos para traslados. La **ergonomía** es la práctica del diseño de equipo y tareas de trabajo que correspondan con las habilidades del trabajador. OSHA ahora recomienda que el levantamiento manual de residentes sea reducido en todos los casos y eliminado cuando sea posible. Los traslados, reacomodos y levantamientos manuales de residentes pueden aumentar los riesgos de lesiones y dolores. Para las instituciones, esto significa comprar equipo para ayudar a los asistentes a realizar estas tareas. Para las NA, esto significa utilizar el equipo de manera apropiada. Siempre pida ayuda cuando la necesite.

Algunos traslados requieren el uso de aparatos. Un **cinturón de traslado** es un aparato de seguridad que se utiliza para trasladar residentes que están débiles, inestables o con mala coordinación. Se le llama "cinturón para la marcha" cuando se utiliza para ayudar a los residentes a caminar. El cinturón está hecho de lona o algún otro material pesado y algunas veces tiene agarraderas. Se coloca en la cintura del residente por fuera de su ropa. Cuando se pone un cinturón de traslado, deje espacio suficiente para meter cuatro dedos por debajo del cinturón; éste brinda algo firme de dónde agarrarse. Los cinturones de traslado no pueden usarse si el residente tiene huesos frágiles o fracturas recientes.

Un tablero para traslado o deslizamiento puede ser utilizado para ayudar a trasladar residentes que no puedan soportar peso con sus piernas. Los tableros para deslizamiento pueden ser utilizados para casi cualquier traslado que involucra mover a un residente que está sentado hacia otra posición. Esto incluye traslados de una cama a una silla (Fig. 5-55).

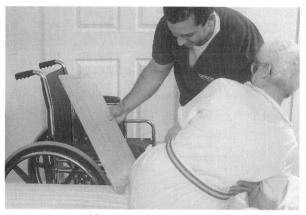

Fig. 5-55. Un tablero para traslado o deslizamiento.

Sillas de ruedas/sillas geriátricas

- Aprenda la manera en que funciona una silla de ruedas. Usted debe saber la manera de aplicar y liberar el freno y la manera de usar los apoyos para brazos y pies (descansabrazos y descansapies). La silla de ruedas debe tener el freno en las llantas antes de ayudar a que un residente se siente o se levante (Fig. 5-56). Después de un traslado, se debe quitar el freno a la silla de ruedas.

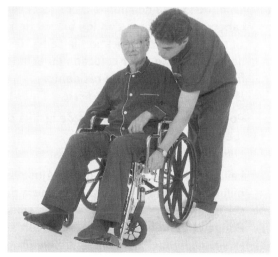

Fig. 5-56. Usted siempre debe de poner el freno en la silla de ruedas antes de que un residente se siente o se levante.

- Para abrir una silla de ruedas estándar, jale ambos lados. Separe los descansabrazos y presione el asiento para que quede plano. Para cerrar la silla de ruedas, levante el centro del asiento. Jale hacia arriba hasta que la silla se colapse.

- Cuando maneje los apoyos para brazos y pies, tenga mucho cuidado de prevenir lesiones o cortadas en la piel. Para remover un descan-

sabrazos, presione el botón que usualmente se encuentra al lado del descansabrazos y levántelo. Para colocar un descansabrazos, ponga en línea los botones. Deslice en su lugar hasta que los botones enganchen. Para remover un descansapie, ubique la palanca, jálela hacia atrás y saque el descansapie de las perillas (Fig. 5-57). Para volver a colocar los descansapies, ponga en línea las perillas y deslice los descansapies hasta que enganchen.

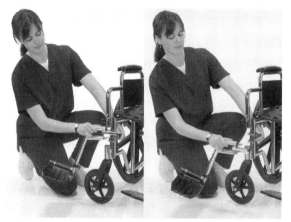

Fig. 5-57. Removiendo los descansapies.

- Para levantar o bajar un descansapie, apoye las piernas o pies. Apriete la palanca y jale hacia arriba o empuje hacia abajo.

- Asegúrese que el residente se encuentre seguro y cómodo durante los traslados. Cuando baje una de la rampa, vaya hacia atrás (o de espaldas). El residente debe ver hacia la parte superior de la rampa, también avanzando hacia atrás. Cuando utilice un elevador, voltee la silla antes de entrar para que el residente vea hacia delante en el elevador.

- Si el residente necesita ser regresado a la silla de ruedas o silla geriátrica (geri-silla), vaya hacia la parte trasera de la silla. Suavemente extiéndase hacia delante y por abajo de los brazos del residente. Pida al residente que coloque sus pies en el piso y se empuje hacia arriba. Suavemente jale al residente hacia arriba en la silla mientras que el residente se empuja, o pida a otro empleado que le ayude con el movimiento.

- La charola o bandeja de las geri-sillas puede ser pesada. Tenga precaución cuando levante o baje esta mesita. No aplaste los dedos del residente o los suyos con la mesita cuando la coloque o la quite. Una bandeja con llave en una geri-silla se considera una restricción. Usted debe tener una orden del doctor para usarla. Se debe quitar cada dos horas para cambiar la posición del residente.

- Pregunte al residente la manera en que usted puede ayudar con la silla de ruedas. Puede ser que algunos residentes sólo quieran que usted traiga la silla y la coloque al lado de la cama, mientras que otros puedan necesitar que usted se involucre más.

Caídas

Cuando un residente se cae:

- Extienda su postura y acerque el cuerpo del resiente cerca de usted para aminorar la caída. Doble sus rodillas y apoye al residente mientras que usted lo baja hacia el piso (Fig. 5-58).

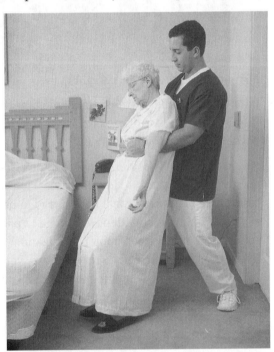

Fig. 5-58. Mantener una base amplia de apoyo le ayudará a apoyar a un residente que se está cayendo.

- No trate de dar marcha atrás o detener una caída. Usted o el residente puede sufrir lesiones peores si usted trata de detenerla en lugar de aminorarla.

- Pida ayuda. No intente levantar al residente después de la caída. Siga las reglas de la institución. Tome los signos vitales del residente y reporte la caída al enfermero para que pueda preparar el reporte sobre el incidente.

Trasladar a un residente de la cama a la silla de ruedas

Equipo: silla de ruedas, cinturón de traslado, calzado anti-derrapante

1. **Lávese las manos.**
   Provee el control de infecciones.

2. **Identifíquese usted por su nombre. Identifique al residente por su nombre.**
   El residente tiene el derecho de conocer la identidad de su proveedor de cuidado. Dirigirse al residente por su nombre muestra respeto y establece la identificación correcta.

3. **Explique el procedimiento al residente. Hable de manera clara, lenta y directa. Mantenga contacto de cara a cara cuando sea posible.**
   Promueve el entendimiento y la independencia.

4. **Brinde privacidad al residente con cortinas, biombos o puertas.**
   Mantiene los derechos del residente de privacidad y dignidad.

5. **Mueva los descansapies de la silla de ruedas cerca a la cama.**

6. **Coloque la silla de ruedas cerca de la cabecera de la cama con los brazos de la silla de ruedas casi tocando la cama. La silla de ruedas debe estar colocada en el lado fuerte o no afectado del residente.**
   El lado no afectado aguanta el peso.

7. **Ponga el freno en las llantas de la silla de ruedas.**
   El freno de las llantas evita que la silla se mueva.

8. **Levante la cabecera de la cama. Ajuste el nivel de la cama. La altura de la cama debe ser igual o un poco más alta que la silla. Ponga el freno en las llantas de la cama.**
   Previene que usted y el residente se lesionen.

9. **Ayude al residente a sentarse con los pies planos en el piso.**

10. **Ponga calzado anti-derrapante en el residente y abroche firmemente.**
    Promueve la seguridad del residente. Reduce el riesgo de caídas.

11. ***Con un cinturón para traslado (de marcha):***

    a. Párese frente al residente.

    b. Párese con los pies separados aproximadamente 12 pulgadas. Doble sus rodillas.
    Reduce el riesgo de lesiones. Promueve una buena mecánica corporal.

c. Coloque el cinturón alrededor de la cintura del residente. Agarre el cinturón firmemente de ambos lados.

Sin cinturón para traslado:

a. Párese frente al residente.

b. Párese con los pies separados aproximadamente 12 pulgadas. Doble sus rodillas.
Reduce el riesgo de lesiones. Promueve una buena mecánica corporal.

c. Coloque sus brazos alrededor del torso del residente, debajo de los brazos. Pida al residente que coloque sus manos sobre sus hombros, de ser posible, o utilice la cama para empujarse hacia arriba.

12. Brinde instrucciones para permitir que el residente ayude con el traslado. Las instrucciones pueden incluir:

"Cuando comience a pararse, empuje con sus manos en contra de la cama."

"Una vez que esté parado, si usted puede, tome unos pequeños pasos hacia la dirección de la silla."

"Una vez que se encuentre parado, alcance la silla con su mano fuerte."

13. Con sus piernas, sujete la parte inferior de las piernas del resiente para evitar que se resbale (Fig. 5-59).

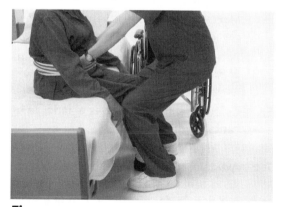

Fig. 5-59.

14. Cuente hasta tres para alertar al residente.

15. A la cuenta de tres, ayude a pararse al residente lentamente.
La comunicación ayuda a que el residente le ayude a usted.

16. Ayude al residente a girar hacia el frente de la silla de ruedas con la parte trasera de las piernas del residente contra la silla de ruedas (Fig. 5-60).
Girar es más seguro que torcerse.

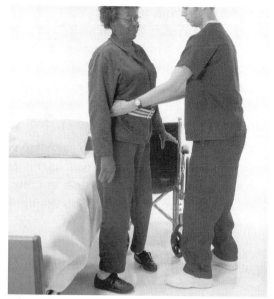

Fig. 5-60.

17. Pida al residente que coloque sus manos sobre los descansabrazos de la silla de ruedas, si puede.

18. Suavemente baje al residente hacia la silla

19. Cambie la posición del residente con las caderas tocando la parte trasera de la silla de ruedas. Remueva el cinturón de traslado, si se utilizó.
Utilizar el asiento completo de la silla es la posición más segura.

20. Coloque los descansapies. Coloque los pies del residente sobre los descansapies.
Protege los pies y tobillos.

21. Remueva las medidas de privacidad.

22. Antes de salir de la habitación, coloque el botón de llamadas al alcance del residente.
Permite que el residente se comunique con el personal, cuando sea necesario.

23. Lávese las manos.
Provee el control de infecciones.

24. Reporte a la enfermera cualquier cambio en el residente.
Esto brinda información a la enfermera para evaluar al residente.

25. Documente el procedimiento utilizando la guía de procedimientos de la institución.
Lo que usted escriba es un registro legal de lo que usted hizo. Si usted no lo documenta, legalmente no pasó.

👁 *Usted debe poner freno en las llantas tanto de la silla de ruedas como de la cama antes del traslado.*

5

Técnicas para el Cuidado Personal

Elevadores mecánicos

Usted puede ayudar al residente con muchos tipos de traslados utilizando un elevador mecánico o hidráulico, si usted ha recibido entrenamiento para hacerlo. Este elevador evita el uso y desgaste de su cuerpo. Los elevadores ayudan a evitar lesiones a usted y al residente.

- Nunca utilice equipo para el cual usted nunca ha recibido entrenamiento para usarlo. Usted o el residente pueden lastimarse si utiliza el equipo de elevadores mecánicos inapropiadamente.

- Existen muchos tipos diferentes de elevadores mecánicos (Fig. 5-61). Los nombres de estos elevadores varían. Algunos de los nombres que usted puede escuchar son: "hidráulico", "eléctrico", "fijo", "trabajo pesado", "alberca o baño", etc. Usted debe tener entrenamiento sobre los elevadores específicos que usted utilizará. Usar estos aparatos ayuda a evitar lesiones comunes en el lugar de trabajo. Siga el plan de cuidado. Utilice correctamente el equipo brindado, de acuerdo con las reglas de la institución. Algunas instituciones pueden requerir dos proveedores del cuidado para ayudar cuando se utilice un elevador específico.

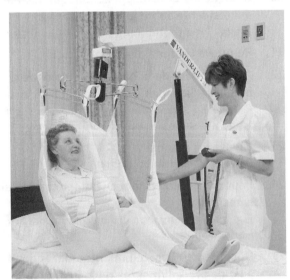

Fig. 5-61. Éste es sólo un tipo de elevador mecánico. (Fotografía cortesía de "VANCARE Inc.", 800-694-4525.)

Algunas instituciones requieren dos empleados para todos los traslados en los que se usen ele-

vadores mecánicos. Siga las reglas de la institución.

Trasladar a un residente utilizando un elevador mecánico

Este es un procedimiento básico para trasladar a un residente utilizando un elevador mecánico con el tipo de correa de transporte que se presenta en la fotografía. Otros elevadores pueden tener diferentes procedimientos.

Equipo: silla de ruedas o silla, compañero de trabajo, elevador mecánico o hidráulico

1. **Lávese las manos.**
   Provee el control de infecciones.

2. **Identifíquese usted por su nombre. Identifique al residente por su nombre.**
   El residente tiene el derecho de conocer la identidad de su proveedor de cuidado. Dirigirse al residente por su nombre muestra respeto y establece la identificación correcta.

3. **Explique el procedimiento al residente. Hable de manera clara, lenta y directa. Mantenga contacto de cara a cara cuando sea posible.**
   Promueve el entendimiento y la independencia.

4. **Brinde privacidad al residente con cortinas, biombos o puertas.**
   Mantiene los derechos del residente de privacidad y dignidad.

5. **Ponga el freno en las llantas de la cama.**
   El freno en las llantas evita que se la cama se mueva.

6. **Coloque la silla de ruedas al lado de la cama. Ponga los frenos.**
   El freno en las llantas evita que la silla se mueva.

7. **Ayude al residente a voltearse hacia un lado de la cama. Coloque la correa (columpio) por debajo del residente, con la orilla al lado de la espalda del residente. Doble como abanico, de ser necesario. Doblar como abanico significa doblar varias veces en pliegues. Haga que la parte inferior de la correa llegue al nivel de las rodillas del residente (algunas correas sólo llegan hasta la parte superior de los glúteos). Ayude al residente a rodar hacia la mitad de la cama. Extienda la orilla doblada de la correa.**

8. Mueva el elevador mecánico hacia el lado de la cama. Asegúrese que la base esté abierta en su punto más ancho. Empuje la base del elevador debajo de la cama.

9. Coloque la barra superior directamente sobre el residente.

10. Con el residente acostado sobre su espalda, coloque un par de bandas en cada lado de la correa. Coloque un par de bandas en la barra superior. De estar disponible, pida a un compañero de trabajo que apoye al residente en la cabeza, hombros y rodillas mientras que es levantado. Los brazos del residente deben estar doblados sobre su pecho. Si el aparato tiene ganchos tipo "S", deben estar hacia el lado contrario del residente. Asegúrese que todas las bandas estén conectadas apropiadamente.

11. Siguiendo las instrucciones del fabricante, levante al residente dos pulgadas sobre la cama. Deténgase un momento para que el residente tome balance.

12. De estar disponible, un compañero de levantamiento puede ayudar a apoyar y guiar el cuerpo del residente. Después, usted puede mover el elevador para que el residente sea colocado sobre la silla o silla de ruedas.

    Tener la ayuda de otra persona promueve la seguridad durante el traslado y reduce la posibilidad de lesiones.

13. Lentamente baje al residente hacia la silla o silla de ruedas. Empuje suavemente hacia abajo las rodillas del residente para ayudar a que el residente se siente.

14. Quite las bandas de la barra superior. Deje la correa en su lugar para trasladar de regreso a la cama (algunas correas pueden ser removidas fácilmente cuando el residente se encuentra sentado).

15. Asegúrese que el residente esté cómodamente sentado y de manera correcta en la silla o silla de ruedas. Remueva las medidas de privacidad.

16. Antes de salirse de la habitación, coloque el botón de llamadas al alcance del residente.

    Permite que el residente se comunique con el personal, cuando sea necesario.

17. Lávese las manos.

    Provee el control de infecciones.

18. Reporte a la enfermera cualquier cambio en el residente.

    Esto brinda información a la enfermera para evaluar al residente.

19. Documente el procedimiento utilizando la guía de procedimientos de la institución.

    Lo que usted escriba es un registro legal de lo que usted hizo. Si usted no lo documenta, legalmente no pasó.

Técnicas para el Cuidado Personal

5

seis
Técnicas Básicas de Enfermería

Unidad 1. Explicar la admisión, el traslado y el dar de alta a un residente

Cuando un residente es admitido en una casa de reposo (asilo), el asistente de enfermería tiene un rol importante, el cual incluye el apoyar a los residentes de manera emocional. Mudarse a una casa de reposo es un cambio muy grande. Un residente puede sentir miedo, pérdida, enojo e incertidumbre. (Fig. 6-1). Debido a que el cambio es difícil, el personal debe comunicarse con los residentes; explicarles lo que deben de esperar durante el proceso; responder cualquier pregunta que haga el residente y realizar preguntas sobre las preferencias y rutinas personales del residente.

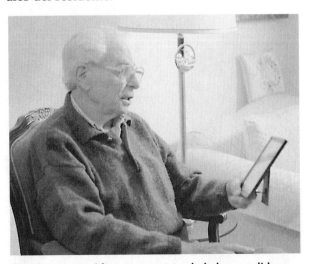

Fig. 6-1. Un residente nuevo puede haber perdido recientemente a alguien muy cercano. Sea comprensivo y escúchelo si desea hablar.

La admisión será, con frecuencia, la primera vez que usted conocerá a un residente nuevo. Éste es un momento de primeras impresiones. Asegúrese que el residente tenga una buena impresión de usted y de la institución. Su institución tendrá un procedimiento para la admisión de residentes a su nueva casa. Esta guía de procedimientos le ayudará a hacer que esta experiencia sea tan placentera y exitosa como sea posible.

Guía de Procedimientos
Admisión

- Prepare la habitación antes de que el residente llegue para que se sienta bienvenido y que lo estaban esperando. Infórmese sobre la condición del residente, como si debe quedarse en cama o si puede caminar.

- Preséntese usted mismo. Explique su trabajo y siempre llame a la persona por su nombre formal hasta que le diga cómo quiere ser llamado.

- Nunca apresure el proceso o al residente nuevo. No debe sentir que es una inconveniencia.

- Realice todos los esfuerzos posibles para asegurarse que el residente nuevo se sienta bienvenido, cómodo y querido.

- Explique la vida diaria en la institución. Ofrezca llevar al residente a tomar un recorrido por la institución (Fig. 6-2).

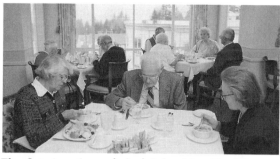

Fig. 6-2. Asegúrese de incluir la ubicación del comedor cuando lleve a un residente a un recorrido por la institución.

- Presente al residente con los otros residentes y con los empleados que usted vea (Fig. 6-3). Presente al compañero de cuarto si el residente tiene uno.

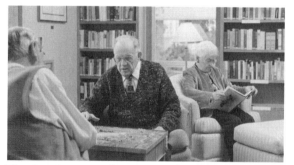

Fig. 6-3. Presente el nuevo residente a todos los otros residentes que usted vea.

- Maneje los artículos personales con mucho cuidado y respeto. Estos artículos son cosas especiales que el residente ha escogido traerse con él. Cuando organice la habitación, pregúntele lo que le gusta. Coloque los artículos personales donde el residente quiera ponerlos (Fig. 6-4).

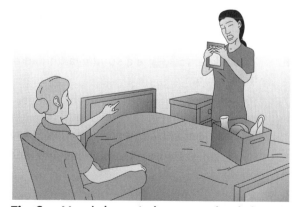

Fig. 6-4. Maneje los artículos personales de la residente con cuidado. Organice la habitación siguiendo las preferencias de la residente.

- Siga las reglas de su institución sobre sus tareas.

R☆ *Una vez que han sido admitidos, los residentes deben ser informados sobre sus derechos y se les debe entregar una copia por escrito de estos derechos, incluyendo el derecho sobre fondos personales y el derecho de presentar una queja ante la agencia estatal.*

Admisión de un residente

Equipo: puede incluir papelería de admisión (lista de tareas y forma de inventario), guantes y equipo para tomar signos vitales

Con frecuencia, el paquete de admisión incluirá un contenedor para la recolección de una muestra de orina y su bolsa de traslado, así como algunos artículos personales como vasija para baño, jarra para agua, vaso para tomar líquidos, pasta de dientes y jabón.

1. **Lávese las manos.**
   Provee el control de infecciones.

2. **Identifíquese usted por su nombre. Identifique al residente por su nombre.**
   El residente tiene el derecho de conocer la identidad de su proveedor de cuidado. Dirigirse al residente por su nombre muestra respeto y establece la identificación correcta.

3. **Explique el procedimiento al residente. Hable de manera clara, lenta y directa. Mantenga contacto de cara a cara cuando sea posible.**
   Promueve el entendimiento y la independencia.

4. **Brinde privacidad al residente con cortinas, biombos o puertas. Si la familia se encuentra presente, pídales que salgan un momento hasta que el proceso de admisión haya terminado.**
   Mantiene los derechos del residente de privacidad y dignidad.

5. **Si lo siguiente es parte de los procedimientos de la institución, realícelo:**

   Tome el peso y la altura del residente (revise la unidad 3).

   Tome los signos vitales de referencia (unidad 2). Los signos de referencia son los valores iniciales que podrán ser comparados con medidas futuras.

   Obtenga un espécimen de orina, de ser requerido (unidad 5).

   Llene la papelería. Tome un inventario de todas las pertenencias personales.

6

Técnicas Básicas de Enfermería

Ayude al residente a guardar sus pertenencias personales. Ponga etiquetas en los artículos personales siguiendo las reglas de la institución.

Brinde agua fresca.

6. **Muestre al residente dónde está la habitación y el baño. Explique la manera en que funciona la cama (y la televisión, si tiene). Muestre al residente la manera en que funciona el botón de llamadas y explique su uso.**
   Promueve la seguridad del residente.

7. **Preséntele al residente a su compañero de habitación, si tiene. Preséntele a otros residentes y a los empleados de la institución.**
   Esto hace que el residente se sienta más cómodo.

8. **Asegúrese que el residente se sienta cómodo. Remueva las medidas de privacidad.**

9. **Antes de salir de la habitación, coloque el botón de llamadas al alcance del residente.**
   Permite que el residente se comunique con el personal, cuando sea necesario.

10. **Lávese las manos.**
    Provee el control de infecciones.

11. **Documente el procedimiento utilizando la guía de procedimientos de la institución.**
    Lo que usted escriba es un registro legal de lo que usted hizo. Si usted no lo documenta, legalmente no pasó.

Los residentes pueden ser enviados a un área diferente de la institución. En caso de una enfermedad aguda, ellos pueden ser trasladados a un hospital. El cambio es difícil. Esto es especialmente cierto cuando una persona tiene una enfermedad o su condición empeora. Realice el traslado lo más tranquilo posible para el residente. Trate de disminuir el estrés. Infórmele sobre el traslado tan pronto como sea posible para que pueda comenzar a adaptarse a la idea. Explique cómo, dónde, cuándo y porqué ocurrirá el traslado.

Por ejemplo, "Sr. Jones, a usted lo vamos a cambiar a una habitación privada. Usted será trasladado a su nueva habitación en una silla de ruedas. Esto lo vamos a hacer el miércoles alrededor de las 10 de la mañana. El personal cuidará muy bien de usted y de sus cosas. Nos aseguraremos de que usted se sienta cómodo. ¿Tiene alguna pregunta?"

Los residentes con frecuencia se preocupan sobre perder sus pertenencias. Involúcrelos en el proceso de empaque, de ser apropiado; por ejemplo, permítales que vean el armario y los cajones vacíos, etc.

R∏ *Los residentes tienen el derecho de recibir notificación de cualquier cambio de habitación o compañero de habitación.*

Traslado de un residente

Equipo: puede incluir silla de ruedas, carrito para las pertenencias, el registro médico, todos los artículos de cuidado personal del residente

1. **Lávese las manos.**
   Provee el control de infecciones.

2. **Identifíquese usted por su nombre. Identifique al residente por su nombre.**
   El residente tiene el derecho de conocer la identidad de su proveedor de cuidado. Dirigirse al residente por su nombre muestra respeto y establece la identificación correcta.

3. **Explique el procedimiento al residente. Hable de manera clara, lenta y directa. Mantenga contacto de cara a cara cuando sea posible.**
   Promueve el entendimiento y la independencia.

4. **Coloque en el carrito los artículos que serán cambiados y lléveselos al lugar nuevo. Si el residente será trasladado a un hospital, las pertenencias pueden ser colocadas en un almacén temporal.**

5. **Ayude al residente a sentarse en la silla de ruedas (se puede utilizar una camilla).**

6. **Traslade al residente a su nueva unidad o habitación.**

7. **Presente a los residentes nuevos y al personal.**
   Esto hace que el residente se sienta más cómodo.

8. **Ayude al residente a guardar sus artículos personales.**

9. **Asegúrese que el residente se sienta cómodo.**

10. **Antes de salir de la habitación, coloque el botón de llamadas al alcance del residente.**
    Permite que el residente se comunique con el personal, cuando sea necesario.

11. **Lávese las manos.**
Provee el control de infecciones.

12. **Reporte a la enfermera cualquier cambio en el residente.**
Esto brinda información a la enfermera para evaluar al residente.

13. **Documente el procedimiento utilizando la guía de procedimientos de la institución.**
Lo que usted escriba es un registro legal de lo que usted hizo. Si usted no lo documenta, legalmente no pasó.

El día que se da de alta a un residente usualmente es un día feliz para el residente que se va a su casa. Usted recogerá las pertenencias del residente y las empacará. Infórmese sobre la condición del residente para ver si utilizará una silla de ruedas o una camilla. Pregunte al residente qué artículos de cuidado personal debe incluir. Sea positivo. Asegure al residente que él está listo para este importante cambio. Puede ser que él tenga dudas sobre ya no recibir el cuidado de la institución. Recuérdele que la doctora considera que está listo.

El enfermero puede cubrir la información importante con el residente y su familia. Algunas de las áreas que pueden ser mencionadas son:

• las siguientes citas con el doctor o fisioterapeuta (Fig. 6-5)

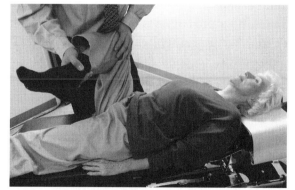

Fig. 6-5. **Después de que una residente es dada de alta, puede continuar recibiendo terapia física.**

• medicamentos

• las instrucciones del doctor sobre la ambulación

• cualquier restricción en las actividades

• ejercicios especiales para mantener al residente funcionando al nivel más alto

• cualquier requerimiento especial sobre la dieta

• recursos de la comunidad

Dar de alta a un residente

Equipo: puede incluir una silla de ruedas, carrito para las pertenencias, papelería de salida, incluyendo la lista del inventario realizado al momento de la admisión, todos los artículos del cuidado personal del residente

1. **Lávese las manos.**
Provee el control de infecciones.

2. **Identifíquese usted por su nombre. Identifique al residente por su nombre.**
El residente tiene el derecho de conocer la identidad de su proveedor de cuidado. Dirigirse al residente por su nombre muestra respeto y establece la identificación correcta.

3. **Explique el procedimiento al residente. Hable de manera clara, lenta y directa. Mantenga contacto de cara a cara cuando sea posible.**
Promueve el entendimiento y la independencia.

4. **Brinde privacidad al residente con cortinas, biombos o puertas.**
Mantiene los derechos del residente de privacidad y dignidad.

5. **Compare la lista con los artículos que ahí se encuentran. Si todos los artículos están ahí, pida al residente que firme la lista.**

6. **Coloque los artículos que se va a llevar en el carrito y llévelos al área de donde los puedan recoger.**

7. **Ayude a que el residente se vista y a que se siente en la silla de ruedas (se puede utilizar una camilla para algunos residentes).**

8. **Ayude al residente a despedirse del personal y de los demás residentes.**

9. **Lleve al residente al área donde lo pueden recoger. Ayúdelo a subirse al vehículo. Usted es responsable del residente hasta que se encuentre seguro en el carro, la puerta esté cerrada y el cinturón de seguridad esté puesto.**

10. **Lávese las manos.**
Provee el control de infecciones.

11. Documente el procedimiento utilizando la guía de procedimientos de la institución.
Lo que usted escriba es un registro legal de lo que usted hizo. Si usted no lo documenta, legalmente no pasó.

📋 *El equipo de encuestas se asegurará de que los derechos de cada residente sean protegidos y de que sus necesidades sean cumplidas durante su admisión o salida. Esto aplica sin importar si el residente paga de manera privada o si recibe asistencia pública. El personal debe brindar el cuidado y los servicios apropiados sin importar quién pague los servicios.*

Unidad 2. Explicar la importancia de vigilar los signos vitales del residente

Usted vigilará, documentará y reportará los signos vitales de sus residentes. Los signos vitales son importantes; muestran qué tan bien trabajan los órganos vitales del cuerpo, como el corazón y los pulmones. Esto consiste en lo siguiente:

- tomar la temperatura corporal
- contar el pulso
- contar el número de las respiraciones
- tomar la presión sanguínea
- observar y reportar el nivel de dolor

Observar cambios en los signos vitales es muy importante. Los cambios pueden indicar que la condición de un residente está empeorando. Siempre notifique a la enfermera si:

- el residente tiene fiebre
- el residente tiene el pulso o respira demasiado rápido o demasiado lento
- la presión sanguínea del residente cambia
- el dolor del residente empeora o no se alivia al manejar el dolor

📋 *El equipo de encuestas se asegurará de que el personal tome los signos vitales como se indica en el plan de cuidado para que el bienestar y las funciones del residente se encuentren en los mejores niveles.*

Rangos Normales de los Signos Vitales de un Adulto

Temperatura:	Fahrenheit	Celsius
Oral	97.6°-99.6°	36.5°-37.5°
Rectal	98.6°-100.6°	37.0°-38.1°
Axilar	96.6°-98.6°	36.0°-37.0°

Pulso: 60-90 palpitaciones por minuto

Respiraciones: 12-20 respiraciones por minuto

Presión sanguínea:

Normal:

Sistólica 100-119

Diastólica 60-79

Prehipertensión:

Sistólica 120-139

Diastólica 80-89

Alta:

140/90 o mayor*

* Millones de personas cuya presión sanguínea era considerada normal (120/80), hoy en día caen en el rango de "prehipertensión". La **prehipertensión** significa que la persona no tiene presión sanguínea alta por ahora, pero es probable que la tenga en el futuro. Esto se basa en una guía nueva y más agresiva sobre la presión sanguínea alta del Séptimo Reporte del Comité Estadounidense Conjunto (JNC 7 - "Joint National Committee") sobre la prevención, detección, evaluación y tratamiento de la presión sanguínea alta (2003).

Temperatura

La temperatura corporal normalmente está cerca de los 98.6° F (Fahrenheit) o 37° C (Celsius). La temperatura corporal es un balance entre el calor creado por nuestros cuerpos y el calor perdido en el medio ambiente. El aumento en la temperatura corporal puede indicar una infección o una enfermedad. Existen cuatro lugares donde se puede tomar la temperatura corporal:

1. la boca (oral)
2. el recto (rectal)
3. la axila (axilar)
4. el oído (timpánica)

Los diferentes lugares requieren diferentes termómetros. La temperatura normalmente se toma de manera oral. No tome la temperatura oral en una persona que:

- está inconsciente
- está usando oxígeno
- está confundida o desorientada
- está paralizada por una embolia
- tenga traumas faciales
- sea propenso a tener convulsiones
- tenga un tubo nasogástrico (capítulo 7)
- tenga menos de seis años de edad
- tenga úlceras, enrojecimiento, hinchazón o dolor en la boca
- tenga una lesión en la cara o cuello

Los tipos de termómetros son:

- libres de mercurio (Fig. 6-6)

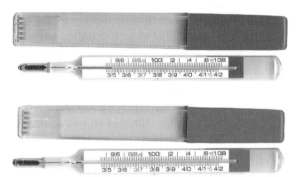

Fig. 6-6. Un termómetro oral libre de mercurio y un termómetro rectal libre de mercurio. Los termómetros usualmente tienen códigos de color para decirle cuál termómetro es oral y cuál es rectal. Los termómetros orales usualmente son verdes o azules. Los termómetros rectales normalmente son rojos. (Fotografías cortesía de "RG Medical Diagnostics of Southfield", MI.)

- de vidrio con mercurio*
- digital, de baterías (Fig. 6-7) o electrónico (Fig. 6-8)

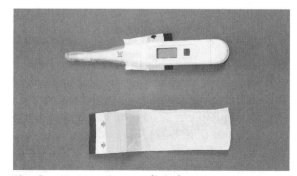

Fig. 6-7. Un termómetro digital.

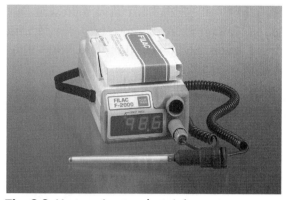

Fig. 6-8. Un termómetro electrónico.

- Timpánico (oído) (Fig. 6-9)

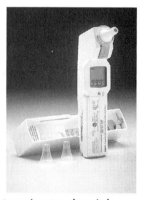

Fig. 6-9. Un termómetro timpánico.

* Usar termómetros con bulbos de vidrio o con mercurio para tomar la temperatura oral o rectal era común. Debido a que el mercurio es peligroso, muchas instituciones ya no recomiendan el uso del mercurio. Ahora muchos estados del país han aprobado leyes para prohibir la venta de termómetros de mercurio. Los termómetros libres de mercurio son considerados más seguros.

Si usted utiliza un termómetro de vidrio, manéjelo con cuidado. Si el termómetro se rompe, repórtelo al enfermero de inmediato. Cuando limpie un termómetro de vidrio con mercurio, límpielo primero con pañuelos desechables. Utilice agua fresca o tibia para limpiarlo. Nunca utilice agua caliente. El agua caliente puede calentar el mercurio y romper el termómetro.

Los termómetros libres de mercurio son un poco más largos que los termómetros con bulbos de vidrio. Se operan de igual manera. Los números del termómetro le dejan leer la temperatura después de que la registra. La mayoría de los termómetros muestran la temperatura en grados

Fahrenheit (F). Cada línea larga representa un grado. Cada línea corta representa dos décimos de un grado. Algunos termómetros muestran la temperatura en grados Celsius (C). Las líneas largas representan un grado. Las líneas cortas representan un décimo de un grado. Las flechas pequeñas señalan la temperatura normal: 98.6° F y 37° C (Fig. 6-10).

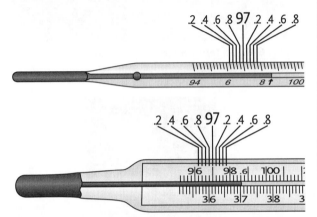

Fig. 6-10. Un termómetro con mercurio y un termómetro libre de mercurio se leen de la misma manera.

Existe un rango de temperaturas normales. Algunas personas normalmente tienen la temperatura baja. Otras personas en buen estado de salud la tendrán un poco más alta. Las lecturas de temperatura normal también varían de acuerdo al método utilizado para tomar la temperatura. La temperatura rectal es generalmente considerada la más exacta.

Tomar y registrar la temperatura oral

No tome la temperatura oral en un residente que ha comido o tomado líquidos en los últimos 10 ó 20 minutos.

Equipo: termómetro libre de mercurio, digital o electrónico, guantes, cubierta/funda de plástico desechable para el termómetro, pañuelos desechables, papel y pluma

1. **Lávese las manos.**
   Provee el control de infecciones.

2. **Identifíquese usted por su nombre. Identifique al residente por su nombre.**
   El residente tiene el derecho de conocer la identidad de su proveedor de cuidado. Dirigirse al residente por su nombre muestra respeto y establece la identificación correcta.

3. **Explique el procedimiento al residente. Hable de manera clara, lenta y directa. Mantenga contacto de cara a cara cuando sea posible.**
   Promueve el entendimiento y la independencia.

4. **Brinde privacidad al residente con cortinas, biombos o puertas.**
   Mantiene los derechos del residente de privacidad y dignidad.

5. **Póngase los guantes.**

Utilizando un termómetro libre de mercurio:

6. **Sostenga el termómetro por el lado opuesto al bulbo.**
   Sostenerlo por ese lado previene contaminación del bulbo.

7. **Antes de introducir el termómetro dentro de la boca del residente, agite el termómetro para que baje la marcación hasta el número más bajo (por lo menos debajo de 96°F ó 35°C). Para agitar el termómetro, sosténgalo con el dedo pulgar y dos dedos de la mano del lado contrario al bulbo. Con movimientos bruscos de su muñeca agite el termómetro (Fig. 6-11). Párese lejos de los muebles y de las paredes mientras lo agita.**
   La lectura del termómetro debe estar por debajo de la temperatura del residente.

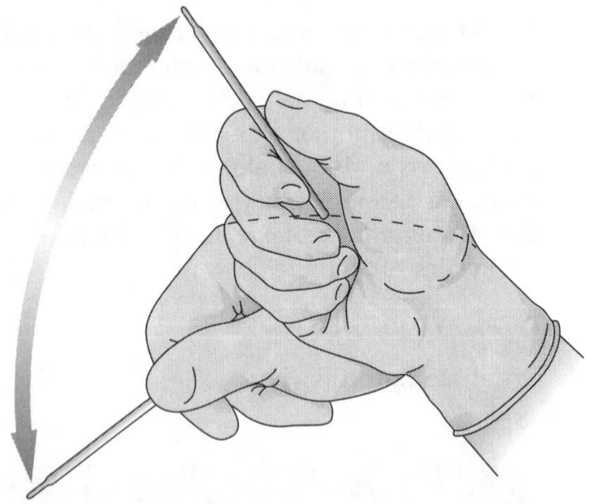

Fig. 6-11.

8. **Coloque una cubierta desechable al termómetro, si aplica. Introduzca el lado con el bulbo dentro de la boca del residente. Colóquelo por debajo de la lengua y hacia un lado (Fig. 6-12). El residente debe respirar por la nariz.**
   El termómetro mide el calor de los vasos sanguíneos que se encuentran debajo de la lengua.

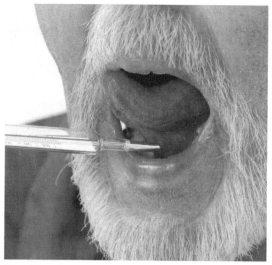

Fig. 6-12.

9.   Dígale al residente que sostenga el termómetro en la boca con los labios cerrados. Ayude como sea necesario. Pídale que no lo muerda ni que hable.
Los labios sostienen el termómetro en posición. Si está roto, pueden presentarse lesiones en la boca.

10. Deje ahí el termómetro por lo menos tres minutos.
Puede necesitarse más tiempo si el residente abre la boca para respirar o hablar.

11. Remueva el termómetro. Límpielo con un pañuelo desechable desde la orilla que no tiene el bulbo hasta el bulbo o quite la cubierta. Tire el pañuelo desechable o la cubierta.
Reduce la contaminación.

12. Sostenga el termómetro a la altura de los ojos. Gire hasta que la línea aparezca. Deslice el termómetro entre su dedo pulgar y el dedo índice. Lea la temperatura y recuérdela.

13. Lave el termómetro en agua tibia. Séquelo y guárdelo en su contenedor o estuche de plástico.

Utilizando un termómetro digital:

6.   Coloque una cubierta desechable.

7.   Voltee el termómetro y espere hasta que la señal de "listo" aparezca.

8.   Inserte la orilla del termómetro digital en la boca del residente. Colóquela por debajo de la lengua y hacia un lado.

9.   Deje ahí el termómetro hasta que parpadee una luz o emita un sonido.

10. Quite el termómetro.

11. Lea la temperatura en la pantalla y recuérdela.

12. Usando un pañuelo desechable, quite y tire la cubierta.
Reduce el riesgo de contaminación.

13. Guarde el termómetro en el estuche.

Utilizando un termómetro electrónico:

6.   Saque el termómetro de la base de la unidad.

7.   Coloque una cubierta sobre el termómetro.

8.   Introduzca la orilla del termómetro electrónico dentro de la boca del residente. Colóquelo por debajo de la lengua y hacia un lado.

9.   Deje ahí el termómetro hasta que usted escuche un sonido o vea una luz que parpadea o que está fija.

10. Lea la temperatura en la pantalla.

11. Quite el termómetro. Presione el botón de expulsar para tirar la cubierta (Fig. 6-13).

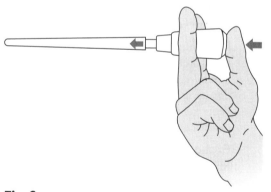

Fig. 6-13.

12. Recuerde la temperatura.

13. Guarde el termómetro en la base.

Pasos finales:

14. Quítese los guantes y tírelos.

15. Inmediatamente escriba el nombre el residente, la temperatura, la fecha, la hora y el método utilizado (oral).
Escriba la temperatura de inmediato para que no se le olvide. Los planes de cuidado se realizan en base a su reporte.

16. Lávese las manos.
Provee el control de infecciones.

17. Antes de salir de la habitación, coloque el botón de llamadas al alcance del residente.

Técnicas Básicas de Enfermería

6

Permite que el residente se comunique con el personal, cuando sea necesario.

18. Reporte a la enfermera cualquier cambio en el residente.

Esto brinda información a la enfermera para evaluar al residente.

19. Documente el procedimiento utilizando la guía de procedimientos de la institución.

Lo que usted escriba es un registro legal de lo que usted hizo. Si usted no lo documenta, legalmente no pasó.

Usted necesita la cooperación del residente para tomar la temperatura rectal. Siempre explique lo que usted va a hacer antes de iniciar. Pida al residente que no se mueva. Asegúrele que la tarea tomará unos cuantos minutos. **Sostenga el termómetro en todo momento.**

Tomar y registrar la temperatura rectal

Equipo: termómetro digital o rectal libre de mercurio, lubricante, guantes, pañuelo desechable, cubierta/funda de plástico desechable, papel y pluma

1. Lávese las manos.

Provee el control de infecciones.

2. Identifíquese usted por su nombre. Identifique al residente por su nombre.

El residente tiene el derecho de conocer la identidad de su proveedor de cuidado. Dirigirse al residente por su nombre muestra respeto y establece la identificación correcta.

3. Explique el procedimiento al residente. Hable de manera clara, lenta y directa. Mantenga contacto de cara a cara cuando sea posible.

Promueve el entendimiento y la independencia.

4. Brinde privacidad al residente con cortinas, biombos o puertas.

Mantiene los derechos del residente de privacidad y dignidad.

5. Si la cama es ajustable, ajústela a un nivel seguro para trabajar, usualmente a la altura de la cintura. Si la cama es móvil, ponga el freno en las llantas.

Promueve la seguridad.

6. Ayude al residente a acostarse sobre su costado izquierdo (posición de Sims) (Fig. 6-14).

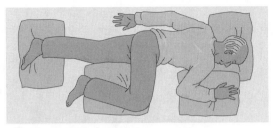

Fig. 6-14.

7. Doble la ropa de cama hacia abajo para destapar únicamente el área rectal.

8. Póngase los guantes.

9. *Termómetro libre de mercurio*: Sostenga el termómetro por el lado que no tiene el bulbo.

***Termómetro digital*: Aplique la cubierta del termómetro.**

10. *Termómetro libre de mercurio*: agite el termómetro para que baje la marcación hasta el número más bajo.

11. Aplique una cantidad pequeña de lubricante en la punta del bulbo o cubierta del termómetro (o coloque una cubierta pre-lubricada).

12. Separe los glúteos. Suavemente introduzca el termómetro una pulgada en el recto (Fig. 6-15). Deténgase si el residente se resiste. No introduzca el termómetro a la fuerza en el recto.

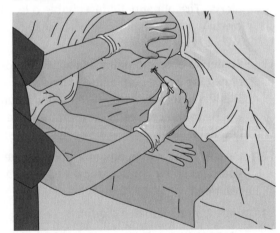

Fig. 6-15.

13. Vuelva a colocar las sábanas sobre los glúteos. Sostenga el termómetro en todo momento.

14. *Termómetro libre de mercurio*: Sostenga ahí el termómetro por lo menos tres minutos.

***Termómetro digital*: Sostenga el termómetro ahí hasta que parpadee una luz o emita un sonido.**

15. Suavemente quite el termómetro. Límpielo con un pañuelo desechable desde la orilla que no tiene el bulbo hasta el bulbo o quite la cubierta. Tire el pañuelo desechable o la cubierta.

16. Lea termómetro sosteniéndolo a la altura de los ojos como lo haría para la temperatura oral. Recuerde la temperatura.

17. *Termómetro libre de mercurio*: Enjuague el termómetro en agua tibia y séquelo. Guárdelo en el contenedor o estuche de plástico. Si usa un termómetro de vidrio/mercurio, guárdelo lejos de las fuentes de calor.

    Termómetro digital: Tire la cubierta del termómetro. Regrese el termómetro al lugar de almacenamiento.
    Reduce el riesgo de contaminación.

18. Quítese los guantes y tírelos.

19. Inmediatamente escriba el nombre el residente, la temperatura, la fecha, la hora y el método utilizado (rectal).
    Escriba la temperatura de inmediato para que no se le olvide. Los planes de cuidado se realizan en base a su reporte.

20. Lávese las manos.
    Provee el control de infecciones.

21. Asegúrese que el residente se sienta cómodo.

22. Antes de salir de la habitación, coloque el botón de llamadas al alcance del residente.
    Permite que el residente se comunique con el personal, cuando sea necesario.

23. Reporte a la enfermera cualquier cambio en el residente.
    Esto brinda información a la enfermera para evaluar al residente.

24. Documente el procedimiento utilizando la guía de procedimientos de la institución.
    Lo que usted escriba es un registro legal de lo que usted hizo. Si usted no lo documenta, legalmente no pasó.

Los termómetros timpánicos pueden tomar lecturas de la temperatura de manera rápida y exacta. La corta punta del termómetro entrará de un cuarto a media pulgada del oído. Siga las instrucciones del fabricante.

Tomar y registrar la temperatura timpánica

Equipo: termómetro timpánico, guantes, cubierta/funda desechable para el termómetro, papel y pluma

1. Lávese las manos.
   Provee el control de infecciones.

2. Identifíquese usted por su nombre. Identifique al residente por su nombre.
   El residente tiene el derecho de conocer la identidad de su proveedor de cuidado. Dirigirse al residente por su nombre muestra respeto y establece la identificación correcta.

3. Explique el procedimiento al residente. Hable de manera clara, lenta y directa. Mantenga contacto de cara a cara cuando sea posible.
   Promueve el entendimiento y la independencia.

4. Brinde privacidad al residente con cortinas, biombos o puertas.
   Mantiene los derechos del residente de privacidad y dignidad.

5. Póngase los guantes.

6. Coloque una cubierta desechable sobre la parte auricular del termómetro (la parte que se coloca en el oído).
   Protege el equipo y reduce el riesgo de contaminación.

7. Coloque la cabeza del residente de manera que el oído se encuentre frente a usted. Enderece el canal del oído jalando hacia arriba y hacia abajo la orilla externa del oído (Fig. 6-16). Introduzca el termómetro cubierto en el canal del oído y presione el botón.

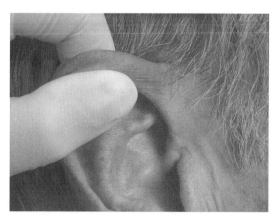

Fig. 6-16.

8. Sostenga ahí el termómetro hasta que parpadee una luz o emita un sonido.

9. **Lea la temperatura y recuérdela.**

10. **Tire la cubierta y guarde el termómetro en su lugar o en el cargador de batería si el termómetro es recargable.**

11. **Quítese los guantes y tírelos.**

12. **Inmediatamente escriba el nombre del residente, la temperatura, la fecha, la hora y el método utilizado (timpánica).**
    Escriba la temperatura de inmediato para que no se le olvide. Los planes de cuidado se realizan en base a su reporte.

13. **Lávese las manos.**
    Provee el control de infecciones.

14. **Asegúrese que el residente se sienta cómodo.**

15. **Antes de salir de la habitación, coloque el botón de llamadas al alcance del residente.**
    Permite que el residente se comunique con el personal, cuando sea necesario.

16. **Reporte a la enfermera cualquier cambio en el residente.**
    Esto brinda información a la enfermera para evaluar al residente.

17. **Documente el procedimiento utilizando la guía de procedimientos de la institución.**
    Lo que usted escriba es un registro legal de lo que usted hizo. Si usted no lo documenta, legalmente no pasó.

La temperatura axilar es mucho menos confiable que la temperatura que se toma en otros lugares. El área de las axilas es, usualmente, utilizada como último recurso.

Tomar y registrar la temperatura axilar

Equipo: termómetro libre de mercurio, digital o electrónico, guantes, pañuelos desechables, cubierta/ funda de plástico desechable, papel y pluma

1. **Lávese las manos.**
   Provee el control de infecciones.

2. **Identifíquese usted por su nombre. Identifique al residente por su nombre.**
   El residente tiene el derecho de conocer la identidad de su proveedor de cuidado. Dirigirse al residente por su nombre muestra respeto y establece la identificación correcta.

3. **Explique el procedimiento al residente.**

Hable de manera clara, lenta y directa. Mantenga contacto de cara a cara cuando sea posible.
Promueve el entendimiento y la independencia.

4. **Brinde privacidad al residente con cortinas, biombos o puertas.**
   Mantiene los derechos del residente de privacidad y dignidad.

5. **Si la cama es ajustable, ajústela a un nivel seguro para trabajar, usualmente a la altura de la cintura. Si la cama es móvil, ponga el freno en las llantas.**
   Promueve la seguridad y la buena mecánica corporal.

6. **Póngase los guantes.**

7. **Remueva el brazo del residente de la manga de la bata. Limpie el área de las axilas con pañuelos desechables.**
   Esto remueve la humedad de las axilas.

Utilizando un termómetro libre de mercurio:

8. **Sostenga el termómetro de la orilla que no tiene el bulbo y agítelo hasta abajo del número más bajo.**

9. **Coloque una cubierta desechable, si aplica.**

10. **Coloque la orilla con el bulbo en el centro de la axila. Doble el brazo del residente y colóquelo sobre el pecho.**
    Coloca el termómetro contra los vasos sanguíneos para obtener la lectura.

11. **Sostenga ahí el termómetro, con el brazo cerrado hacia el lado por 10 minutos (Fig. 6-17).**

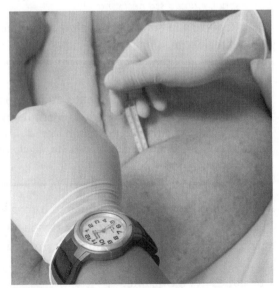

Fig. 6-17.

12. Quite el termómetro. Límpielo con un pañuelo desechable desde la orilla que no tiene el bulbo hasta el bulbo o quite la cubierta. Tire el pañuelo desechable o la cubierta.
Reduce el riesgo de contaminación.

13. Sostenga el termómetro a la altura de los ojos. Gire hasta que la línea aparezca. Lea la temperatura y recuérdela.

14. Limpie el termómetro y/ o guárdelo en el contenedor de termómetros usados.

Utilizando un termómetro digital:

8. Coloque una cubierta desechable. Prenda el termómetro y espere que aparezca la señal de "listo" ("ready" en inglés).

9. Coloque la orilla del termómetro digital en el centro de la axila. Doble el brazo del residente y colóquelo sobre el pecho.
Coloca el termómetro contra los vasos sanguíneos para obtener la lectura.

10. Sostenga ahí el termómetro hasta que parpadee una luz o emita un sonido.

11. Quite el termómetro.

12. Lea la temperatura en la pantalla y recuérdela.

13. Usando un pañuelo desechable, remueva y tire la cubierta.
Reduce el riesgo de contaminación.

14. Guarde el termómetro en el estuche.

Utilizando un termómetro electrónico:

8. Remueva el termómetro de la base de la unidad.

9. Coloque una cubierta sobre el termómetro.

10. Coloque la orilla del termómetro electrónico en el centro de la axila. Doble el brazo del residente y póngalo sobre el pecho.
Coloca el termómetro contra los vasos sanguíneos para obtener la lectura.

11. Déjelo ahí hasta que escuche un sonido o vea una luz que parpadea o que se queda fija.

12. Lea la temperatura en la pantalla y recuérdela.

13. Quite el termómetro. Presione el botón de expulsar para tirar la cubierta.

14. Guarde el termómetro en la base.

Pasos finales:

15. Vuelva a colocar el brazo del residente dentro de la manga de la bata. Asegúrese que el residente se sienta cómodo.

16. Quítese los guantes y tírelos.

17. Inmediatamente escriba el nombre el residente, la temperatura, la fecha, la hora y el método utilizado (axilar).
Escriba la temperatura de inmediato para que no se le olvide. Los planes de cuidado se realizan en base a su reporte.

18. Lávese las manos.
Provee el control de infecciones.

19. Regrese la cama a la posición apropiada. Remueva las medidas de privacidad.

20. Antes de salir de la habitación, coloque el botón de llamadas al alcance del residente.
Permite que el residente se comunique con el personal, cuando sea necesario.

21. Reporte a la enfermera cualquier cambio en el residente.
Esto brinda información a la enfermera para evaluar al residente.

22. Documente el procedimiento utilizando la guía de procedimientos de la institución.
Lo que usted escriba es un registro legal de lo que usted hizo. Si usted no lo documenta, legalmente no pasó.

Pulso

El pulso es el número de latidos del corazón por minuto. El latido que usted siente en ciertos puntos del cuerpo representa la onda de sangre que se mueve. Éste es el resultado del bombeo del corazón. El lugar más común para revisar el pulso es la parte interna de la muñeca, donde la arteria radial corre tan sólo por debajo de la piel. A esto se le llama el **pulso radial**.

El **pulso braquial** es el pulso dentro del codo. Se encuentra entre 1-1½ pulgadas arriba del codo. El pulso radial y el pulso braquial participan al tomar la presión sanguínea, la cual se explica más adelante, en este capítulo. Otros lugares comunes para tomar el pulso se muestran en la figura 6-18.

6

Técnicas Básicas de Enfermería

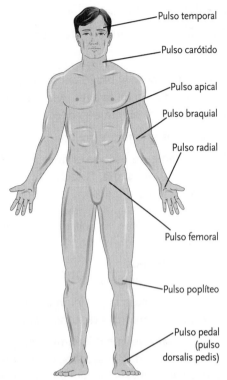

Fig. 6-18. Lugares comunes para tomar el pulso.

Para los adultos, el pulso normal es de 60-90 latidos por minuto. Los niños pequeños tienen un pulso más rápido, con un rango de 100-120 latidos por minuto. El pulso de un recién nacido puede ser tan alto como 120-140 latidos por minuto. Muchas cosas pueden afectar el pulso, como el ejercicio, el miedo, el enojo, la ansiedad, el calor, los medicamentos y el dolor. Un pulso inusualmente alto o bajo no puede indicar que la persona tiene una enfermedad, pero en ocasiones puede ser una señal de alguna enfermedad seria. Un pulso rápido puede ser el resultado de fiebre, infección o insuficiencia cardiaca. Un pulso lento o débil puede indicar deshidratación, infección o shock.

Respiraciones

La **respiración** es el proceso de respirar aire hacia dentro de los pulmones o **inspiración**, y exhalar aire hacia afuera de los pulmones **expiración**. Cada respiración consiste en una inspiración y una expiración. El pecho se levanta durante la inspiración y se baja durante la expiración.

El ritmo normal de la respiración para adultos tiene un rango de 12-20 respiraciones por minuto. Los bebés y los niños tienen un ritmo de respiración más rápido. Los bebés pueden respirar normalmente a un ritmo de 30-40 respiraciones por minuto. Las personas pueden respirar más rápidamente si saben que están siendo observados. Debido a esto, cuente las respiraciones inmediatamente después de haber tomado el pulso. Mantenga sus dedos en la muñeca del residente o el estetoscopio sobre el corazón. No haga obvio que usted está observando la respiración del residente.

Tomar y registrar el pulso radial; contar y registrar las respiraciones

Equipo: reloj con segundero, papel y pluma

1. **Lávese las manos.**
    Provee el control de infecciones.

2. **Identifíquese usted por su nombre. Identifique al residente por su nombre.**
    El residente tiene el derecho de conocer la identidad de su proveedor de cuidado. Dirigirse al residente por su nombre muestra respeto y establece la identificación correcta.

3. **Explique el procedimiento al residente. Hable de manera clara, lenta y directa. Mantenga contacto de cara a cara cuando sea posible.**
    Promueve el entendimiento y la independencia.

4. **Brinde privacidad al residente con cortinas, biombos o puertas.**
    Mantiene los derechos del residente de privacidad y dignidad.

5. **Coloque las yemas de los dedos sobre la muñeca del residente en el lado del pulgar para localizar el pulso (Fig. 6-19).**

6. **Cuente los latidos durante un minuto completo.**

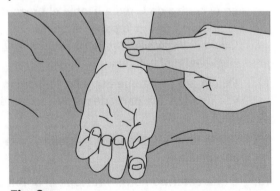

Fig. 6-19.

7. **Mantenga las yemas de los dedos sobre la muñeca del residente. Cuente las respira-**

ciones durante un minuto completo. **Observe el patrón y carácter de la respiración del residente. La respiración normal es suave y silenciosa.**

El conteo será más exacto si el residente no sabe que usted está contando sus respiraciones.

8.   **Escriba el pulso, la fecha, la hora y el método utilizado (radial). Escriba el número de respiraciones, así como el patrón o carácter de la respiración.**

Escriba el pulso y el número de la respiración de inmediato para que no se le olvide. Los planes de cuidado se realizan en base a su reporte.

9.   **Antes de salir de la habitación, coloque el botón de llamadas al alcance del residente.**

Permite que el residente se comunique con el personal, cuando sea necesario.

10.   **Lávese las manos.**

Provee el control de infecciones.

11.   **Reporte a la enfermera cualquier cambio en el residente.**

Esto brinda información a la enfermera para evaluar al residente.

12.   **Documente el procedimiento utilizando la guía de procedimientos de la institución.**

Lo que usted escriba es un registro legal de lo que usted hizo. Si usted no lo documenta, legalmente no pasó.

👁 *La compañía estatal de pruebas puede dividir la tarea de tomar el pulso radial y de contar las respiraciones como dos procedimientos separados. En ese caso, usted necesita explicar lo que usted va a realizar antes de contar las respiraciones. De ser así, eso se realiza únicamente para propósitos de la evaluación.*

Presión sanguínea

La presión sanguínea es una medida importante para la salud. La presión sanguínea se mide en milímetros de mercurio (mmHg). La medición muestra qué tan bien está trabajando el corazón. Existen dos partes de la presión sanguínea, la medición sistólica y la medición diastólica.

En la fase **sistólica**, el corazón está funcionando. Éste se contrae y empuja la sangre del ventrículo izquierdo del corazón. La lectura muestra la presión en las paredes de las arterias mientras que la sangre es bombeada por todo el cuerpo. El rango normal de la presión sanguínea sistólica es de 100-119 mmHg.

La segunda medición refleja la fase **diastólica**. Esto es cuando el corazón se relaja. La medición diastólica siempre es menor que la medición sistólica. Muestra la presión en las arterias cuando el corazón se encuentra descansando. El rango normal para los adultos es de 60-79 mmHg.

Las personas con presión sanguínea alta o **hipertensión**, tienen presión sanguínea sistólica y/o diastólica elevadas. Una presión sanguínea de 140/90 mmHg o mayor es considerada alta; sin embargo, si la presión sanguínea se encuentra entre 120/80 mmHg y 139/89 mmHg, se le llama pre-hipertensión. Esta persona no tiene presión sanguínea alta por ahora, pero es muy probable que la tenga en el futuro. Reporte al enfermero si la presión sanguínea del residente se encuentra a 140/90 o más alta.

La presión sanguínea se toma con un estetoscopio y un brazalete para medir la presión sanguínea, o esfigmomanómetro (Fig. 6-20). Puede haber un esfigmomanómetro electrónico disponible. Las lecturas de la presión sistólica y diastólica y el pulso se presentan digitalmente. Usted no necesita un estetoscopio con un esfigmomanómetro electrónico.

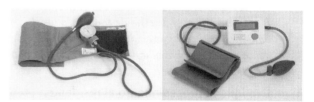

Fig. 6-20. a) Un esfigmomanómetro y b) un esfigmomanómetro electrónico.

Cuando se toma la presión sanguínea, el primer sonido claro que escuchará es para la presión sistólica (el número de arriba). Cuando el sonido desaparece o cambia como a un golpecito suave, indica la presión diastólica (número de abajo). La presión sanguínea se registra como una fracción. La lectura sistólica se encuentra en la parte superior y la lectura diastólica se encuentra en la parte inferior (por ejemplo: 120/80).

Nunca mida la presión sanguínea en un brazo que tiene colocado una IV o cualquier equipo médico. Evite un lado que esté enyesado, que tenga traumatismo reciente, parálisis por una embolia, quemadura(s) o cirugía de los senos (mastectomía).

Este libro incluye dos métodos para tomar la presión sanguínea, los cuales son el método de un paso y el método de dos pasos. En el método de dos pasos, usted obtendrá un estimado de la presión sanguínea sistólica antes de iniciar. Después de obtener el estimado de la lectura sistólica, usted desinflará el brazalete y comenzará de nuevo. Con el método de un paso, usted no obtendrá un estimado de la lectura sistólica antes de obtener la lectura de la presión sanguínea. El estado del país donde usted se encuentre puede requerir que usted conozca uno o los dos métodos. Siga las reglas de su institución sobre qué método utilizar.

Tomar y registrar la presión sanguínea (método de un paso)

Equipo: esfigmomanómetro (brazalete para la presión sanguínea), estetoscopio, toallitas húmedas con alcohol, papel y pluma para anotar los resultados

1. **Lávese las manos.**
Provee el control de infecciones.

2. **Identifíquese usted por su nombre. Identifique al residente por su nombre.**
El residente tiene el derecho de conocer la identidad de su proveedor de cuidado. Dirigirse al residente por su nombre muestra respeto y establece la identificación correcta.

3. **Explique el procedimiento al residente. Hable de manera clara, lenta y directa. Mantenga contacto de cara a cara cuando sea posible.**
Promueve el entendimiento y la independencia.

4. **Brinde privacidad al residente con cortinas, biombos o puertas.**
Mantiene los derechos del residente de privacidad y dignidad.

5. **Coloque el brazo del residente con la palma hacia arriba. El brazo debe estar al nivel del corazón.**
Es posible obtener una lectura incorrectamente baja si el brazo se encuentra arriba del nivel del corazón.

6. **Con la válvula abierta, apriete el brazalete**

inflable. Asegúrese que se encuentre completamente desinflado.

7. **Coloque el brazalete inflable suavemente apretado en la parte superior del brazo del residente. El centro del brazalete es colocado sobre la arteria braquial (1-1½ pulgadas arriba del codo hacia la parte interna del codo) (Fig. 6-21).**
El brazalete debe tener el tamaño apropiado y debe colocarse correctamente en el brazo para que la cantidad de presión en la arteria sea correcta. De lo contrario, la lectura será incorrectamente alta o baja.

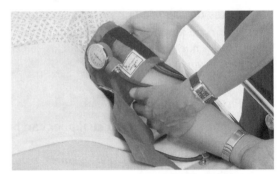

Fig. 6-21.

8. **Antes de utilizar el estetoscopio, limpie el diafragma y las olivas (las partes que se colocan en el oído) con toallitas húmedas con alcohol.**
Reduce los patógenos, previene las infecciones de los oídos y evita la propagación de infecciones.

9. **Localice el pulso braquial con las yemas de los dedos.**

10. **Coloque el diafragma del estetoscopio sobre la arteria braquial.**

11. **Coloque los auriculares del estetoscopio en los oídos.**

12. **Cierre la válvula (hacia el lado que giran las manecillas del reloj) hasta que se detenga. No la apriete (Fig. 6-22).**
Las válvulas apretadas son muy difíciles de liberar.

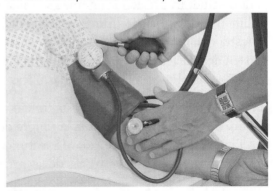

Fig. 6-22.

13. **Infle el brazalete a 30 mmHg arriba del punto donde se sintió o escuchó el pulso la última vez.**

14. **Abra la válvula lentamente con el dedo gordo y el dedo índice. Desinfle el brazalete lentamente.**

    Liberar la válvula lentamente permite que usted escuche los latidos del corazón de manera precisa.

15. **Observe el manómetro. Escuche el sonido del pulso.**

16. **Recuerde la lectura que se muestre cuando se escuche el primer sonido claro del pulso. Ésta es la presión sistólica.**

17. **Continúe escuchando hasta que se presente un cambio en el sonido del pulso o un sonido que se atenúa. El punto del cambio o el punto en el que el sonido desaparece es la presión diastólica. Recuerde esta lectura.**

18. **Abra la válvula. Desinfle el brazalete por completo y remuévalo.**

    Si se deja el brazalete inflado en el brazo del residente puede ocasionar entumecimiento y hormigueo. Si usted debe tomar la presión sanguínea otra vez, desinfle completamente el brazalete y espere 30 segundos. Nunca desinfle parcialmente el brazalete y luego lo infle de nuevo. Los vasos sanguíneos serán dañados y la lectura será incorrectamente alta o baja.

19. **Escriba la presión sistólica y la presión diastólica.**

    Escriba las lecturas de inmediato para que no se le olvide. Los planes de cuidado se realizan en base a su reporte.

20. **Limpie el diafragma y las olivas del estetoscopio con alcohol. Guarde el equipo.**

21. **Antes de salir de la habitación, coloque el botón de llamadas al alcance del residente. Remueva las medidas de privacidad.**

    Permite que el residente se comunique con el personal, cuando sea necesario.

22. **Lávese las manos.**

    Provee el control de infecciones.

23. **Reporte a la enfermera cualquier cambio en el residente.**

    Esto brinda información a la enfermera para evaluar al residente.

24. **Documente el procedimiento utilizando la guía de procedimientos de la institución.**

    Lo que usted escriba es un registro legal de lo que usted hizo. Si usted no lo documenta, legalmente no pasó.

Tomar y registrar la presión sanguínea (método de dos pasos)

Equipo: esfigmomanómetro (aparato con brazalete para la presión sanguínea), estetoscopio, toallitas húmedas con alcohol, papel y pluma para anotar los resultados

1. **Lávese las manos.**
   Provee el control de infecciones.

2. **Identifíquese usted por su nombre. Identifique al residente por su nombre.**
   El residente tiene el derecho de conocer la identidad de su proveedor de cuidado. Dirigirse al residente por su nombre muestra respeto y establece la identificación correcta.

3. **Explique el procedimiento al residente. Hable de manera clara, lenta y directa. Mantenga contacto de cara a cara cuando sea posible.**
   Promueve el entendimiento y la independencia.

4. **Brinde privacidad al residente con cortinas, biombos o puertas.**
   Mantiene los derechos del residente de privacidad y dignidad.

5. **Coloque el brazo del residente con la palma hacia arriba. El brazo debe estar al nivel del corazón.**
   Es posible obtener una lectura incorrectamente baja si el brazo se encuentra arriba del nivel del corazón.

6. **Con la válvula abierta, apriete el brazalete inflable para asegúrese que se encuentre completamente desinflado.**

7. **Coloque el brazalete inflable suavemente apretado en la parte superior del brazo del residente. El centro del brazalete es colocado sobre la arteria braquial (1-1½ pulgadas arriba del codo hacia la parte interna del codo).**
   El brazalete debe tener el tamaño apropiado y debe colocarse correctamente en el brazo para que la cantidad de presión en la arteria sea correcta. De lo contrario, la lectura será incorrectamente alta o baja.

8. **Localice el pulso radial (muñeca) con las yemas de los dedos.**

9. **Cierre la válvula (hacia el lado que giran las manecillas del reloj) hasta que se detenga. Desinfle el brazalete lentamente observando el manómetro.**
   Si usted desinfla el brazalete demasiado rápido, no

podrá identificar el punto donde se detiene el pulso.

10. **Deje de inflar cuando usted ya no pueda sentir el pulso. Revise la lectura. El número es un <u>estimado</u> de la presión sistólica.**

Éste estimado le ayuda a no inflar demasiado el brazalete más adelante en el procedimiento. Inflar el brazalete demasiado es doloroso y puede dañar los vasos sanguíneos pequeños.

11. **Abra la válvula y desinfle el brazalete por completo.**

Si se deja el brazalete inflado en el brazo del residente puede ocasionar entumecimiento y hormigueo.

12. **Escriba la lectura de la presión sistólica estimada.**

13. **Antes de utilizar el estetoscopio, limpie el diafragma y las olivas con toallitas húmedas con alcohol.**

Reduce los patógenos, previene la infección en los oídos y evita la propagación de infecciones.

14. **Localice el pulso braquial con las yemas de los dedos.**

15. **Coloque el diafragma del estetoscopio sobre la arteria branquial.**

16. **Coloque las olivas del estetoscopio en los oídos.**

17. **Cierre la válvula (hacia el lado que giran las manecillas del reloj) hasta que se detenga. No la apriete.**

Las válvulas apretadas son muy difíciles de liberar.

18. **Infle el brazalete a 30 mmHg arriba de la presión sistólica estimada.**

Inflar el brazalete demasiado es doloroso y puede dañar los vasos sanguíneos pequeños.

19. **Abra la válvula lentamente con el dedo gordo y el dedo índice. Desinfle el brazalete lentamente.**

Liberar la válvula lentamente permite que usted escuche los latidos del corazón de manera precisa.

20. **Observe el manómetro. Escuche el sonido del pulso.**

21. **Recuerde la lectura que se muestre cuando se escuche el primer sonido claro del pulso. Ésta es la presión sistólica.**

22. **Continúe escuchando hasta que se presente un cambio en el sonido del pulso o un sonido que se atenúa. El punto del cambio o el punto en el que el sonido desaparece es la presión diastólica. Recuerde esta lectura.**

23. **Abra la válvula. Desinfle el brazalete por completo y remuévalo.**

Si se deja el brazalete inflado en el brazo del residente puede ocasionar entumecimiento y hormigueo. Si usted debe tomar la presión sanguínea otra vez, desinfle completamente el brazalete y espere 30 segundos. Nunca desinfle parcialmente el brazalete y luego lo infle de nuevo. Los vasos sanguíneos serán dañados y la lectura será incorrectamente alta o baja.

24. **Escriba la presión sistólica y la presión diastólica.**

Escriba las lecturas de inmediato para que no se le olvide. Los planes de cuidado se realizan en base a su reporte.

25. **Limpie el diafragma y las olivas del estetoscopio con alcohol. Guarde el equipo.**

26. **Antes de salir de la habitación, coloque el botón de llamadas al alcance del residente. Remueva las medidas de privacidad.**

Permite que el residente se comunique con el personal, cuando sea necesario.

27. **Lávese las manos.**

Provee el control de infecciones.

28. **Reporte a la enfermera cualquier cambio en el residente.**

Esto brinda información a la enfermera para evaluar al residente.

29. **Documente el procedimiento utilizando la guía de procedimientos de la institución.**

Lo que usted escriba es un registro legal de lo que usted hizo. Si usted no lo documenta, legalmente no pasó.

Manejo del dolor

Es importante observar y reportar el dolor de un residente. Al dolor se le conoce como el "quinto signo vital" porque es muy importante vigilarlo.

El dolor es incómodo. También es una experiencia personal y es diferente para cada persona. Usted pasa la mayoría del tiempo con los residentes, por lo que usted tiene un rol muy importante en la vigilancia y prevención de dolor. Los planes de cuidado se realizan en base a sus reportes.

El dolor **no** es una parte normal del envejecimiento. Trate las quejas del dolor de los residentes de manera seria (Fig. 6-23). Escuche lo que dicen los residentes sobre la manera en que se sienten. Tome acciones para ayudarlos. Si un residente se queja de dolor, realice las siguientes preguntas para obtener información más exacta. Reporte la información a la enfermera de inmediato. Soportar el dolor puede tener como resultado el alejamiento de los demás, depresión y aislamiento.

- ¿Dónde tiene el dolor?

- ¿Cuándo empezó el dolor?

- ¿Es el dolor suave, moderado o severo? Para ayudar a definirlo, pida al residente que califique el dolor en una escala del 1 al 10. Diez es el peor.

- Pida al residente que describa el dolor. Tome notas si necesita. Use las palabras del residente cuando entregue el reporte a la enfermera.

- Pregunte al residente qué estaba haciendo antes de que iniciara el dolor.

- Pregunte al residente qué tanto dura el dolor y qué tan frecuente se presenta.

- Pregunte el residente qué mejora el dolor y qué lo empeora.

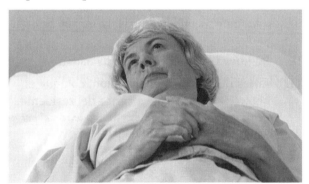

Fig. 6-23. Créale a los residentes cuando se quejen del dolor. Tener dolor es desagradable. Ayúdelos realizando preguntas y reportando sus observaciones.

Las barreras para manejar el dolor son:

- miedo a la adicción al medicamento para el dolor

- sentir que el dolor es una parte normal del envejecimiento

- preocupación sobre estreñimiento y fatiga por el medicamento para el dolor

- sentir que los proveedores del cuidado están demasiado ocupados para resolver sus problemas de dolor

- sentir que demasiado medicamento causará la muerte

Sea paciente y comprensivo cuando ayude a los residentes que tengan dolor. Si están preocupados sobre los efectos del medicamento para el dolor o si tienen preguntas, dígale al enfermero. Entienda que algunas personas no se sienten cómodas diciendo que tienen dolor. La cultura de una persona afecta la manera a la que responde ante el dolor. Algunas culturas consideran que es mejor no reaccionar ante el dolor, mientras que otras consideran expresar el dolor libremente. Observe el lenguaje corporal y otros mensajes que indiquen que el residente tiene dolor. Los signos y síntomas de dolor que usted debe observar y reportar son:

Observaciones y Reportes
Dolor

Reporte cualquiera de lo siguiente a la enfermera:

- aumento en el pulso, respiraciones, presión sanguínea

- sudoración

- náusea

- vómito

- apretar la quijada

- apretar los ojos cerrados

- sostener una parte del cuerpo de manera apretada

- frente fruncida

- apretar los dientes

- aumento de inquietud

- agitación o tensión

- cambio en el comportamiento

- llanto

- suspiros

- quejidos

- respiraciones profundas

- dificultad para moverse o caminar

Las medidas para reducir el dolor son:

- Reportar rápidamente a la enfermera las quejas de dolor o el dolor no aliviado.

- Colocar suavemente el cuerpo en buena alineación. Use almohadas para brindar apoyo. Ayude en los cambios de posición si el residente lo desea.

- Brinde masajes en la espalda.

- Ofrezca baños o duchas calientes.

- Ayude al residente a ir al baño o a usar el inodoro portátil u ofrezca usar el cómodo de baño o urinal.

- Promueva respiraciones lentas y profundas cuando el residente tenga problemas para respirar.

- Brinde un ambiente callado y tranquilo. Use música suave para distraer al residente.

- Siempre sea paciente, compasivo, amable y comprensivo.

- Note la respuesta emocional del residente ante el dolor y la manera en que el residente enfrenta el dolor.

Unidad 3. Explicar la manera de medir la altura y el peso

Usted revisará el peso y la altura del residente como parte de su cuidado. La altura se revisa con menor frecuencia que el peso. Los cambios de peso pueden ser signos de enfermedad. Usted debe reportar cualquier pérdida o aumento de peso, sin importar qué tan poco sea.

Medir y registrar el peso de un residente ambulatorio (que camina)

Equipo: báscula de pie, papel y pluma para anotar los resultados

1. **Lávese las manos.**
   Provee el control de infecciones.

2. **Identifíquese usted por su nombre. Identifique al residente por su nombre.**
   El residente tiene el derecho de conocer la identidad de su proveedor de cuidado. Dirigirse al residente por su nombre muestra respeto y establece la identificación correcta.

3. **Explique el procedimiento al residente. Hable de manera clara, lenta y directa. Mantenga contacto de cara a cara cuando sea posible.**
   Promueve el entendimiento y la independencia.

4. **Brinde privacidad al residente con cortinas, biombos o puertas.**
   Mantiene los derechos del residente de privacidad y dignidad.

5. **Inicie con la báscula balanceada en cero antes de pesar al residente.**

La báscula debe estar balanceada en cero para que el peso sea exacto.

6. **Ayude al residente a pararse en el centro de la báscula.**

7. **Determine el peso del residente. Esto se realiza balanceando la báscula. Nivele la barra de la báscula. Mueva los indicadores de peso pequeños y grandes hasta que la barra esté balanceada. (Fig. 6-24). Sume estos dos números juntos.**

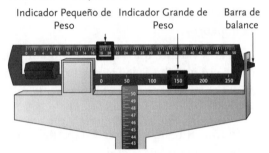

Indicador Pequeño de Peso   Indicador Grande de Peso   Barra de balance

Fig. 6-24.

8. **Ayude al residente a bajarse de la báscula antes de escribir el peso.**
   Protege contra caídas.

9. **Escriba el peso.**
   Escriba el peso de inmediato para que no se le olvide. Los planes de cuidado se realizan en base a su reporte.

10. **Remueva las medidas de privacidad.**

11. **Antes de salir de la habitación, coloque el botón de llamadas al alcance del residente.**
    Permite que el residente se comunique con el personal, cuando sea necesario.

12. **Lávese las manos.**
    Provee el control de infecciones.

13. **Reporte a la enfermera cualquier cambio en el residente.**
    Esto brinda información a la enfermera para evaluar al residente.

14. **Documente el procedimiento utilizando la guía de procedimientos de la institución.**
    Lo que usted escriba es un registro legal de lo que usted hizo. Si usted no lo documenta, legalmente no pasó.

Algunos residentes no podrán pararse de la silla de ruedas fácilmente. Estos residentes pueden ser pesados en una báscula para sillas de ruedas. Con esta báscula, la silla de ruedas se sube en la báscula (Fig. 6-25). En algunas básculas para sillas de ruedas, usted necesitará restar el peso de la silla de ruedas del peso del residente. En este caso, primero pese la silla de ruedas vacía. Después reste el peso de la silla de ruedas del peso total. Algunas sillas de ruedas tienen el peso marcado.

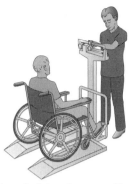

Fig. 6-25. Un tipo de báscula para sillas de ruedas.

Algunos residentes no podrán levantarse de la cama. Se requiere de una báscula especial para pesar a estos residentes (Fig. 6-26). Antes de usar una báscula de cama, aprenda a usarla de manera segura y apropiada. Siga los procedimientos de su institución y las instrucciones del fabricante.

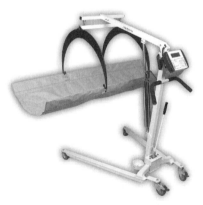

Fig. 6-26. Un tipo de báscula de cama. (Fotografía cortesía de "Detecto", www.detecto.com, 800-641-2008)

Medir y registrar la altura de un residente ambulatorio (que camina)

Equipo: báscula de pie, papel y pluma para anotar los resultados

1. **Lávese las manos.**
   Provee el control de infecciones.

2. **Identifíquese usted por su nombre. Identifique al residente por su nombre.**
   El residente tiene el derecho de conocer la identidad de su proveedor de cuidado. Dirigirse al residente por su nombre muestra respeto y establece la identificación correcta.

3. **Explique el procedimiento al residente. Hable de manera clara, lenta y directa. Mantenga contacto de cara a cara cuando sea posible.**
   Promueve el entendimiento y la independencia.

4. **Brinde privacidad al residente con cortinas, biombos o puertas.**
   Mantiene los derechos del residente de privacidad y dignidad.

5. **Ayude al residente a subirse en la báscula de espaldas.**

6. **Pida al residente que se pare derecho. Ayude de ser necesario.**
   Esto asegura una lectura exacta.

7. **Suba la barra de medición que se encuentra en la parte posterior de la báscula. Suavemente baje la barra de medición hasta que se acomode de manera plana sobre la cabeza del residente (Fig. 6-27).**

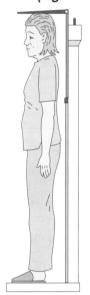

Fig. 6-27.

8. **Determine la altura del residente.**

9. **Ayude al residente a bajarse de la báscula antes de anotar la altura. Asegúrese que la barra de medición no le pegue al residente en la cabeza mientras que trata de bajarlo de la báscula.**

10. **Escriba la altura.**
    Escriba la altura de inmediato para que no se le olvide. Los planes de cuidado se realizan en base a su reporte.

11. **Antes de salir de la habitación, coloque el botón de llamadas al alcance del residente. Remueva las medidas de privacidad.**
    Permite que el residente se comunique con el personal, cuando sea necesario.

12. Lávese las manos.

Provee el control de infecciones.

13. Reporte a la enfermera cualquier cambio en el residente.

Esto brinda información a la enfermera para evaluar al residente.

14. Documente el procedimiento utilizando la guía de procedimientos de la institución.

Lo que usted escriba es un registro legal de lo que usted hizo. Si usted no lo documenta, legalmente no pasó.

La barra de medición mide la altura en pulgadas y fracciones de pulgadas. Escriba el número total de pulgadas. Si usted tiene que cambiar las pulgadas a pies, recuerde que un pie tiene 12 pulgadas.

Si un residente no puede levantarse de la cama, mida la altura con una cinta de medir (Fig. 6-28). Coloque al residente acostado en la cama en posición derecha. Marque la sábana con un lápiz en la parte superior de la cabeza y en la parte inferior de los pies (Fig. 6-29). Mida la distancia entre ambas marcas. Escriba la altura.

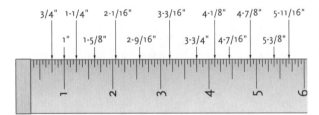

Fig. 6-28. Una cinta de medir.

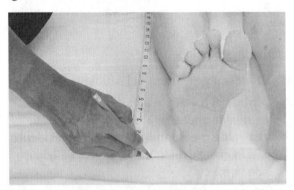

Fig. 6-29. Realice las marcas en la sábana a la altura de la cabeza y pies del residente.

Si el residente no puede acostarse en posición derecha debido a contracturas, de igual manera puede utilizar una cinta de medir para la altura. Inicie en la parte superior de la cabeza; continúe hasta la base de los talones, siguiendo las curvat-

uras de la columna vertebral y piernas. Sume el total de pulgadas y escríbalas. Incluya en las notas que el residente tenía contracturas cuando se midió la altura.

Unidad 4. Explicar las restricciones y la manera de promover un ambiente libre de restricciones

Una **restricción** es una manera física o química de restringir el movimiento o comportamiento voluntario. Las restricciones físicas comunes son las restricciones con el chaleco, el cinto, la muñequera/tobillera y el guante. A las restricciones físicas también se les llaman aparatos de protección o apoyos para la postura. Los barandales de cama y las sillas especiales, tales como las sillas geriátricas, también son restricciones físicas (Fig. 6-30 y 6-31). Las restricciones químicas son los medicamentos que se administran para controlar el comportamiento.

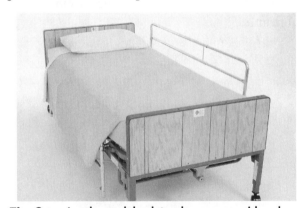

Fig. 6-30. Los barandales laterales son considerados restricciones porque restringen el movimiento.

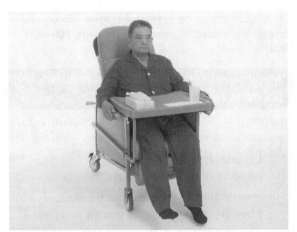

Fig. 6-31. Cuando la charola tipo mesa es colocada en una silla geriátrica, o geri-silla, se considera una restricción.

En el pasado, las restricciones eran comúnmente ordenadas por las siguientes razones:

- para evitar que una persona se lesione a sí misma o a los demás
- para evitar que una persona se quite un tubo que se necesita para el tratamiento
- para evitar que una persona con demencia o confundida esté divagando
- para evitar caídas

Los proveedores de cuidado abusaban del uso de las restricciones. El abuso resultó en nuevas restricciones y leyes sobre su uso. Hoy en día, el uso de las restricciones químicas y físicas en las instituciones se ha reducido enormemente.

Generalmente, las restricciones sólo se utilizan como último recurso. **Las restricciones nunca pueden ser usadas sin la autorización de un doctor.** Es contra la ley que los empleados utilicen las restricciones por conveniencia o disciplina.

Existen muchos problemas con las restricciones. Algunos efectos negativos del uso de las restricciones son:

- reducción de la circulación de la sangre
- estrés en el corazón
- incontinencia
- estreñimiento
- músculos y huesos débiles
- pérdida de masa ósea
- atrofia muscular (debilitación o desperdicio de músculos)
- úlceras por presión
- riesgo de asfixia
- neumonía
- menos actividad, ocasionando poco apetito
- desordenes del sueño
- pérdida de la dignidad
- pérdida de la independencia
- aumento de la agitación
- aumento de la depresión y/o alejamiento de los demás
- poca autoestima

Las restricciones también han causado lesiones severas y hasta la muerte.

Las leyes permiten el uso de restricciones sólo cuando es absolutamente necesario para la seguridad de la persona, de las personas que lo rodean y de los empleados. Las agencias estatales y federales alientan a las instituciones a tomar pasos para tener un ambiente libre de restricciones. El cuidado **libre de restricciones** significa que las restricciones no se utilizan por ninguna razón. Las restricciones usualmente no se mantienen en la institución. Para alcanzar esta meta, muchas casas de reposos (asilos) usan ideas creativas a las que les llaman **restricciones alternas**. Una restricción alterna es una intervención que se utiliza en lugar de una restricción o que reduce la necesidad de una restricción. Ejemplos de restricciones alternas incluyen:

- Mejorar las medidas de seguridad para prevenir accidentes y caídas. Mejorar la iluminación.
- Usar aparatos para la postura para apoyar y proteger el cuerpo de los residentes.
- Asegurarse de que el botón de llamadas se encuentre al alcance del residente. Responder a las llamadas inmediatamente.
- Llevar al residente a caminar cuando esté inquieto. Agregar ejercicio al plan de cuidado. Brindar actividades para las personas que deambulan en la noche.
- Promover actividades e independencia. Acompañar a las personas a las actividades sociales. Incrementar las visitas y la interacción social.
- Brindar ayuda frecuente para ir al baño. Ayudar con la limpieza inmediatamente después de un episodio de incontinencia.
- Alarmas para el cuerpo o cama pueden ser utilizadas en lugar de los barandales laterales. También se pueden utilizar con sillas o sillas de ruedas. Ayudan a prevenir caídas alertando al personal cuando los residentes intentan levantarse de la cama o silla. Las alarmas también pueden ser utilizadas en los residentes confundidos que deambulan. Si se ordena que

6

Técnicas Básicas de Enfermería

un residente tenga una alarma para el cuerpo (cama o silla), asegúrese que el residente la traiga puesta y que esté encendida.

- Ofrecer comida o bebidas. Ofrezca material de lectura.

- Distraer o redirigir el interés del residente. Brindar a la persona tareas repetitivas.

- Disminuir el nivel del ruido. Escuchar música tranquilizante. Usar técnicas de relajación o masajes.

- Evaluar los medicamentos. Reducir el dolor con la programación de los medicamentos. Reportar el dolor a la enfermera.

- Ofrecer unos minutos de tiempo individual con un proveedor de cuidado. Brindar proveedores de cuidado conocidos. Incrementar el número de proveedores de cuidado con familiares y voluntarios.

- Usar un enfoque de equipo para satisfacer las necesidades.

- Ofrecer entrenamiento para enseñar enfoques amables para las personas difíciles.

Existen varios tipos de almohadillas, cinturones, sillas especiales y alarmas que se pueden utilizar en lugar de las restricciones (Fig. 6-32).

Un residente restringido debe ser vigilado constantemente. El residente debe ser revisado cada 15 minutos. Lo siguiente debe realizarse por lo menos cada dos horas:

- Liberar la restricción por al menos 10 minutos.

- Ofrecer ayuda con el baño. Revisar si se presentó un episodio de incontinencia. Brindar cuidado para la incontinencia.

- Ofrecer líquidos.

- Revisar si la piel presenta irritación. Reportar de inmediato cualquier área roja al enfermero.

- Cambiar la posición del residente.

- Deambular si el residente puede.

Si se le pide a usted que aplique una restricción, siga las instrucciones del fabricante.

El equipo de encuestas buscará evidencia de que la institución está protegiendo el derecho de un residente de estar libre de restricciones.

Cuando una restricción es necesaria, el equipo revisará si el personal protegió al residente de algún daño.

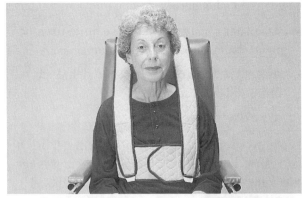
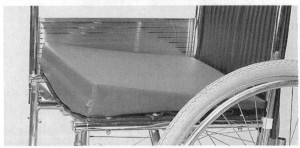
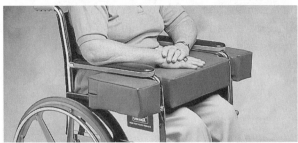

Fig. 6-32. a) Soporte para el torso "Posey", b) Cojín de lujo en forma de media luna "Posey", c) Cojín para el regazo. (Fotografías cortesía de "North Coast Medical, Inc.", www.ncmedical.com, 800-821-9319.)

Unidad 5. Definir el balance de los líquidos y explicar los ingresos y egresos (I&O)

Para mantener la salud, el cuerpo debe tomar cierta cantidad de líquidos cada dia. Los fluidos se presentan en la forma de los líquidos que usted toma. También se encuentra en alimentos semi-líquidos como gelatina, sopa, nieve, pudín y yogurt. A los líquidos que una persona consume se le llama **ingreso**, o entrada. Todos los líquidos que son tomados diariamente, no pueden quedarse en el cuerpo. Deben ser eliminados como **egreso**. El egreso incluye orina, heces fecales y vómito, así como transpiración y la humedad en el aire que exhalamos.

El **balance de los líquidos** es mantener un nivel equivalente de los ingresos y egresos o tomar y eliminar las mismas cantidades de fluidos. Se debe vigilar y registrar los ingresos y egresos, o los I&O, de algunos residentes. Usted necesitará medir y documentar todos los fluidos que el residente ingiere por la boca. Usted también necesita medir y registrar toda la orina y el vómito. Esto se escribe en una hoja para el registro de ingresos/ egresos (I&O) (Fig. 6-33). (Revise el capítulo 7 para mayor información sobre el balance de líquidos.)

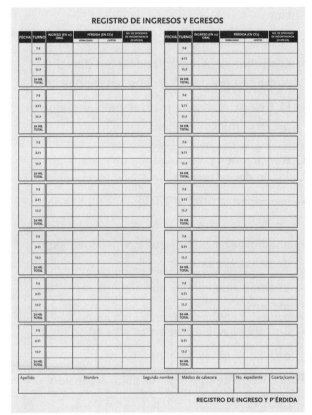

Fig. 6-33. Una muestra de la hoja para el registro de ingresos y egresos (I&O).

Conversiones

Un centímetro cúbico (cc) es una unidad de medición equivalente a 1 mililitro (ml). Siga las reglas de su institución sobre si debe documentar utilizando "cc" o "ml".

1 oz. = 30 cc ó 30 ml

2 oz. = 60 cc

3 oz. = 90 cc

4 oz. = 120 cc

5 oz. = 150 cc

6 oz. = 180 cc

7 oz. = 210 cc

8 oz. = 240 cc

¼ taza = 2 oz. = 60 cc

½ taza = 4 oz. = 120 cc

1 taza = 8 oz. = 240 cc

Medir y registrar los egresos de orina

Equipo: hoja de registro I&O, contenedor de medición (tazón graduado), guantes, papel y pluma para anotar los resultados

1. **Lávese las manos.**
   Provee el control de infecciones.

2. **Póngase los guantes antes de manejar el cómodo de baño/urinal.**

3. **Vacíe el contenido del cómodo de baño o urinal en el contenedor de medición. No derrame o salpique la orina.**

4. **Mida la cantidad de orina. Mantenga el contenedor nivelado (Fig. 6-34).**
   Esto ayuda a obtener una lectura exacta.

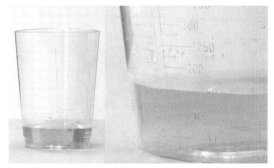

Fig. 6-34. Un tazón graduado es un contenedor de medición.

5. **Después de medir la orina, vacíe el tazón graduado en el inodoro. No salpique.**
   Reduce el riesgo de contaminación.

6. **Enjuague el tazón graduado. Vacíe el agua que se utilizó para enjuagar en el inodoro. Utilice desinfectante si así se ordena.**

7. **Enjuague el cómodo de baño /urinal. Vacíe el agua que se utilizó para enjuagar en el inodoro. Utilice desinfectante si se ordena.**

8. **Guarde el cómodo de baño /urinal y el tazón graduado en su lugar.**

9. **Quítese los guantes y tírelos.**

10. **Lávese las manos antes de anotar el egreso.**
    Provee el control de infecciones.

11. **Escriba el contenido del contenedor en la columna de egresos de la hoja de registros.**

    Escriba la cantidad de inmediato para que no se le olvide. Los planes de cuidado se realizan en base a su reporte. Lo que usted escriba es un registro legal de lo que usted hizo. Si usted no lo documenta, legalmente no pasó.

12. **Reporte a la enfermera cualquier cambio en el residente.**

    Esto brinda información a la enfermera para evaluar al residente.

Cuidado del catéter

Un **catéter** es un tubo que se utiliza para drenar la orina de la vejiga. Un **catéter directo** no se queda dentro de la persona. Se remueve inmediatamente después de que la orina ha sido drenada. Un **catéter interno** permanece dentro de la vejiga por un período de tiempo (Fig. 6-35 y 6-36). La orina se drena dentro de una bolsa. Las NA usualmente no introducen, remueven o irrigan catéteres. A usted se le puede pedir que brinde cuidado diario al catéter, limpiando el área alrededor de la abertura del uréter y vaciando la bolsa de drenaje.

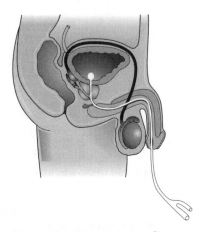

Fig. 6-35. Un catéter interno (masculino).

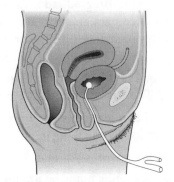

Fig. 6-36. Un catéter interno (femenino).

Un **catéter tipo condón** o externo, (también llamado catéter de Texas), tiene una adherencia en la orilla que le queda al pene. La adherencia es amarrada con cinta. El catéter externo es cambiado diariamente o como sea necesario. La unidad 6 presenta información sobre otros tipos de tubos.

Guía de Procedimientos
Catéteres

- Siempre asegúrese que la bolsa de drenaje esté más abajo de las caderas o vejiga. La orina nunca debe fluir de la bolsa o tubo hacia adentro de la vejiga. Esto puede causar infección.

- No mantenga la bolsa del drenaje en el piso.

- Los tubos deben mantenerse tan derechos como sea posible. No debe tener dobleces.

- El área genital debe mantenerse limpia para prevenir infecciones.

Observaciones y Reportes
Cuidado del catéter

- sangre en la orina o cualquier otra apariencia inusual

- una bolsa de catéter que no se llena después de varias horas

- una bolsa de catéter que se llena repentinamente

- un catéter que no se encuentra en su lugar

- orina que gotea del catéter

- un residente que reporta dolor o presión

- olor

Brindar cuidado del catéter

Equipo: sábana de baño, protector de cama, vasija de baño, jabón, termómetro de baño, de 2 a 4 toallitas de tela o toallitas húmedas, 1 toalla, guantes

1. **Lávese las manos.**
   Provee el control de infecciones.

2. **Identifíquese usted por su nombre. Identifique al residente por su nombre.**
   El residente tiene el derecho de conocer la identidad de su proveedor de cuidado. Dirigirse al residente por su nombre muestra respeto y establece la identificación correcta.

3. **Explique el procedimiento al residente. Hable de manera clara, lenta y directa. Mantenga contacto de cara a cara cuando sea posible.**
   Promueve el entendimiento y la independencia.

4. **Brinde privacidad al residente con cortinas, biombos o puertas.**
   Mantiene los derechos del residente de privacidad y dignidad.

5. **Ajuste la cama a un nivel seguro para trabajar, usualmente a la altura de la cintura. Ponga el freno en las llantas de la cama.**
   Previene que usted y el residente se lesionen.

6. **Baje la cabecera de la cama. Acomode al residente acostado de manera plana sobre su espalda.**

7. **Remueva o doble hacia abajo la parte superior de la ropa de cama. Mantenga al residente cubierto con una sábana de baño.**
   Promueve la privacidad del residente.

8. **Revise la temperatura del agua con un termómetro o con su muñeca y asegúrese que sea la correcta. La temperatura del agua debe estar entre 105° y 109° F. Pida al residente que revise la temperatura del agua y ajústela de ser necesario.**
   El sentido del tacto del residente puede ser muy diferente al suyo; por lo tanto, el residente puede identificar mejor si la temperatura del agua está cómoda.

9. **Póngase los guantes.**
   Evita que usted tenga contacto con los fluidos corporales.

10. **Pida al residente que doble sus rodillas y levante sus glúteos de la cama empujándose contra el colchón con sus pies. Coloque un protector de cama debajo de sus glúteos.**
    Evita que la ropa de cama se moje.

11. **Destape sólo el área necesaria para limpiar el catéter.**
    Promueve la privacidad del residente.

12. **Coloque una toalla o protector de cama debajo del tubo del catéter antes de asear.**
    Evita que la ropa de cama se moje.

13. **Aplique jabón a la toallita de tela mojada. Limpie el área alrededor del meato. Utilice un área limpia de la toallita de tela para cada movimiento.**

14. **Sostenga el catéter cerca del meato. Evite jalar el catéter.**

15. **Limpie al menos cuatro pulgadas del catéter de la zona más cercana al meato, hacia una sola dirección alejándose del meato. Utilice un área limpia de la toallita de tela para cada movimiento.**
    Previene infecciones.

16. **Enjuague el área alrededor del meato, utilizando un área limpia de la toallita de tela para cada movimiento.**

17. **Enjuague al menos cuatro pulgadas de la zona más cercana al meato. Limpie hacia una sola dirección, alejándose del meato (Fig. 6-37). Utilice un área limpia de la toallita de tela para cada movimiento.**

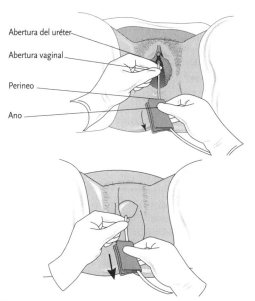

Abertura del uréter

Abertura vaginal

Perineo

Ano

Fig. 6-37.

18. **Remueva la toalla o protector de cama que se colocó debajo del tubo del catéter.**

19. **Vuelva a colocar la ropa de cama superior. Remueva la toalla de baño.**

20. **Coloque la ropa de cama en los contenedores apropiados.**

21. **Vacíe, enjuague y limpie la vasija. Guárdela en su lugar.**

22. **Quítese los guantes y tírelos.**

23. **Regrese la cama al nivel apropiado. Remueva las medidas de privacidad.**
    Bajar la cama brinda seguridad.

24. **Antes de salir de la habitación, coloque el botón de llamadas al alcance del residente.**
    Permite que el residente se comunique con el personal, cuando sea necesario.

25. **Lávese las manos.**
Provee el control de infecciones.

26. **Reporte a la enfermera cualquier cambio en el residente.**
Esto brinda información a la enfermera para evaluar al residente.

27. **Documente el procedimiento utilizando la guía de procedimientos de la institución.**
Lo que usted escriba es un registro legal de lo que usted hizo. Si usted no lo documenta, legalmente no pasó.

👁 *Cuando limpie el catéter, hágalo hacia una sola dirección, alejándose del área genital. Utilice un área limpia de la toallita de tela para cada movimiento.*

Recolección de especimenes

A usted se le puede pedir que recolecte un espécimen de un residente. Un **espécimen** es una muestra. Los diferentes tipos de especimenes se utilizan para diferentes exámenes. A usted se le puede pedir que recolecte los siguientes tipos de especimenes:

- Orina (de rutina, toma limpia/ mitad de la micción o de 24 horas)

- Excremento (heces fecales)

Los especimenes del esputo son recolectados para revisar problemas respiratorios. El **esputo** es la mucosa expulsada de los pulmones al toser. La primera hora de la mañana es el mejor momento para recolectar el esputo.

Un contenedor plástico para recolección, llamado "sombrero," en ocasiones se coloca en el inodoro para recolectar y medir la orina y el excremento (Fig. 6-38). Los sombreros deben ser etiquetados y limpiados después de cada uso.

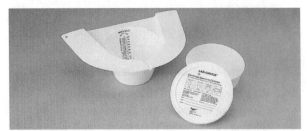

Fig. 6-38. Un "sombrero" es colocado debajo del asiento de baño para recolectar los especimenes.

Algunos residentes podrán recolectar sus propios especimenes, mientras que otros necesitarán de su ayuda. Asegúrese de explicar

exactamente la manera en la que se debe recolectar el espécimen.

Recolectar un espécimen rutinario de orina

Equipo: contenedor y tapa para el espécimen de orina, etiqueta, guantes, cómodo de baño o urinal (si el residente no puede ir al baño), "sombrero" para el inodoro (si el residente puede ir al baño), 2 bolsas plásticas, toallitas de tela, toallas, toallas de papel, artículos para el cuidado del área del perineo, pluma

1. **Lávese las manos.**
Provee el control de infecciones.

2. **Identifíquese usted por su nombre. Identifique al residente por su nombre.**
El residente tiene el derecho de conocer la identidad de su proveedor de cuidado. Dirigirse al residente por su nombre muestra respeto y establece la identificación correcta.

3. **Explique el procedimiento al residente. Hable de manera clara, lenta y directa. Mantenga contacto de cara a cara cuando sea posible.**
Promueve el entendimiento y la independencia.

4. **Brinde privacidad al residente con cortinas, biombos o puertas.**
Mantiene los derechos del residente de privacidad y dignidad.

5. **Póngase los guantes.**
Evita que usted tenga contacto con los fluidos corporales.

6. **Ayude al residente a ir al baño, a usar el inodoro portátil u ofrezca el cómodo de baño o urinal.**

7. **Pida al residente que evacue en el "sombrero", urinal o cómodo de baño. Pida al residente que no ponga papel del baño con la muestra. Brinde una bolsa de plástico para desechar el papel de baño.**
El papel arruina la muestra.

8. **Después de orinar, ayude al residente con el cuidado del área del perineo como sea necesario. Ayude al residente a lavarse las manos. Asegúrese que el residente se sienta cómodo.**

9. **Tome el cómodo de baño, urinal o el recipiente del inodoro portátil al baño.**

10. **Vacíe la orina en el contenedor del espécimen, el cual debe llenarse por lo menos hasta la mitad.**

11. **Cubra el contenedor de la orina con su tapa. No toque la parte interna del contenedor. Limpie la parte externa con una toalla de papel.**
Previene la contaminación.

12. **Coloque el contenedor en una bolsa de plástico.**
Brinda una transportación segura.

13. **Si se utilizó un cómodo de baño o urinal, deseche la orina sobrante. Lave y limpie el equipo. Utilice un desinfectante aprobado, si es regla de la institución y guárdelos.**

14. **Quítese y deseche los guantes. Lávese las manos.**
Provee el control de infecciones.

15. **Llene la etiqueta del contenedor. Escriba el nombre del residente, el número de cuarto, la fecha y la hora.**

16. **Asegúrese que el residente se sienta cómodo.**

17. **Regrese la cama a la posición apropiada, de haber sido ajustada. Remueva las medidas de privacidad.**

18. **Antes de salir de la habitación, coloque el botón de llamadas al alcance del residente.**
Permite que el residente se comunique con el personal, cuando sea necesario.

19. **Lávese las manos.**
Provee el control de infecciones.

20. **Reporte a la enfermera cualquier cambio en el residente.**
Esto brinda información a la enfermera para evaluar al residente.

21. **Documente el procedimiento utilizando la guía de procedimientos de la institución. Escriba la cantidad y las características de la orina.**
Lo que usted escriba es un registro legal de lo que usted hizo. Si usted no lo documenta, legalmente no pasó

Recolectar un espécimen de orina de toma limpia (mitad de la micción)

Equipo: paquete para espécimen con contenedor, etiqueta, solución limpiadora, gasa o toallitas húmedas con solución limpiadora, guantes, cómodo de baño o urinal si el residente no puede usar el baño, bolsas de plástico, toallitas de tela, toallas de papel, toalla, artículos para el cuidado del área del perineo, pluma

Al espécimen se le llama de la mitad de la micción porque la primera y la última parte de la orina no se incluyen en la muestra.

1. **Lávese las manos.**
Provee el control de infecciones.

2. **Identifíquese usted por su nombre. Identifique al residente por su nombre.**
El residente tiene el derecho de conocer la identidad de su proveedor de cuidado. Dirigirse al residente por su nombre muestra respeto y establece la identificación correcta.

3. **Explique el procedimiento al residente. Hable de manera clara, lenta y directa. Mantenga contacto de cara a cara cuando sea posible.**
Promueve el entendimiento y la independencia.

4. **Brinde privacidad al residente con cortinas, biombos o puertas.**
Mantiene los derechos del residente de privacidad y dignidad.

5. **Póngase los guantes.**
Evita que usted tenga contacto con los fluidos corporales.

6. **Abra el paquete para el espécimen. No toque la parte interna del contenedor o tapa.**
Previene la contaminación.

7. **Si el residente no puede limpiarse el área del perineo, usted lo hará. Use las toallitas húmedas o gasas y la solución limpiadora, limpie el área alrededor del meato. Para las mujeres, separe los labios y limpie de adelante hacia atrás a lo largo de un lado. Deseche las toallitas o gasas. Con una toallita húmeda o gasa nueva, limpie de adelante hacia atrás a lo largo del otro lado. Usando una toallita húmeda o gasa nueva, limpie en medio.**

Para los hombres, limpie la cabeza del pene. Use movimientos circulares con las toallitas húmedas o gasas. Limpie completamente. Cambie las toallitas húmedas/ gasas después de cada movimiento circular. Deseche después de su uso. Si el hombre no tiene la circuncisión, jale hacia atrás toda la piel del prepucio antes de limpiar. Sosténgalo hacia atrás mientras orina el residente. Asegúrese que esté estirado hacia atrás después de haber recolectado el espécimen.
La limpieza inapropiada puede infectar las vías urinarias y contaminar la muestra.

8. **Pida al residente que orine en el cómodo de baño, urinal o inodoro y que se detenga antes de que termine de orinar.**

9. **Coloque el contenedor debajo del chorro de la orina. Pida al residente que vuelva a empezar a orinar de nuevo. Llene el contenedor por lo menos hasta la mitad. Pida al residente que termine de orinar en el cómodo de baño, urinal o inodoro.**

10. **Cubra el contenedor de la orina con su tapa. No toque la parte interna del contenedor. Limpie la parte externa con una toalla de papel.**

11. **Coloque el contenedor en una bolsa de plástico.**
    Brinda una transportación segura.

12. **Si se utilizó un cómodo de baño o urinal, deseche la orina sobrante. Lave y limpie el equipo. Utilice un desinfectante aprobado, si es regla de la institución y guarde.**

13. **Quítese los guantes y tírelos. Lávese las manos. Ayude al residente a lavarse las manos.**
    Provee el control de infecciones.

14. **Llene la etiqueta del contenedor. Escriba el nombre del residente, la direccion, la fecha y la hora.**

15. **Asegúrese que el residente se sienta cómodo.**

16. **Regrese la cama a la posición apropiada, de haber sido ajustada. Remueva las medidas de privacidad.**

17. **Antes de salir de la habitación, coloque el botón de llamadas al alcance del residente.**
    Permite que el residente se comunique con el personal, cuando sea necesario.

18. **Lávese las manos.**
    Provee el control de infecciones.

19. **Reporte a la enfermera cualquier cambio en el residente.**
    Esto brinda información a la enfermera para evaluar al residente.

20. **Documente el procedimiento utilizando la guía de procedimientos de la institución. Escriba la cantidad y características de la orina.**
    Lo que usted escriba es un registro legal de lo que usted hizo. Si usted no lo documenta, legalmente no pasó.

Recolectar un espécimen de excremento

Equipo: contenedor para el espécimen y tapa, 2 abatelenguas, 2 pares de guantes, cómodo de baño si el residente no puede usar el baño o inodoro portátil, 2 bolsas de plástico, papel de baño, listado para el laboratorio, toallita de tela o toalla, artículos para el cuidado del área del perineo, pluma

Pregunte al residente que le avise cuando vaya a tener una evacuación. Esté listo para recolectar el espécimen.

1. **Lávese las manos.**
   Provee el control de infecciones.

2. **Identifíquese usted por su nombre. Identifique al residente por su nombre.**
   El residente tiene el derecho de conocer la identidad de su proveedor de cuidado. Dirigirse al residente por su nombre muestra respeto y establece la identificación correcta.

3. **Explique el procedimiento al residente. Hable de manera clara, lenta y directa. Mantenga contacto de cara a cara cuando sea posible.**
   Promueve el entendimiento y la independencia.

4. **Brinde privacidad al residente con cortinas, biombos o puertas.**
   Mantiene los derechos del residente de privacidad y dignidad.

5. **Póngase los guantes.**
   Evita que usted tenga contacto con los fluidos corporales.

6. **Cuando el residente esté listo para evacuar, pídale que no orine al mismo tiempo. Pídale que no coloque papel de baño en la muestra. Brinde una bolsa de plástico para el papel de baño.**
   La orina y el papel arruinan la muestra.

7. **Coloque la vasija para el espécimen en el inodoro del baño o inodoro portátil o brinde a un residente un cómodo de baño. Salga de la habitación. Pida al residente que lo llame cuando haya terminado. Asegúrese que el botón de llamadas se encuentre al alcance del residente.**
   Promueve la privacidad y dignidad del residente.

8. **Después de haber evacuado, ayude con el cuidado del área del perineo como sea necesario. Ayude al residente a lavarse las manos. Asegúrese que el residente se sienta cómodo. Quítese los guantes.**

9. **Lávese las manos otra vez.**

10. **Póngase los guantes limpios.**

11. **Utilizando las dos abatelenguas, tome dos cucharadas del excremento y póngalo dentro del contenedor. Cúbralo con la tapa bien apretada.**

12. **Envuelva las abatelenguas en papel de baño y tírelas. Vacíe el cómodo del baño o el contenedor en el inodoro. Limpie el equipo. Utilice un desinfectante aprobado si es regla de la institución y guarde.**

13. **Ponga la etiqueta en el contenedor con el nombre del residente, la dirección, la fecha y la hora. Ponga el espécimen en una bolsa.**

14. **Quítese los guantes y tírelos.**

15. **Asegúrese que el residente se sienta cómodo.**

16. **Regrese la cama a la posición apropiada. Remueva las medidas de privacidad.**

17. **Antes de salir de la habitación, coloque el botón de llamadas al alcance del residente.**
Permite que el residente se comunique con el personal, cuando sea necesario.

18. **Lávese las manos.**
Provee el control de infecciones.

19. **Reporte a la enfermera cualquier cambio en el residente.**
Esto brinda información a la enfermera para evaluar al residente.

20. **Documente el procedimiento utilizando la guía de procedimientos de la institución. Escriba la cantidad y características del excremento.**
Lo que usted escriba es un registro legal de lo que usted hizo. Si usted no lo documenta, legalmente no pasó.

Unidad 6. Explicar la guía de procedimientos para los diferentes tipos de sondas

Los residentes con dificultades para respirar pueden recibir oxígeno. Es más concentrado que lo que hay en el aire. El oxígeno es recetado por una doctora. Las asistentes de enfermería nunca detienen, ajustan o administran oxígeno. El oxígeno puede llegar a la habitación del residente por medio de una tubería conectada al sistema central. Puede estar en tanques o puede ser producido por un concentrador de oxígeno, el cual, cambia el aire que se encuentra en la habitación en aire con más oxígeno.

El oxígeno es un riesgo de incendio muy peligroso porque hace que otras cosas se quemen. El oxígeno por sí solo no se quema, básicamente apoya la combustión. **Combustión** es el proceso de incendiar. Trabajar alrededor del oxígeno requiere seguir precauciones especiales de seguridad.

Guía de Procedimientos
Trabajar de manera segura alrededor de equipo de oxígeno

- Remueva todos los peligros de incendio de la habitación o del área. Los peligros de incendio incluyen rasuradoras eléctricas, secadoras de pelo u otros aparatos eléctricos (Fig. 6-39). También incluyen líquidos inflamables. **Inflamable** significa que puede ser fácilmente encendido y capaz de incendiarse rápidamente. Ejemplos de líquidos inflamables son el alcohol y el quitaesmalte para uñas.

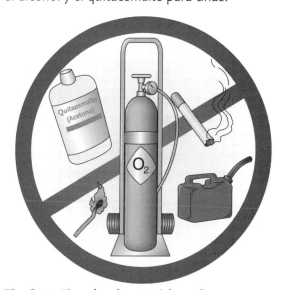

Fig. 6-39. Ejemplos de materiales peligrosos para ocasionar un incendio.

- Informe al enfermero sobre peligros de materiales peligrosos para ocasionar un incendio que los residentes no quieren quitar.

- Coloque señales de "No Fumar" y "Oxígeno en Uso". Nunca permita fumar donde se use o se almacene oxígeno.

- Nunca permita velas u otras llamas abiertas alrededor del oxígeno.

- Aprenda la manera de apagar el oxígeno en caso de incendio si la institución lo permite. Nunca ajuste el nivel de oxígeno.

- Reporte si la cánula nasal o mascarilla facial causa irritación. Revise detrás de los oídos si presenta irritación por la sonda (Fig. 6-40).

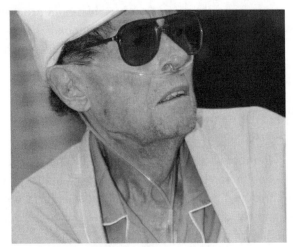

Fig. 6-40. Un residente con cánula nasal.

La abreviatura IV quiere decir **intravenoso**, o dentro de la vena. Un residente que tiene un IV recibe medicamento, nutrición o fluidos por la vena. Cuando un doctor receta un IV, una enfermera introduce una aguja o tubo en la vena. Esto brinda acceso directo al flujo sanguíneo. El medicamento, la nutrición o los fluidos se filtran por gotas de una bolsa suspendida en un poste o son bombeados por una bomba portátil por medio de un tubo hacia adentro de la vena (Fig. 6-41). Algunos residentes con condiciones crónicas tendrán una abertura permanente para IV, el cual ha sido quirúrgicamente creado para permitir acceso fácil para fluidos de IV.

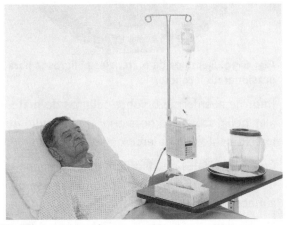

Fig. 6-41. Un residente con IV.

Los asistentes de enfermería nunca introducen o remueven líneas de IV. Usted no será responsable del cuidado del lugar donde está conectado el IV. Su única responsabilidad para el cuidado de IV es reportar y documentar cualquier observación de cambios o problemas con el IV.

Observaciones y Reportes
Los IV

Reporte cualquiera de los siguientes cambios a la enfermera:

- La sonda/ aguja se cayó o fue removida.

- La sonda se desconectó.

- Las gasas alrededor del lugar del IV están flojas o no están intactas.

- La sonda o alrededor del lugar del IV tienen sangre.

- El lugar del IV está inflamado o descolorido.

- El residente reporta dolor.

- La bolsa está rota, o el nivel del fluido no parece disminuir.

- El fluido del IV no está goteando.

- El fluido del IV está por terminarse.

- La bomba emite un sonido indicando algún problema.

Cuando cuide a un residente con IV, no realice lo siguiente:

- tome la lectura de la presión arterial en un brazo con IV

- moje el lugar del IV

- jale o atrape la sonda en cualquier cosa, como con la ropa

- deje la sonda doblada

- ponga la bolsa del IV por debajo del lugar donde está inyectado el IV

- toque la válvula

- desconecte el IV de la bomba o apague la alarma

Revise el capítulo 5 para la guía de procedimientos sobre la manera de poner una bata a un residente con IV. Revise el capítulo 7 para información sobre las sondas gástricas.

Unidad 7. La habitación del residente y el cuidado de ésta

La habitación de un residente es el cuarto o el área donde vive el residente. Tiene muebles y artículos personales. La habitación es el hogar del residente. Debe ser tratada con respeto. Siempre toque la puerta y espere permiso para entrar. Una vez que los artículos personales se hayan acomodado en una habitación o unidad, no los mueva sin permiso. Si se presenta un peligro de incendio, informe al enfermero y le indicará cómo manejar la situación.

Cada habitación puede tener equipo un poco diferente. El equipo estándar incluye:

- cama
- mesa de noche
- mesa de cama
- silla
- riñonera/ vasija de émesis
- cómodo de baño
- urinal
- vasija de baño
- botón de llamadas
- cortina de privacidad

Los residentes pueden guardar artículos pequeños en la mesa de noche. La jarra y el vaso para agua frecuentemente se colocan sobre la mesa de noche. Un teléfono y/o un radio u otros artículos, como fotografías, pueden ser colocados ahí también.

La mesa de cama puede ser utilizada para comer o para brindar cuidado personal. Ésta es un área limpia. Se debe mantener limpia y libre de desorden. Los cómodos de baño y urinales, así como la ropa de cama sucia no deben ser colocados en la mesa de cama.

El sistema de intercomunicación es el sistema de llamadas más común. Cuando un residente presiona el botón, se prenderá una luz y/o se escuchará un timbre en la estación de enfermeras. El botón de llamadas permite que el residente contacte al personal en cualquier momento. Es importante siempre colocar el botón de llamadas al alcance del residente. Responda todas las llamadas de inmediato.

A usted se le enseñará la manera correcta para utilizar muchas piezas del equipo. Aprenda cómo usar y cuidar todo el equipo. Esto evita infecciones y lesiones. Si usted no sabe cómo utilizar alguna parte del equipo, pida ayuda.

Guía de Procedimientos
La habitación del residente

- Limpie la mesa de cama después de cada uso. Colóquela al alcance del residente antes de salir de la habitación.

- Mantenga el botón de llamadas al alcance del residente en todo momento. Revise si el residente puede alcanzar el botón cada vez que salga de la habitación.

- Remueva las migajas de comida de la cama inmediatamente después de cada comida. Acomode la ropa de cama, como sea necesario.

- Antes de salir de la habitación del residente, vuelva a surtir los artículos, incluyendo pañuelos desechables, papel de baño, toallitas de papel, jabón y cualquier otro artículo que se necesite.

- Revise el equipo diariamente. Asegúrese que trabaje apropiadamente y que no esté dañado. Si usted encuentra equipo dañado, como cordones rotos o deshilachados, repórtelo a la enfermera o al departamento apropiado.

- Rellene las jarras con agua regularmente, a menos que el residente tenga restricción de fluidos. Reporte de inmediato a la enfermera si el residente no está tomando sus líquidos.

- Remueva cualquier cosa que pueda ocasionar olores o peligros en la seguridad como basura, desorden o derrames. Limpie los derrames rápidamente. Tire todos los artículos desechables. Vacíe la basura al menos una vez durante el turno de trabajo. Reemplace el equipo que tenga manchas u olores.

- Reporte sospechas de insectos o plagas de inmediato.

• No mueva las pertenencias del residente. No tire los artículos del residente. Respete las cosas del residente.

Después de brindar cuidado, ordene el área. Limpie y guarde el equipo. Brindar un ambiente ordenado, seguro y limpio como parte de su trabajo.

Unidad 8. Explicar la importancia de dormir y de tender la cama apropiadamente

Dormir y descansar son dos necesidades básicas que se deben cumplir. El dormir nos brinda nuevas células y energía. La mayoría de las personas ancianas, especialmente aquéllas que viven lejos de casa, tienen problemas para dormir. Muchas cosas pueden afectar el sueño, como el miedo, la ansiedad, el ruido, la alimentación, los medicamentos y la enfermedad. Compartir una habitación con otra persona puede perturbar el sueño. Cuando un residente se queje que falta de sueño, el personal debe observar para ver si se presenta lo siguiente:

• dormir demasiado durante el día

• demasiada cafeína al finalizar el día

• usar ropa para dormir durante el día en lugar de usarla en la noche

• comer demasiado tarde en la noche

• rehusar tomarse el medicamento recetado para dormir

• tomar nuevo medicamento

• televisión o luz prendida muy tarde en la noche

• dolor

La falta de sueño causa muchos problemas. Estos incluyen disminución de las funciones mentales, tiempo de reacción reducido e irritabilidad. La falta del sueño también disminuye la función del sistema inmune.

Tender la cama

Algunos residentes pasan mucho o todo el tiempo en cama. El tender la cama con cuidado es esencial para la comodidad, limpieza y salud. La ropa de cama siempre debe ser cambiada des-pués de que se brinda cuidado personal, como baños de cama. Cámbielas cada vez que se encuentren húmedas, sucias o que necesiten ser acomodadas. La ropa de cama debe ser cambiada con frecuencia por tres razones:

1. Las sábanas que están húmedas, arrugadas o amontonadas son incómodas. Esto puede evitar que el residente duerma bien.

2. Los microorganismos viven en ambientes húmedos y cálidos. La ropa de cama que está húmeda o sucia puede causar infecciones y enfermedades.

3. Los residentes que pasan muchas horas en cama tienen riesgo de presentar úlceras de presión. Las sábanas que no se acomodan bien incrementan este riesgo al cortar la circulación.

Guía de Procedimientos
Tender la cama

• Antes de tomar la ropa limpia de cama, lávese las manos.

• Cuando recolecte la ropa de cama, cárguela lejos de usted. Si la ropa de cama toca su uniforme, éste se contaminará (Fig. 6-42).

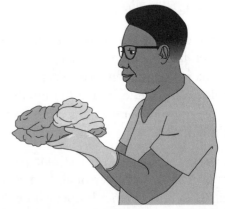

Fig. 6-42. **Cargue la ropa de cama sucia lejos de su uniforme.**

• No sacuda la ropa de cama, puede propagar los contaminantes que se transmiten por aire.

• No tome la ropa de cama de la habitación de un residente hacia la habitación de otro residente. Esto puede propagar patógenos.

• Cuando remueva ropa de cama sucia, enróllela hacia el lado contrario a usted.

• Use guantes cuando remueva ropa de cama.

- Busque artículos personales como dentaduras postizas, aparatos para asistencia auditiva, joyería y lentes, antes de remover la ropa de cama.

- Cambie la ropa de cama cuando esté húmeda, sucia o demasiado arrugada para mejorar la comodidad. Los residentes pueden desarrollar úlceras de presión si se deja la ropa de cama húmeda, sucia y arrugada.

- Mantenga la cama suave y libre de arrugas y migajas. Los bultos, las migajas y las arrugas en la ropa de cama irritan la piel y causan úlceras por presión.

- Cambie las almohadillas desechables cuando se ensucien o mojen. Deséchelas apropiadamente.

Si un residente no puede levantarse de la cama, usted debe cambiar la ropa de cama con el residente en la cama. Una **cama ocupada** es una cama que se tiende mientras que el residente se encuentra en cama. Cuando tienda la cama, use una postura amplia. Doble sus rodillas y evite doblarse de la cintura, especialmente cuando meta las sábanas o cobijas por debajo de los colchones. Los colchones pueden ser pesados. Doble sus rodillas para evitar lesiones. Es más fácil tender una cama vacía que una que tiene un residente. Una **cama desocupada** es una cama que se tiende mientras que el residente no se encuentra en ella. Si el residente se puede mover, su trabajo será más fácil.

Tender una cama ocupada

Equipo: ropa de cama limpia: protector de colchón, sábana de cajón (inferior) plana o ajustable, protector de cama impermeable de ser necesario, sábana de arrastre de algodón, sábana superior plana, cobija(s), sábana de baño, funda(s) de almohada, guantes

1. **Lávese las manos.**
   Provee el control de infecciones.

2. **Identifíquese usted por su nombre. Identifique al residente por su nombre.**
   El residente tiene el derecho de conocer la identidad de su proveedor de cuidado. Dirigirse al residente por su nombre muestra respeto y establece la identificación correcta.

3. **Explique el procedimiento al residente. Hable de manera clara, lenta y directa. Mantenga contacto de cara a cara cuando sea posible.**
   Promueve el entendimiento y la independencia.

4. **Brinde privacidad al residente con cortinas, biombos o puertas.**
   Mantiene los derechos del residente de privacidad y dignidad.

5. **Coloque la ropa limpia de cama al alcance en una superficie limpia (ej., mesa de noche, mesa de cama o silla).**
   Previene la contaminación de la ropa de cama.

6. **Ajuste la cama a un nivel seguro para trabajar, usualmente a la altura de la cintura. Baje la cabecera de la cama y ponga el freno en las llantas.**
   Cuando la cama está plana, se puede mover al residente sin ir contra la gravedad. El ajustar la cama a un nivel seguro para trabajar previene que usted y el residente se lesionen.

7. **Póngase los guantes.**
   Evita que usted tenga contacto con los fluidos corporales.

8. **Afloje la ropa de cama superior de la orilla de la cama en el lado donde se encuentra usted. Desdoble la sábana de baño sobre la sábana superior. Remueva la sábana superior.**

9. **Usted arreglará un lado de la cama a la vez. Levante al barandal de cama del lado más lejano a usted. Después de levantar el barandal, vaya al otro lado. Ayude al residente a voltearse sobre su costado, moviéndolos hacia el lado contrario a usted y hacia el lado que tiene el barandal levantado (Fig. 6-43).**

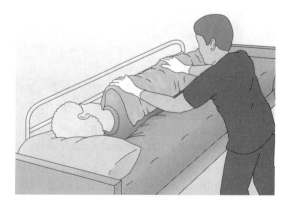

Fig. 6-43.

10. **Afloje la ropa de cama inferior sucia en el lado donde se encuentra usted.**

11. **Enrolle la ropa de cama inferior sucia hacia donde se encuentra el residente. Acomódela apretada, pero suavemente, debajo de la espalda del residente.**

   Al enrollar la ropa de cama, se coloca la superficie más sucia hacia adentro, reduciendo la contaminación. Mientras más cerca del residente se enrolle la ropa de cama, será más fácil de removerla por el otro lado.

12. **Coloque y meta en el colchón la ropa de cama inferior limpia. Termine con una sábana inferior libre de arrugas. Forme esquinas de hospital (en triángulo) para mantener las sábanas inferiores libres de arrugas (Fig. 6-44).**

   Las esquinas de hospital evitan que los pies del residente estén restringidos o enredados en la ropa de cama cuando se acueste o se levante de la cama.

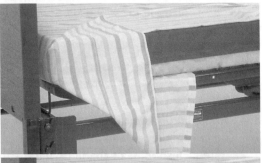
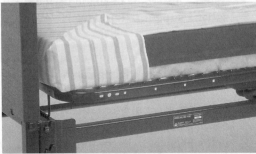
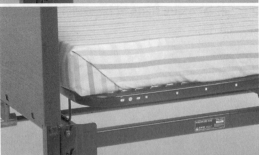

Fig. 6-44. Las esquinas de hospital ayudan a mantener lisas las sábanas debajo del residente.

13. **Alise la sábana inferior hacia el residente. Asegúrese que el protector de colchón no tenga arrugas. Enrolle el material sobrante hacia el residente y métalo debajo del cuerpo del residente (Fig. 6-45).**

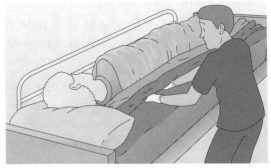

Fig. 6-45.

14. **Si utiliza un protector impermeable, desdóblelo y acomódelo en el centro de la cama. Meta la parte del protector del lado donde se encuentra usted por debajo del colchón. Alise hacia el residente y métalo debajo como le hizo con la sábana.**

15. **Si utiliza una sábana de arrastre, colóquela en la cama. Métala por el lado donde se encuentra usted, alise y métala debajo como le hizo con la otra ropa de cama.**

16. **Levante el barandal del lado donde se encuentra usted. Vaya hacia el otro lado de la cama. Baje el barandal y ayude al residente a voltearse hacia el lado de la cama que tiene la ropa de cama limpia (Fig. 6-46).**

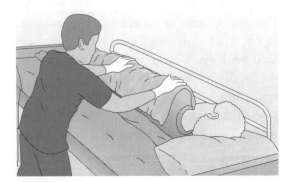

Fig. 6-46.

17. **Afloje la ropa de cama sucia. Busque artículos personales. Enrolle la ropa de cama de la cabecera hacia el pie de cama. Evite el contacto con su piel o ropa. Colóquela en el cesto/ bolsa, al pie de la cama o en una silla.**

   Siempre trabaje de la parte más limpia (cabecera de la cama) hacia la parte más sucia (pie de cama) para evitar la propagación de infecciones. Al enrollar se coloca la superficie más sucia hacia adentro, reduciendo la contaminación.

18. **Jale y meta la ropa de cama superior limpia, como lo hizo del otro lado. Termine con una sábana inferior libre de arrugas.**

19. Coloque al residente sobre su espalda. Mantenga al residente cubierto y cómodo, con una almohada debajo de la cabeza. Levante el barandal de cama.

20. Desdoble la sábana superior. Colóquela sobre el residente y pídale que la sostenga. Saque la sábana de baño deslizándola por abajo. Colóquela en el cesto/bolsa.

21. Coloque una cobija sobre la sábana superior. Meta las orillas inferiores de la sábana superior y de la cobija por debajo del colchón. Haga esquinas de hospital en cada lado. Afloje la ropa de cama superior sobre los pies del residente. En la cabecera de la cama, doble unas seis pulgadas de la sábana superior sobre la cobija.

    Al aflojar la ropa de cama superior sobre los pies del residente evita presión sobre los pies, lo cual puede tener como resultado úlceras por presión.

22. Remueva la almohada. No la sostenga cerca de su cara. Remueva la funda sucia volteándola de adentro hacia afuera. Colóquela en el cesto/bolsa.

23. Con una mano, agarre la funda de la almohada limpia de la parte cerrada. Dóblela de adentro hacia fuera sobre su brazo. Después, utilizando la misma mano que tenia la funda, agarre una orilla angosta de la almohada. Coloque la funda sobre la almohada con su mano libre (Fig. 6-47). Haga lo mismo para cualquier otra almohada. Colóquelas debajo de la cabeza del residente con la orilla abierta del lado contrario a la puerta.

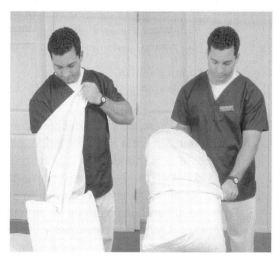

Fig. 6-47.

24. Asegúrese que el residente se sienta cómodo.

25. Regrese la cama a la posición apropiada. Remueva las medidas de privacidad.

    Bajar la cama brinda seguridad al residente.

26. Coloque la ropa de cama sucia en el contenedor apropiado.

27. Coloque el botón de llamadas al alcance del residente.

    Permite que el residente se comunique con el personal, cuando sea necesario.

28. Quítese los guantes.

29. Lávese las manos.

    Provee el control de infecciones.

30. Reporte a la enfermera cualquier cambio en el residente.

    Esto brinda información a la enfermera para evaluar al residente.

31. Documente el procedimiento utilizando la guía de procedimientos de la institución.

    Lo que usted escriba es un registro legal de lo que usted hizo. Si usted no lo documenta, legalmente no pasó.

Tender una cama desocupada

Equipo: ropa de cama limpia: protector de colchón, sábana de cajón (inferior) plana o ajustable, protector de cama impermeable de ser necesario, cobija(s), sábana de arrastre de algodón, sábana superior plana, funda(s) de almohada, guantes

1. Lávese las manos.

    Provee el control de infecciones.

2. Coloque la ropa limpia de cama en una superficie limpia al alcance (ej. mesa de noche, mesa de cama o silla).

    Previene la contaminación de la ropa de cama.

3. Ajuste la cama a un nivel seguro para trabajar, usualmente a la altura de la cintura. Coloque la cama en la posición más plana.

    Permite que usted tienda la cama de manera ordenada y libre de arrugas.

4. Póngase los guantes.

    Evita que usted tenga contacto con los fluidos corporales.

5. Afloje la ropa de cama sucia. Enróllela (con el lado sucio hacia adentro) de la cabecera hacia el pie de cama. Evite tener contacto

con su piel o ropa. Colóquela en un cesto/bolsa, al pie de la cama o en una silla.

Siempre trabaje de la parte más limpia (cabecera de la cama) hacia la parte más sucia (pie de cama) para evitar la propagación de infecciones. Al enrollar se coloca la superficie más sucia hacia adentro, reduciendo la contaminación.

6. **Quítese los guantes y tírelos. Lávese las manos.**

7. **Vuelva a tender la cama. Extienda el protector de colchón y la sábana inferior metiéndola por debajo. Haga esquinas de hospital para mantener la sábana inferior libre de arrugas. Coloque el protector del colchón y la sábana protectora. Alise y métalos por debajo de los lados de la cama.**

8. **Coloque la sábana superior y la cobija sobre la cama. Póngalas en el centro y métalas por debajo de la orilla de la cama y haga esquinas de hospital. Doble unas seis pulgadas de la sábana superior sobre la cobija. Doble la sábana superior y la cobija hacia abajo para que el residente pueda acostarse fácilmente en la cama. Si el residente no va a regresar a la cama inmediatamente, deje la ropa de cama hacia arriba.**

9. **Remueva las almohadas y las fundas. Ponga fundas limpias (como se explicó anteriormente). Vuelva a colocar las almohadas.**

10. **Regrese la cama a la posición apropiada.**

11. **Coloque la ropa de cama sucia en el contenedor apropiado.**

12. **Lávese las manos.**
    Provee el control de infecciones.

13. **Documente el procedimiento utilizando la guía de procedimientos de la institución.**
    Lo que usted escriba es un registro legal de lo que usted hizo. Si usted no lo documenta, legalmente no pasó.

Una **cama cerrada** es una cama que está completamente tendida con las sábanas y cobijas en su lugar. Una cama cerrada se convierte en una **cama abierta** cuando se dobla la ropa de cama hacia el pie de cama. La mayoría de los residentes pasan mucha parte del día fuera de la cama. Una cama cerrada se tiende hasta que es hora de dormir. Entonces, se tiene una cama abierta.

Unidad 9. Explicar la manera de poner vendaje no estéril

El vendaje estéril cubre heridas abiertas o que drenan. Un enfermero cambia estos vendajes. Los vendajes no estériles se aplican en heridas secas que tienen menos posibilidad de infección. Los asistentes de enfermería pueden ayudar a cambiar los vendajes no estériles.

Cambiar un vendaje seco usando la técnica de vendaje no estéril

Equipo: paquete de gasas cuadradas, cinta adhesiva, tijeras, 2 pares de guantes

1. **Lávese las manos.**
   Provee el control de infecciones.

2. **Identifíquese usted por su nombre. Identifique al residente por su nombre.**
   El residente tiene el derecho de conocer la identidad de su proveedor de cuidado. Dirigirse al residente por su nombre muestra respeto y establece la identificación correcta.

3. **Explique el procedimiento al residente. Hable de manera clara, lenta y directa. Mantenga contacto de cara a cara cuando sea posible.**
   Promueve el entendimiento y la independencia.

4. **Brinde privacidad al residente con cortinas, biombos o puertas.**
   Mantiene los derechos del residente de privacidad y dignidad.

5. **Corte piezas de la cinta lo suficientemente largas para sujetar el vendaje. Cuelgue la cinta en la orilla de la mesa al alcance. Abra un paquete de gasas cuadradas de 4 pulgadas sin tocar la gasa. Coloque el paquete abierto en una superficie plana.**

6. **Póngase los guantes.**
   Evita que usted tenga contacto con los fluidos corporales.

7. **Remueva el vendaje sucio desprendiendo suavemente la cinta hacia la herida. Levante el vendaje de la herida. No la arrastre sobre la herida. Perciba si el vendaje presenta cualquier olor. Observe el color de la herida. Deseche el vendaje usado en el contenedor apropiado. Quítese los guantes y tírelos.**
   Evita alterar la curación de la herida. Reduce el riesgo de contaminación.

8. **Lávese las manos.**
   Provee el control de infecciones.

9. **Póngase los guantes nuevos. Tocando únicamente las orillas exteriores de la gasa nueva de cuatro pulgadas, remuévala del paquete. Colóquela sobre la herida. Sujete firmemente la gasa con cinta (Fig. 6-48).**
    Mantiene la gasa tan limpia como sea posible.

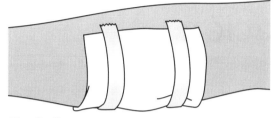

Fig. 6-48.

10. **Quítese los guantes y tírelos apropiadamente.**

11. **Remueva las medidas de privacidad.**

12. **Antes de salir de la habitación, coloque el botón de llamadas al alcance del residente.**
    Permite que el residente se comunique con el personal, cuando sea necesario.

13. **Lávese las manos.**
    Provee el control de infecciones.

14. **Reporte a la enfermera cualquier cambio en el residente.**
    Esto brinda información a la enfermera para evaluar al residente.

15. **Documente el procedimiento utilizando la guía de procedimientos de la institución.**
    Lo que usted escriba es un registro legal de lo que usted hizo. Si usted no lo documenta, legalmente no pasó.

6

Técnicas Básicas de Enfermería

siete
Nutrición e Hidratación

Unidad 1. Identificar los seis nutrientes básicos y explicar Mi Pirámide nutricional

Una buena nutrición es muy importante. La **nutrición** es la manera en que el cuerpo utiliza la comida para mantenerse saludable. El cuerpo necesita una dieta bien balanceada con nutrientes y suficientes fluidos. Esto nos ayuda a generar nuevas células, a mantener una buena función del cuerpo y a tener energía. La buena nutrición en los primeros años de vida asegura una buena salud después. Para las personas enfermas o ancianas, una dieta bien balanceada ayuda a mantener los tejidos de la piel y de los músculos y a prevenir úlceras de presión. Una buena dieta también promueve la curación y nos ayuda a luchar contra el estrés.

Los seis nutrientes básicos
El cuerpo necesita los siguientes nutrientes para su crecimiento y desarrollo:

1. **Proteína**. Las proteínas son parte de todas las células del cuerpo. Son esenciales para el crecimiento y la reparación de los tejidos. Las proteínas también brindan abastecimiento alterno de energía para el cuerpo.

Las fuentes de proteínas incluyen pescado, mariscos, aves, carne, huevos, leche, queso, nueces, chícharos y frijoles secos o legumbres (Fig. 7-1).

Los cereales integrales, las pastas, el arroz y el pan contienen algunas proteínas de menor calidad. Éstas deben ser complementadas por una pequeña cantidad de las proteínas más completas. Los frijoles y el arroz o el cereal y la leche son ejemplos de proteínas complementarias.

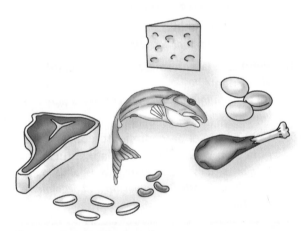

Fig. 7-1. **Fuentes de proteína.**

2. **Carbohidratos**. Los carbohidratos proporcionan el combustible para las necesidades energéticas del cuerpo. Ayudan al cuerpo a usar la grasa de manera eficiente. Los carbohidratos también brindan fibra, la cual es necesaria para la defecación.

Los carbohidratos pueden ser divididos en dos tipos básicos: carbohidratos complejos y simples. Los carbohidratos complejos se encuentran en alimentos como pan, cereal, papa, arroz, pasta, verduras y frutas. Los carbohidratos simples se encuentran en la comida como azúcares, dulces, jarabe y jaleas. Los carbohidratos simples no tienen el mismo valor nutricional que los carbohidratos complejos (Fig. 7-2).

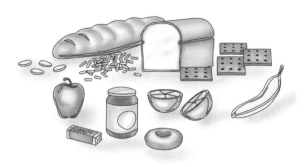

Fig. 7-2. Fuentes de carbohidratos.

El único valor de los carbohidratos simples es que son fuentes de energía para las personas que comen muy poco o que están desnutridas. En otras personas, los carbohidratos simples son almacenados como grasa.

3. **Grasas**. La grasa ayuda al cuerpo a almacenar energía. La grasa del cuerpo también brinda aislamiento, protegiendo a los órganos del cuerpo. La grasa ayuda a que el cuerpo absorba vitaminas y también agrega sabor a la comida. El exceso de grasa en la alimentación se almacena como grasa en el cuerpo.

Algunos ejemplos de grasa son mantequilla, margarina, aderezos de ensaladas, aceites y grasas animales en carnes, aves y pescado (Fig. 7-3).

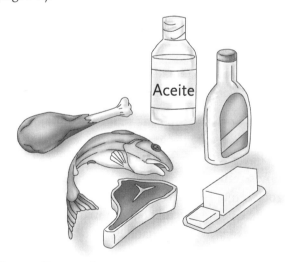

Fig. 7-3. Fuentes de grasa.

La grasa vegetal monoinsaturada (incluyendo el aceite de oliva y el aceite de maíz) y las grasas vegetales polinsaturadas (incluyendo el aceite de girasol y de elote) son los tipos de grasa más saludables. Las grasas saturadas, incluyendo las grasas animales como la mantequilla, el tocino y otras carnes grasosas, no son tan saludables. Deben estar limitadas.

💜 *Las grasas saturadas elevan el nivel de colesterol en la sangre. Esto puede contribuir a padecimientos circulatorios.*

4. **Vitaminas**. Las vitaminas son sustancias que el cuerpo necesita para funcionar. El cuerpo no puede producir la mayoría de las vitaminas; únicamente pueden obtenerse de la comida y son esenciales para las funciones del cuerpo. Las vitaminas A, D, E y K son vitaminas solubles en grasa; esto significa que son transportadas y almacenadas en la grasa del cuerpo. Las vitaminas B y C son solubles en el agua; esto significa que son divididas por el agua que se encuentra en nuestro cuerpo. Éstas no pueden ser almacenadas en el cuerpo; son eliminadas en la orina y en las heces fecales.

5. **Minerales**. Los minerales forman y mantienen a las células. Brindan energía y controlan procesos. Algunos minerales son el zinc, hierro, calcio y magnesio. Los minerales se encuentran en muchas comidas.

6. **Agua**. Una mitad o dos terceras partes del peso de nuestro cuerpo es agua. Necesitamos alrededor de ocho vasos o 64 onzas de agua o de otros fluidos al día. El agua es el nutriente más esencial para la vida. Sin el agua, una persona sólo puede vivir unos cuantos días. El agua ayuda en la digestión y absorción de la comida. Ayuda con la eliminación del desperdicio. Por medio de la transpiración, el agua ayuda a mantener la temperatura normal del cuerpo. Para tener una buena salud es necesario mantener suficientes fluidos en nuestro cuerpo.

La mayoría de los alimentos tienen varios nutrientes. Ninguna comida tiene todos los nutrientes que se necesitan para tener un cuerpo sano. Ésta es la razón por la cual es importante comer una dieta diaria que esté bien balanceada. No existe ningún plan alimenticio que sea correcto para todos. Las personas tienen diferentes necesidades nutricionales dependiendo de la edad, género y nivel de actividad.

7

Nutrición e Hidratación

En 1980, el Departamento de Agricultura de Estados Unidos (USDA) desarrolló una Pirámide Nutricional ("Food Guide Pyramid" en inglés) como una guía para ayudar a promover la práctica de una alimentación saludable. En el 2005, en respuesta a nueva información científica sobre la nutrición y salud, así como a la nueva tecnología de herramientas de apoyo, Mi Pirámide ("MyPyramid" en inglés) fue desarrollada (Fig. 7-4). Mi Pirámide reemplaza la Pirámide Nutricional anterior. Mi Pirámide es una versión personalizada de la Pirámide Nutricional anterior que ofrece planes individuales en base a la edad, género y nivel de actividad.

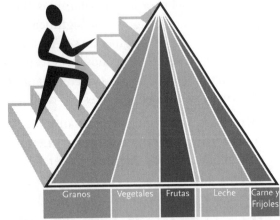

Fig. 7-4. Mi Pirámide fue desarrollada para ayudar a promover la práctica de una alimentación saludable. Ofrece planes individuales en base a la edad, género y nivel de actividad.

La Pirámide está hecha de seis niveles de diferentes tamaños y colores. Cada color representa un grupo de comida - naranja para los granos, verde para los vegetales, marrón para las frutas, amarillo para los aceites, azul para la leche y morado para la carne y los frijoles. Los diferentes tamaños indican que no todos los grupos de alimentos deben formar una parte equivalente de una dieta saludable. El nivel naranja, los granos, es el nivel más grande. Esto significa que los granos deben ser la proporción más alta de la dieta. Los niveles más pequeños, como el nivel morado que representa la carne y los frijoles, deben formar una parte más pequeña de los alimentos consumidos. El nivel más pequeño, el amarillo, representa los aceites. Los aceites contienen ácidos grasos; sin embargo, este nivel no está enfatizado porque el cuerpo necesita grasa y aceites en pequeñas cantidades.

Los niveles de la pirámide son más anchos en la parte inferior y más pequeños en la parte superior. Esto es un recordatorio de que existe una gran variedad de comidas que forman cada grupo. Muchas opciones están disponibles para ayudar a cumplir los requerimientos diarios. Los alimentos que tienen muchos nutrientes y que son bajos en grasa y calorías deben formar la "base" de una dieta saludable. Están representados en la base ancha de la pirámide. Los alimentos que son altos en grasa y azúcares que tienen menos valor nutricional. Estos se encuentran en la parte superior angosta. Deben ingerirse con menos frecuencia.

La nueva pirámide también enfatiza la importancia de la actividad física, como se representa por la figura que sube las escaleras. La actividad física va de la mano con la dieta para formar un estilo de vida saludable, en general. El USDA (Departamento de Agricultura de los Estados Unidos) recomienda al menos 30 minutos diarios de actividad vigorosa para todas las personas. Sesenta minutos o más es aún mejor.

Granos. El grupo de los granos incluye todos los alimentos hechos de trigo, arroz, avena, harina de maíz y cebada. Algunos ejemplos son el pan, la pasta, la avena, los cereales para el desayuno, las tortillas y el salvado de maíz. Una rebanada de pan, una taza de cereal listo para comer, o ½ taza de arroz cocido, pasta o cereal cocido pueden ser considerados como el equivalente a una onza del grupo de los granos.

Existen dos subgrupos de granos: los granos enteros (integral) y los granos refinados. Los granos enteros contienen el grano completo. Los granos refinados han sido molidos. Éste es un proceso que remueve el salvado y el germen. Esto le da al grano una textura más fina y mejora su vida en el anaquel, pero remueve la fibra dietética, el hierro y muchas vitaminas B. Al menos la mitad de todos los granos que consumimos deben ser de granos enteros. Las palabras en las etiquetas de los alimentos que aseguran que los granos son granos enteros son: arroz café, arroz salvaje, trigo integral, avena, elote de grano entero, avena entera, trigo entero y centeno entero.

Vegetales. El grupo de vegetales incluye todos los vegetales frescos, congelados, enlatados y secos, así como el jugo de los vegetales. Una taza de vegetales crudos o cocidos o una taza de jugo de vegetales o dos tazas de vegetales verdes crudos con hojas pueden ser considerados como una taza del grupo de vegetales. Existen cinco subgrupos dentro del grupo de vegetales. Son organizados por el contenido nutricional; los cuales son vegetales verdes oscuros, vegetales naranjas, frijoles secos y chícharos, vegetales almidonados y otros vegetales. Una variedad de vegetales de estos subgrupos debe ser consumida cada día. Los vegetales verdes oscuros, los vegetales naranjas, los frijoles secos y los chícharos contienen mejor contenido nutricional.

Los vegetales son bajos en grasas y calorías y no tienen colesterol (aunque las salsas y los sazonadores pueden agregar grasa, calorías y colesterol). Son buenas fuentes de fibra dietética, potasio, vitamina A, vitamina E y vitamina C.

Frutas. El grupo de las frutas incluye todas las frutas frescas, congeladas, enlatadas y secas, así como los jugos de frutas. Una taza de fruta o de jugo 100% de fruta o ½ taza de fruta seca pueden ser considerados como una taza del grupo de fruta. La mayoría de las opciones deben tener fruta entera o cortada en lugar de jugo, por la fibra dietética adicional que brindan.

Las frutas, así como los vegetales, son naturalmente bajos en grasa, sodio y calorías y no tienen colesterol. Son fuentes importantes de fibra dietética y muchos nutrientes, incluyendo ácido fólico y vitamina C.

Leche. El grupo de la leche incluye todos los tipos de productos lácteos líquidos y de productos derivados de la leche que retienen su contenido de calcio, como el queso y el yogurt (Fig. 7-5). Los alimentos que se producen de la leche y que tienen poco o nada de calcio, como lo son el queso crema, la crema y la mantequilla, no son parte de este grupo. La mayoría de las opciones de los productos lácteos debe ser libre de grasa o bajos en grasa. Una taza de leche o yogurt, una

onza y media de queso natural o dos onzas de queso procesado pueden ser consideradas como una taza del grupo de la leche.

Los alimentos en el grupo de la leche brindan nutrientes que son vitales para la salud y el mantenimiento de nuestro cuerpo. Estos nutrientes incluyen calcio, potasio, vitamina D y proteínas. El calcio se utiliza para formar huesos y dientes y para mantener la masa ósea. Los productos lácteos son la fuente primaria de calcio en la alimentación de los estadounidenses.

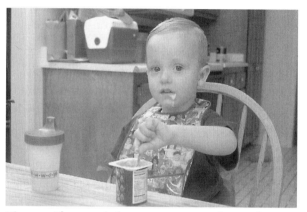

Fig. 7-5. El yogurt bajo en grasa en una buena fuente de calcio.

Carnes y frijoles. Una onza de carne sin grasa, carne de aves o pescado, un huevo, una cucharada de crema de cacahuate, ¼ de taza de frijoles secos cocidos o ½ onza de nueces o semillas pueden ser consideradas como el equivalente a una onza del grupo de carnes y frijoles. Los chícharos y los frijoles secos pueden ser incluidos como parte de este grupo o como parte del grupo de vegetales. Si la carne se come con regularidad, los chícharos y los frijoles secos deben ser incluidos con los vegetales. De lo contrario, deben ser incluidos como parte de este grupo.

La mayoría de las opciones de carne y aves debe ser sin grasa o bajas en grasa. La alimentación alta en grasa saturada elevan los niveles del colesterol "malo" en la sangre. Algunas opciones de comida en este grupo son altas en grasa saturada, incluyendo los cortes grasosos de la carne de res, puerco y cordero; la carne molida regular (75% a 85% sin grasa); las salchichas regulares, salchichas de Viena (hot dogs) y el tocino; algunas carnes para emparedados como la mortadela (bologna) y el salami; y algunas aves como el pato. Estos alimentos deben estar limitados para mantener niveles saludables de colesterol en la sangre.

El pescado, las nueces y las semillas contienen aceites saludables. Estos alimentos son una buena opción en lugar de la carne o las aves. Algunas nueces o semillas (lino, nuez) son excelentes fuentes de ácidos grasos esenciales. Estos ácidos pueden reducir el riesgo de enfermedad cardiovascular. Algunas también son buenas fuentes de vitamina E (semillas de girasol, almendras, avellanas).

Aceite. Los aceites incluyen grasas de muchas plantas diferentes y del pescado que son líquidos a la temperatura ambiental, tales como aceite de maíz, elote, soja y girasol. Algunos alimentos son naturalmente altos en aceites, como las nueces, las olivas, algunos pescados y el aguacate. Los alimentos que principalmente son aceite incluyen la mayonesa, ciertos aderezos para ensalada y la margarina suave.

La mayoría de las grasas que usted come deben de ser polinsaturadas (PUFA por sus siglas en inglés) o monoinsaturadas (MUFA por sus siglas en inglés). Los aceites son las mejores fuentes de MUFA y PUFA en la alimentación. Las grasas PUFA contienen algunos ácidos grasos que son necesarios para la salud. A éstos se les llaman "ácidos grasos esenciales".

La mayoría de los estadounidenses consumen suficiente aceite en los alimentos, como las nueces, el pescado, el aceite para cocinar y los aderezos para ensaladas.

Actividad. La actividad física y la nutrición trabajan juntos para tener una mejor salud. Estar activo incrementa la cantidad de calorías que se queman. Mientras que las personas envejecen, su metabolismo se vuelve más lento. Mantener un balance de la energía requiere moverse más y comer menos. Para beneficio de la salud, la actividad física debe ser moderada y vigorosa y sumar por lo menos 30 minutos al día.

Para mayor información sobre Mi Pirámide, visite la página de Internet www.mypyramid.gov.

Unidad 2. Demostrar conocimiento sobre las preferencias regionales, culturales y religiosas de la comida

La cultura, el origen étnico, el ingreso económico, la educación, la religión y la geografía afectan la actitud sobre la nutrición. Las preferencias de la comida pueden ser formadas por lo que usted comió de niño, por lo que sabe bien o por las creencias personales sobre lo que debe comer (Fig. 7-6). Algunas personas escogen no comer nada de animales o de productos animales, como la carne, el pollo, la mantequilla o los huevos. Estas personas son vegetarianas o "vegans" (abreviatura en inglés).

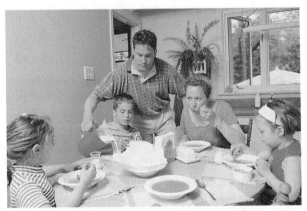

Fig. 7-6. Los gustos y disgustos de la comida son influenciados por lo que usted comió de niño.

RN *Los derechos de los residentes incluyen el derecho de tomar decisiones. Esto significa que usted debe respetar las creencias personales del residente sobre la selección y evasión de ciertas comidas.*

La región o la cultura en la que usted creció usualmente afecta sus preferencias sobre la comida. A las personas de suroeste de Estados Unidos les puede gustar la comida condimentada o picante. La "cocina sureña" puede incluir comida frita, como el pollo frito o la okra frita. Las creencias religiosas también afectan la alimentación. Algunas personas musulmanas y judías no comen puerco. Algunos mormones pueden no tomar alcohol, café o té.

Respete las preferencias de comida de sus residentes, sin importar cuáles sean. Nunca se burle de alguna preferencia personal. Si usted nota que ciertos alimentos no se los come el residente -sin importar qué tan poco sea- repórtelo al enfermero.

Unidad 3. Explicar las dietas especiales

En algunas ocasiones el doctor asigna una dieta especial para los residentes que están enfermos. Estas dietas se les conocen como **dietas terapéuticas**, **modificadas**, o **especiales**. Después de que el doctor receta una dieta especial, el nutriólogo planea la dieta. Los doctores pueden ordenar dietas suplementarias para los residentes que no comen lo suficiente. Las dietas también se utilizan para controlar el peso y las alergias a la comida.

El departamento de nutrición realiza las tarjetas de la dieta (Fig. 7-7). Las **tarjetas de la dieta** incluyen el nombre del residente y la información sobre dietas especiales, alergias, gustos y disgustos y cualquier otra instrucción.

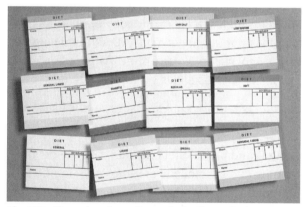

Fig. 7-7. Ejemplos de tarjetas de la dieta. (Reimpresas con el permiso de "Briggs Corporation", Des Moines, IA, 800-247-2343.)

A continuación se mencionan algunos ejemplos de dietas especiales:

Dieta baja en sodio. Los residentes con problemas del corazón, del hígado o de retención de líquidos pueden ser colocados en una dieta baja en sodio. Muchos alimentos tienen sodio, pero las personas están más familiarizadas con la sal, el ingrediente que se pone en la mesa. La sal es lo primero que se restringe en una dieta baja en sodio porque es muy alta en sodio.

Los residentes con una dieta baja en sodio no deben usar la sal. Los saleros o los paquetes de sal no deben incluirse en la bandeja de la dieta.

Las abreviaciones comunes que se encuentran en las tarjetas para esta dieta son "Low Na", lo que significa bajo en sodio en inglés, o "NAS" lo que significa sin sal agregada, por sus siglas en inglés.

Dieta con restricción de líquidos. El fluido que entra al cuerpo por medio de los alimentos y de los fluidos debe ser equivalente al fluido que elimina el cuerpo por medio de la transpiración, el excremento, la orina y la expiración. A esto se le llama **balance de fluidos**. Cuando la ingestión de fluidos es mayor que la eliminación, los tejidos del cuerpo se inflaman con el líquido en exceso. Las personas con enfermedad severa en los riñones o en el corazón pueden tener dificultad para procesar los líquidos. Para evitar daños adicionales, la doctora puede restringir la ingestión de líquidos. Para los residentes con restricción de líquidos, usted necesitará medir y documentar las cantidades exactas de la ingestión de líquidos y reportar los excesos a la enfermera.

No ofrezca líquidos o alimentos adicionales que cuenten como fluidos, como la nieve, los pudines, la gelatina, etc. Si el residente se queja de sed o pide líquidos, dígale al enfermero. La abreviación para esta dieta es "RF" que significa restricción de fluidos por sus siglas en inglés.

Dieta baja en proteínas. Las personas que tienen enfermedad del riñón pueden estar en dietas bajas en proteínas. La proteína es restringida porque ocasiona la división de compuestos que pueden dañar a los riñones aún más. La magnitud de la restricción depende de la etapa de la enfermedad y si el residente se encuentra en diálisis.

Dieta baja en grasa/colesterol. Las personas que tienen niveles altos de colesterol en la sangre se encuentran en riesgo de sufrir un ataque al corazón y enfermedad del corazón. Las personas con enfermedad de la vesícula biliar, enfermedad que interfiere con la digestión de las grasas, y con enfermedad del hígado también son colocadas en dietas bajas en colesterol/grasa. Estas dietas permiten leche descremada, requesón (queso cottage) bajo en grasa, pescado, carnes blancas de pavo y pollo, carne de ternera y grasas vegetales (especialmente grasas monoinsaturadas como el aceite de oliva, maíz y cacahuate) (Fig. 7-8).

Las personas con enfermedad de la vesícula biliar u otros problemas digestivos pueden ser colocadas en una dieta que restrinja todas las grasas. Una abreviatura común para esta dieta es "Low-Fat/Low-Chol", que significa baja grasa/baja colesterol.

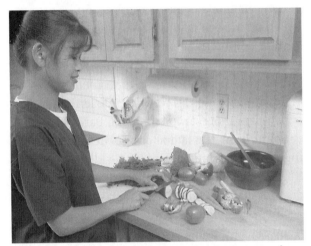

Fig. 7-8. Los vegetales son una parte importante de una dieta baja en grasa/colesterol.

Dieta de calorías modificadas para el manejo del peso. Algunos residentes pueden necesitar reducir calorías para perder peso o evitar aumento adicional de peso. Otros residentes pueden necesitar incrementar calorías debido a desnutrición, cirugías, enfermedades o fiebre. Las abreviaturas comunes para esta dieta son "Low-Cal", que significa baja en calorías, o "High-Cal", que significa alta en calorías.

Manejo alimenticio de la diabetes. Las calorías y los carbohidratos son cuidadosamente controlados en las dietas de los residentes con diabetes (revise el capítulo 8 para mayor información sobre esta enfermedad). Las proteínas y las grasas también son reguladas. Los tipos de comidas y las cantidades son determinados por las necesidades nutricionales y energéticas.

El nutriólogo y el residente realizarán un plan alimenticio. Esto incluirá todos los tipos y las cantidades correctas de comida para cada día. El residente utiliza listas de intercambio o listas de comidas similares que puedan sustituirse mutuamente, para realizar un menú. Utilizando los planes alimenticios y las listas de intercambio una persona con diabetes puede controlar su dieta mientras que continúa tomando decisiones sobre su comida.

Para mantener los niveles de glucosa en la sangre cerca de lo normal, los residentes diabéticos deben comer las cantidades correctas de los alimentos correctos en el momento correcto. Deben comer todo lo que se les sirve. Anímelos a que lo hagan. No les ofrezca otros alimentos sin la autorización de la enfermera. Si un residente no se comiera lo que se indica, o si usted cree que la persona no está siguiendo la dieta, informe a la enfermera.

La bandeja de comida de una persona diabética puede incluir endulzantes artificiales, gelatina baja en calorías y miel de maple. Cuando sirva café o té a un residente con diabetes, utilice endulzantes artificiales en lugar de azúcar. Las abreviaturas comunes para esta dieta son "NCS", lo que significa sin dulces concentrados por sus siglas en inglés, o las cantidades de las calorías seguidas por la abreviación "ADA", lo que significa Asociación Norteamericana para la Diabetes, por sus siglas en inglés.

Las dietas también pueden ser modificadas en su consistencia:

Dieta líquida. Una dieta líquida consiste de alimentos que se encuentran en estado líquido a la temperatura del cuerpo. Las dietas líquidas usualmente son ordenadas como "claras" o "completas". Una dieta líquida clara incluye jugos líquidos, caldos, gelatina y paletas de hielo. Una dieta de líquidos completa incluye todos los líquidos servidos en una dieta líquida clara agregando sopas cremosas, leche y nieve. Una dieta líquida normalmente se ordena por un período corto de tiempo debido a una condición médica o antes o después de un examen o cirugía.

Dieta blanda. La dieta blanda es suave en la textura y consiste en alimentos suaves o cortados que son fáciles de masticar y deglutir. Los doctores ordenan esta dieta para los residentes que tienen problemas para masticar o deglutir debido a problemas dentales u otras condiciones médicas.

Dieta de purés. Hacer puré de un alimento significa cortar, mezclar o moler en una pasta espesa con consistencia como comida de bebé. La comida debe ser lo suficientemente gruesa para sostener su forma en la boca. Esta dieta no requiere que una persona mastique la comida. Una dieta de purés normalmente se utiliza en personas que tienen problemas para masticar y/o deglutir comidas con más textura.

La abreviatura "NPO" significa nada por la boca, por sus siglas en inglés. Esto significa que a un residente no se le permite ingerir nada de comer o beber. Algunos residentes tienen un problema tan severo para deglutir que no es seguro darles nada por la boca. Estos tipos de residentes recibirán nutrición por medio de un tubo de alimentación o de manera intravenosa. Revise la unidad 9 para mayor información sobre los problemas para deglutir.

Algunos residentes pueden estar en NPO por un periodo corto de tiempo antes de un examen médico o una cirugía. Usted necesita aprenderse esta abreviatura. Nunca ofrezca comidas o bebidas a un residente con esta orden.

Unidad 4. Entender la importancia de observar y reportar la dieta de un residente

Es muy importante identificar al residente antes de servirle una bandeja de comida o ayudar con la alimentación. Dar de comer los alimentos equivocados a un residente puede causar problemas serios, incluso la muerte. Antes de entregar las bandejas o los platos de comida, revíselos muy bien. Asegúrese que usted tenga al residente correcto y que tenga la comida y bebida correcta para dicha persona. Se deben revisar muy bien si las bandejas y los platos incluyen paquetes de sal y azúcar (Fig. 7-9). Siempre revise si las bandejas tienen dentaduras, lentes o aparatos de asistencia auditiva del residente antes de llevárselas.

Infórmese sobre los residentes que tienen diabetes o condiciones del corazón. Estas personas se encontrarán bajo dietas especiales. Sus familiares pueden no saberlo o no entender las restricciones de alimentos. Con frecuencia, los

familiares traen regalos de comida a la institución para sus seres queridos. Observe si las habitaciones de los residentes tienen alimentos que no son permitidos por los doctores. Reporte cualquier problema al enfermero.

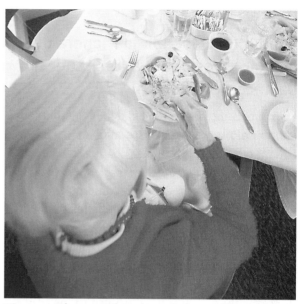

Fig. 7-9. Observe si los platos de los residentes incluyen alguna comida restringida.

Las bandejas y los platos de comida también deben ser observados después de la comida. Es importante observar lo que el residente come y qué tanta cantidad. Esto ayuda a identificar residentes con poco apetito. También pueden indicar signos de enfermedad o de algún problema, como que las dentaduras postizas no le quedan bien o un cambio en las preferencias de la comida.

Todas las instituciones mantienen registros de la cantidad de alimentos y líquidos que un residente consume. El método varía. Algunas instituciones utilizan un método de porcentaje. A continuación se presenta un ejemplo de un método de porcentaje:

- "R" Rehusada = 0% Nada de la comida fue consumida

- "P" Pobre = 25% Muy poca comida fue consumida

- "F" Aceptable = 50% La mitad de la comida fue consumida

- "G" Buena = 75% La mayoría de la comida fue consumida

- "A" Toda=100% Toda la comida fue consumida

Otras instituciones pueden documentar el porcentaje de alimentos específicos consumidos - proteínas, carbohidratos, grasas, etc. Siga las reglas de su institución. Documente la ingestión de alimentos con mucho cuidado. Es importante ser exactos.

Unidad 5. Describir la manera de ayudar al residente a mantener un balance de fluidos

La mayoría de los residentes deben ser alentados a tomar al menos ocho vasos, o 64 onzas de agua u otros líquidos al día. El agua es esencial para la vida (Fig. 7-10). La sensación de sed puede reducirse con el envejecimiento. Recuérdeles a sus residentes ancianos que tomen fluidos con frecuencia. Algunos residentes tomarán más fluidos si se les ofrecen en cantidades pequeñas, en lugar de un vaso grande lleno. Los residentes pueden tener orden de forzar fluidos (FF) o restringir fluidos (RF) debido a sus condiciones médicas. **Forzar fluidos** significa alentar a los residentes a tomar más líquidos. **Restringir fluidos** significa que la persona puede tomar líquidos, pero debe limitar la cantidad diaria al nivel establecido por la doctora. Asegúrese de que usted esté informado sobre de qué residentes tienen órdenes especiales.

La **deshidratación** ocurre cuando una persona no tiene suficiente fluidos en el cuerpo. La deshidratación es un problema principal entre los ancianos, dentro y fuera de las casas de reposo (asilos). Las personas pueden deshidratarse si no toman suficientes líquidos o si tienen diarrea o vómito. Evitar la deshidratación es importante.

Observaciones y Reportes
Deshidratación

Reporte lo siguiente de inmediato:

- el residente toma menos de seis vasos de 8 onzas al día
- el residente toma muy poco o casi nada de fluidos al comer
- el residente necesita ayuda para tomar de una taza o vaso
- el residente tiene problemas para deglutir los líquidos

- el residente tiene vomito, diarrea o fiebre frecuente
- el residente se confunde o se cansa fácilmente

Reporte los siguientes síntomas:

- boca seca
- labios partidos
- ojos sumidos
- orina oscura
- orina con olor fuerte
- pérdida de peso

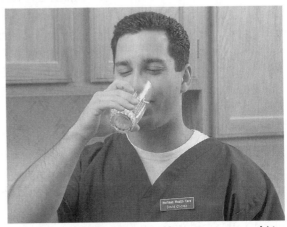

Fig. 7-10. Recuerde ¡tomar suficiente agua también es bueno para usted!

Guía de Procedimientos
Previniendo la deshidratación

- Reporte de inmediato las observaciones y los signos de advertencia a la enfermera.
- Anime a los residentes a tomar líquidos cada vez que usted los vea (Fig. 7-11).
- Ofrézcales agua fresca u otros fluidos con frecuencia. Ofrezca bebidas que el residente disfrute. Respete las preferencias personales.
- Registre el ingreso y egreso de fluidos.
- El hielo raspado, las paletas de hielo congelado con sabor y la gelatina también son líquidos. Ofrézcalos con frecuencia. No ofrezca hielo raspado o paletas de hielo si un residente tiene problemas para deglutir.
- De ser apropiado, ofrezca sorbos de líquidos entre los bocados durante la hora de comida y los refrigerios.
- Asegúrese que la jarra y el vaso se encuentren lo suficientemente cerca y que estén ligeros para que el residente los levante.

• Ofrezca ayuda si el residente no puede tomar líquidos solo. Utilice tazas adaptables de ser necesario.

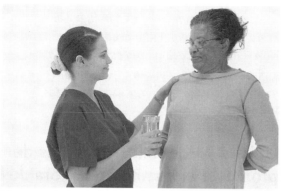

Fig. 7-11. Anime a los residentes a tomar líquidos cada vez que usted los vea para ayudar a evitar la deshidratación.

Servir agua fresca

Equipo: jarra para el agua, cuchara para el hielo, vaso, popote, guantes

1. **Lávese las manos.**
    Provee el control de infecciones.

2. **Identifíquese usted por su nombre.**
    Identifique al residente por su nombre.
    El residente tiene el derecho de conocer la identidad de su proveedor de cuidado. Dirigirse al residente por su nombre muestra respeto y establece la identificación correcta.

3. **Póngase los guantes.**
    Provee el control de infecciones.

4. **Coloque el hielo en la jarra de agua.**
    Agregue agua fresca.

5. **Utilice y guarde la cuchara para el hielo apropiadamente:**

    No permita que el hielo toque las manos y vuelva a caer dentro del contenedor.

    Coloque la cuchara en el contenedor apropiado después de cada uso.
    Evita la contaminación del hielo.

6. **Lleve la jarra al residente.**

7. **Llene el vaso de agua para el residente.**
    Deje la jarra y el vaso en la mesa de noche.
    Promueve que el residente se mantenga hidratado.

8. **Asegúrese que la jarra y el vaso estén lo suficientemente ligeros para que el residente los levante. Deje un popote si el residente lo quiere.**
    Demuestra entendimiento de las habilidades del residente y/o sus limitantes. Evita la deshidratación.

9. **Antes de salir de la habitación, coloque el botón de llamadas al alcance del residente.**
    Permite que el residente se comunique con el personal, cuando sea necesario.

10. **Quítese los guantes.**

11. **Lávese las manos.**
    Provee el control de infecciones.

☜ *Usted debe tener mucho cuidado de no contaminar el hielo cada vez que lo sirva. Nunca toque el hielo y permita que vuelva a caer en el contenedor. Asegúrese que la cuchara se coloque en el lugar apropiado después de cada uso.*

El **exceso de fluidos** ocurre cuando el cuerpo no puede manejar el fluido consumido. Esto afecta frecuentemente a las personas con enfermedad del corazón o del riñón.

Observaciones y Reportes
Exceso de fluidos

• inflamación/edema de las extremidades (tobillos, pies, dedos, manos); **edema** es la inflamación ocasionada por exceso de fluidos en los tejidos del cuerpo

• aumento de peso (aumento de peso diario de una a dos libras)

• menos eliminación de orina

• falta de aliento

• incremento en el ritmo del corazón

• piel que parece apretada, lisa y brillante

Unidad 6. Mencionar formas de identificar y prevenir la pérdida de peso involuntaria

Así como la deshidratación, la pérdida de peso involuntaria es un problema serio para los ancianos. La pérdida de peso puede significar que el residente tiene una condición médica seria. Puede tener como resultado problemas con la piel, lo que puede causar úlceras de presión. Es muy importante reportar cualquier pérdida de peso que usted note, sin importar qué tan poco sea. Si un residente tiene diabetes, enfermedad pulmonar obstructiva crónica, cáncer, HIV (SIDA) u otras enfermedades tiene mayor riesgo de desnutrición (revise el capítulo 8 para mayor información).

7

Nutrición e Hidratación

Observaciones y Reportes
Pérdida de peso involuntaria:

Reporte de inmediato lo siguiente:

- el residente necesita ayuda para comer o beber

- el residente come menos del 70% de la co-
mida/ refrigerios

- el residente tiene dolor en la boca

- las dentaduras postizas del residente no le
quedan bien

- el residente tiene dificultad para masticar o
deglutir

- el residente tose o se asfixia mientras come

- el residente se siente triste, tiene crisis de
llanto o alejamiento de los demás

- el residente está confundido, vaga o se pasea
sin sentido

Guía de Procedimientos
Previniendo la pérdida de peso involuntaria

- Reporte las observaciones y los signos de advertencia a la enfermera.

- Anime a los residentes a comer. Platique sobre
la comida que se está sirviendo en un tono de
voz positivo y con palabras positivas.

- Respete los gustos y disgustos de la comida
por parte de los residentes.

- Ofrezca diferentes tipos de alimentos y bebidas.

- Ayude a los residentes que tienen problemas
para comer por sí solos.

- La comida debe tener un aspecto, sabor y olor
bueno. La persona puede tener un sentido del
gusto y del olfato pobre.

- Sazone la comida de acuerdo con las preferencias del residente.

- Brinde tiempo suficiente para que los residentes terminen de comer.

- Dígale a la enfermera si el residente tiene
problemas para utilizar los utensilios.

- Registre los ingresos de comida/ refrigerios.

- Brinde cuidado bucal antes y después de
comer.

- Siente al residente en posición derecha para
comer.

- Si el residente ha sufrido pérdida del apetito
y/o parece estar triste, pregúntele sobre el
tema.

📋 *Las reglas requieren que la ingestión de comida y fluidos sea vigilada para evitar desnutrición y deshidratación. Las asistentes de
enfermería deben ayudar a los residentes a comer
y tomar líquidos para que sean nutridos e
hidratados.*

Unidad 7. Identificar maneras de promover el apetito en la hora de la comida

La hora de la comida es una parte importante
del día del residente. Es especialmente cierto
porque la pérdida de peso y la desnutrición son
comunes entre los ancianos. La enfermedad, el
dolor y los medicamentos pueden causar pérdida
del apetito.

La hora de la comida no sólo es el tiempo para
obtener la nutrición apropiada, sino también es
el momento para socializar. La pérdida de peso y
la deshidratación no son los únicos problemas
que los residentes tienen. La soledad y el aburrimiento causan otros tipos de sufrimiento.
Usted puede ayudar a la persona de manera
completa.

Promueva una alimentación saludable. Haga
todo lo que usted pueda para promover el apetito
del residente. La hora de la comida debe ser placentera (Fig. 7-12). Use los siguientes consejos
para ayudar a promover el apetito y para hacer
que la comida sea agradable:

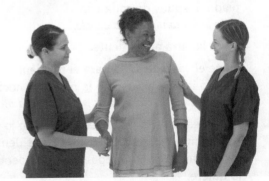

Fig. 7-12. Los asistentes de enfermería juegan una
parte importante para hacer que la hora de la comida
sea agradable para los residentes.

**Guía de Procedimientos
Promover el apetito**

- Revise el ambiente. Atienda cualquier olor. La temperatura debe estar cómoda. Mantenga el nivel del ruido bajo.

- Promueva el uso de las dentaduras postizas, lentes y aparatos de asistencia auditiva. Si se encuentran dañados, informe a la enfermera.

- Ofrézcale a la persona a ir al baño o a ayudarle a hacer del baño antes de comer.

- Ayude a los residentes a lavarse las manos antes de comer.

- Brinde cuidado bucal antes de comer.

- Acomode a los residentes de manera apropiada para comer. Usualmente la posición apropiada es estar sentados de manera recta en un ángulo de 90 grados. Si los residentes están sentados en una silla de ruedas, asegúrese que se encuentren sentados en una mesa que tenga la altura correcta. La mayoría de las instituciones tienen mesas ajustables para sillas de ruedas.

- Si un residente tiene mal balance para sentarse, siéntelo en una silla normal de comedor con descansabrazos, en lugar de sentarlo en una silla de ruedas. Una posición apropiada en la silla significa tener las caderas en un ángulo de 90 grados, con las rodillas flexionadas y los pies y brazos completamente apoyados. Empuje la silla por debajo de la mesa. Coloque los antebrazos en la mesa. Si un residente tiende a recargarse hacia un lado, pídale que mantenga sus codos en la mesa.

- Si un residente tiene mal control del cuello, un collarín puede ser utilizado para estabilizar la cabeza. Utilice aparatos de asistencia como sea necesario.

- Siente a los residentes al lado de sus amigos o personas con intereses parecidos. Promueva la conversación.

- Sirva la comida a la temperatura correcta.

- Los platos y las bandejas deben verse apetitosos.

- Brinde al residente las herramientas apropiadas para comer. Utilice utensilios adaptables, de ser necesario (revise el capítulo 9).

- Sea alegre, positivo y servicial. Entable una conversación si el residente así lo desea (Fig. 7-13).

- Brinde más comida cuando se le pida.

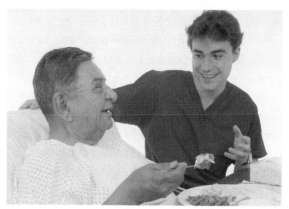

Fig. 7-13. Sea agradable y alegre mientras que los residentes estén comiendo.

Unidad 8. Demostrar las maneras de alimentar a los residentes

Una tarea que usted tendrá es ayudar a los residentes con su comida. Los residentes necesitarán diferentes niveles de ayuda. Algunos residentes no necesitarán ninguna ayuda, mientras que otros necesitarán ayuda únicamente en la preparación. Ellos pueden necesitar ayuda para abrir los empaques y cortar o sazonar la comida. Una vez que lo haya hecho, ellos pueden alimentarse por sí solos. Revise a los residentes ocasionalmente para ver si necesitan cualquier otra cosa.

Algunos residentes necesitarán algo de ayuda. Los residentes que han sufrido una embolia, que tienen enfermedad de Parkinson, enfermedad de Alzheimer u otras demencias, que han sufrido traumatismos en la cabeza o que se encuentran confundidos o ciegos pueden beneficiarse de las señales físicas y verbales. Usted aprenderá más sobre estas enfermedades en el capítulo 8. El método de mano sobre mano es un ejemplo de una señal física. Si un residente puede ayudar a levantar los utensilios, coloque su mano sobre la mano del residente para ayudarlo a comer. Después de que la cuchara se encuentre en la mano del residente, coloque su mano sobre la del residente. Ayude al residente a tomar comida con la cuchara. Guíe la cuchara desde el plato hasta la boca y de regreso. Esto promueve la independencia.

Otros residentes serán completamente incapaces de alimentarse por sí mismos. Su trabajo será darles de comer. Con frecuencia los residentes que deben ser alimentados se sienten avergonzados y deprimidos sobre su dependencia en otras personas. Sea sensible sobre esto. Brinde a los residentes privacidad mientras que comen. No los apresure. Siempre anime a los residentes a hacer lo que ellos puedan por sí mismos; por ejemplo, si una residente puede sostener y usar una servilleta, lo debe hacer. Si ella puede sostener y comer alimentos que se pueden comer con las manos, ofrézcalos. Existen aparatos que pueden ayudar a los residentes a comer (Fig. 7-14). Dos ejemplos son los vasos con tapas para evitar derrames y utensilios con agarraderas gruesas que son más fáciles de sostener. El capítulo 9 presenta más aparatos adaptables.

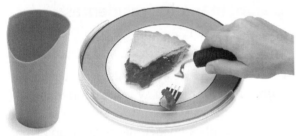

Fig. 7-14. Ejemplos de aparatos de asistencia para comer. (Fotografías cortesía de "North Coast Medical, Inc.", 800-821-9319, www.ncmedical.com.)

RA *Si un residente no quiere utilizar un protector para ropa mientras come, está en su derecho. Respete los deseos del residente.*

Guía de Procedimientos
Ayudar a un residente a comer

- Nunca trate al residente como un niño. Esto es vergonzoso e irrespetuoso. Es difícil para muchas personas aceptar ayuda para comer. Sea comprensivo y alentador.

- Siéntese al nivel de los ojos del residente. Tenga contacto visual con el residente.

- Si el residente lo desea, permita tiempo para orar.

- Verifique que usted se encuentre con el residente correcto. Compare la tarjeta de la dieta con el brazalete de identificación del residente o cualquier otro método que utilice la institu-ción para identificar a los residentes. También revise que la dieta en la tarjeta sea la correcta.

- No toque la comida para revisar la temperatura. Coloque su mano sobre el plato para sentir el calor de la comida. Si usted piensa que la comida está demasiado caliente, no sople para enfriarla. Ofrezca otra comida para darle tiempo a que se enfríe. Remueva las vasijas de los platos metálicos calientes.

- Corte los alimentos y sirva los líquidos como sea necesario.

- Identifique los alimentos y fluidos que se encuentren frente al residente. Llame a la comida en forma de puré por el nombre correcto; por ejemplo, pregunte: "¿Le gustaría comer ejotes?", en lugar de referirse a la comida como "algo de la cosa verde".

- Pregunte al residente qué desea comer primero. Permita que él escoja, incluso si quiere comer el postre primero.

- No mezcle la comida, a menos que el residente así lo prefiera.

- No apresure la comida. Permita tiempo para que el residente mastique y degluta cada bocado. Esté relajado.

- Entable una conversación. Utilice temas apropiados como las noticias, el clima, la vida del residente, cosas que disfrute el residente y las preferencias de la comida. Mencione cosas positivas sobre la comida que se sirve, como: "Esto huele muy bien", y "El [tipo de comida] se ve muy fresca".

- Brinde al residente toda su atención.

- Alterne la comida y la bebida. Alternar las comidas frías y calientes o las comidas blandas y los dulces puede ayudar a incrementar el apetito.

RA *Los residentes tienen el derecho de rehusar las comidas y las bebidas. Los residentes también tienen el derecho de pedir y recibir comida diferente. Si el residente quiere una comida diferente a lo que se está sirviendo, respete la petición. Informe al nutriólogo para que se pueda ofrecer una comida alterna.*

Alimentar a un residente que no puede hacerlo solo

Equipo: bandeja de comida, protector para ropa, 1-2 toallitas de tela

1. **Lávese las manos.**
   Provee el control de infecciones.

2. **Identifíquese usted por su nombre. Identifique al residente por su nombre.**
   El residente tiene el derecho de conocer la identidad de su proveedor de cuidado. Dirigirse al residente por su nombre muestra respeto y establece la identificación correcta.

3. **Explique el procedimiento al residente. Hable de manera clara, lenta y directa. Mantenga contacto de cara a cara cuando sea posible.**
   Promueve el entendimiento y la independencia.

4. **Recoja la tarjeta de la dieta. Verifique si el residente ha recibido la bandeja correcta.**
   La bandeja debe contener únicamente la comida, los líquidos y los condimentos permitidos en la dieta.

5. **Ayude al residente a lavarse las manos si el residente no puede hacerlo por sí solo.**
   Promueve buena higiene y control de infecciones.

6. **Ajuste la cama a una altura donde usted pueda sentarse al nivel de los ojos del residente. Ponga el freno a las llantas.**

7. **Levante la cabecera de la cama. Asegúrese de que el residente se encuentre sentado de manera vertical (a un ángulo de 90 grados).**
   Promueve la facilidad de deglutir. Previene la aspiración de comida y bebidas.

8. **Ayude al residente a colocar un protector de ropa, si lo desea.**
   Protege la ropa del residente de derrames de comida y bebidas.

9. **Siéntese frente al residente y al nivel de los ojos del residente (Fig. 7-15). Siéntese en el lado más fuerte si el residente tiene un lado débil.**
   Promueve buena comunicación. Le avisa al residente que no será apresurado mientras come.

10. **Ofrezca tomar una bebida. Ofrezca diferentes tipos de comida, permitiendo las preferencias del residente (no ofrezca toda la comida de un mismo tipo antes de ofrecer otro tipo).**
    El residente tiene el derecho de tomar decisiones.

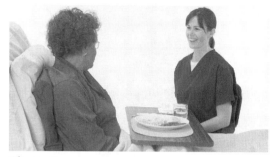

Fig. 7-15.

11. **Ofrezca la comida en tamaños de un bocado. Reporte de inmediato a la enfermera cualquier problema para deglutir (Fig. 7-16).**
    Las piezas pequeñas son más fáciles de masticar y reducen el riesgo de asfixia.

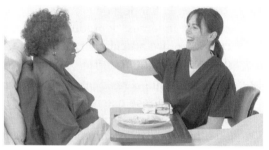

Fig. 7-16.

12. **Asegúrese que la boca del residente se encuentre vacía antes del siguiente bocado o sorbo.**
    Reduce el riesgo de asfixia.

13. **Ofrezca bebidas al residente durante la comida.**
    Promueve la facilidad de deglutir.

14. **Platique con el residente mientras come (Fig. 7-17).**
    Hace que la hora de la comida sea mas agradable.

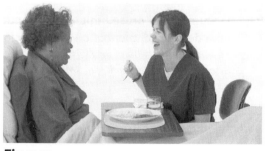

Fig. 7-17.

15. **Utilice toallitas de tela para limpiar la comida de la boca del residente y las manos como sea necesario durante la comida. Limpie otra vez al terminar de comer (Fig. 7-18).**
    Mantiene la dignidad del residente.

7

Nutrición e Hidratación

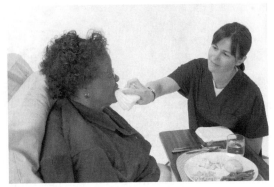

Fig. 7-18.

16. **Remueva el protector de la ropa de ser utilizado. Deséchelo en el contenedor apropiado.**

17. **Remueva la bandeja de comida. Revise si se encuentran lentes, dentaduras postizas o cualquier otro artículo personal del residente antes de removerla.**

18. **Asegúrese que el residente se sienta cómodo. Asegúrese que las sábanas estén libres de arrugas y la cama libre de migajas.**
    Las arrugas y las migajas pueden causar problemas en la piel.

19. **Regrese la cama a la posición apropiada.**

20. **Antes de salir de la habitación, coloque el botón de llamadas al alcance del residente.**
    Permite que el residente se comunique con el personal, cuando sea necesario.

21. **Lávese las manos.**
    Provee el control de infecciones.

22. **Reporte a la enfermera cualquier cambio en el residente.**
    Esto brinda información a la enfermera para evaluar al residente.

23. **Documente el procedimiento utilizando la guía de procedimientos de la institución.**
    Lo que usted escriba es un registro legal de lo que usted hizo. Si usted no lo documenta, legalmente no pasó.

👁 *Usted debe ofrecer fluidos al residente durante la comida. Recuerde levantar la cabecera de la cama para prevenir la aspiración.*

Unidad 9. Describir los problemas que un residente puede tener al comer y deglutir

Disfagia significa dificultad para deglutir. Usted necesita ser capaz de reconocer y reportar los signos de que un residente tiene problemas para deglutir. Los signos y síntomas de problemas para deglutir incluyen:

- toser durante o después de la comida
- asfixiarse durante la comida
- escurrir saliva, comida o un fluido por la boca
- residuos de comida dentro de la boca o cachetes durante y después de la comida
- sonido de gorgoreo en la voz durante o después de la comida o pérdida de la voz
- comer lentamente
- evitar comer
- escupir piezas de comida
- necesita varias degluciones por bocado
- limpieza frecuente de la garganta durante y después de la comida
- ojos llorosos cuando come o toma líquidos
- comida o fluidos que salen por la nariz
- esfuerzo visible para deglutir
- respiraciones cortas o más rápidas mientras que come o bebe
- dificultad para masticar la comida
- dificultad para deglutir los medicamentos

Si usted nota cualquier signo de problemas para deglutir, notifique de inmediato a la enfermera.

Los residentes pueden tener condiciones que dificultan el comer o deglutir. Una embolia, o CVA, puede causar parálisis y debilidad en un lado del cuerpo. El daño a los músculos y nervios por cáncer en la cabeza y cuello, por esclerosis múltiple y por enfermedad de Parkinson o Alzheimer puede estar presente. Usted aprenderá más sobre estas enfermedades en el capítulo 8. Si un residente tiene problemas para deglutir, se le servirá comida suave y líquidos espesos. Un popote o una taza especial le ayudará a facilitar la deglutación.

El espesar los líquidos mejora la habilidad de controlar los fluidos en la boca y garganta. Se utilizan productos especiales para espesarlos. Un doctor ordena el espesor o densidad necesaria después de que el residente ha sido evaluado por un terapeuta de lenguaje. Algunas bebidas llegan ya espesas al departamento de nutrición. En otras instituciones, el agente para espesar se agrega en la casa de reposo antes de servirlo. Si se ordena espesar los líquidos, esto debe hacerse para todos los líquidos. Usted necesita saber lo que significa líquidos espesos. No ofrezca a estos residentes líquidos regulares. Nunca ofrezca una jarra con agua a un residente que debe tener los líquidos espesos. Siga las instrucciones para cada residente.

Las tres consistencias básicas de los líquidos espesos son:

1. **Grosor de néctar**: Esta consistencia es más gruesa que el agua. Es la consistencia de un jugo grueso como el néctar de pera o jugo de tomate. Un residente lo puede tomar en una taza.

2. **Grosor de miel**: Esta consistencia tiene el espesor de la miel. Se vierte muy lentamente. Un residente usualmente utiliza una cuchara para consumirlo.

3. **Grosor de pudín**: Con esta consistencia, los líquidos se han vuelto semi-sólidos, como un pudín. Una cuchara debe pararse verticalmente cuando se pone en medio de la bebida. Un residente debe consumir estos líquidos con una cuchara.

Los problemas para deglutir ponen a los residentes en alto riesgo de asfixia por comer o beber. Inhalar comida o bebidas en los pulmones se le llama [k]aspiración[k]. La aspiración puede causar neumonía o la muerte. Alerte al enfermero de inmediato si ocurre cualquier problema con la alimentación.

Guía de Procedimientos
Previniendo la aspiración

*   Coloque al residente en una posición apropiada cuando coma. Deben sentarse derechos y de manera vertical. No trate de darle de comer a un residente que se encuentre en posición inclinada.

*   Ofrezca piezas pequeñas de comida o cucharadas pequeñas de comida hecha puré.

*   Alimente al residente lentamente.

*   Coloque la comida en el lado de la boca que no esté afectado o paralizado.

*   Asegúrese que la boca esté vacía antes de cada bocado de comida o sorbo de bebida.

*   Los residentes deben quedarse en posición recta durante 30 minutos después de comer y de tomar líquidos.

Cuando una persona es completamente incapaz de deglutir, la persona puede ser alimentada por medio de un tubo. Un **tubo nasogástrico** se inserta en la nariz y llega hasta el estómago. Un tubo también puede ser colocado por la piel directamente en el estómago. A esto se le llama un **tubo PEG** (gastrostopía endoscópica percutánea por sus siglas en inglés). La abertura en el estómago y abdomen se le llama **gastrostomía** (Fig. 7-19). La alimentación por tubo se utiliza cuando los residentes no pueden deglutir, pero pueden digerir comida. Las condiciones que pueden evitar deglutir incluyen el coma, el cáncer, la embolia, el rehusarse a comer o la debilidad extrema.

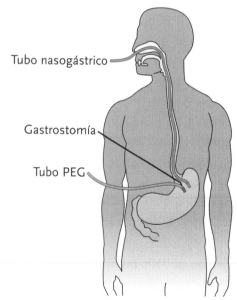

Tubo nasogástrico

Gastrostomía

Tubo PEG

Fig. 7-19.

Si el sistema digestivo de una persona no funciona apropiadamente, se puede necesitar la **hiperalimentación** o **nutrición total parenteral (TPN por sus siglas en inglés)**. Con la TPN, un residente recibe los nutrientes directamente en el flujo sanguíneo y sobrepasa el sistema digestivo.

Los NA nunca insertan tubos, realizan la alimentación o limpian los tubos. Usted puede ensamblar equipo y artículos para entregárselos al enfermero. Usted puede colocar al residente, así como desechar el equipo y los artículos utilizados, limpiar o almacenar el equipo y los artículos.

Guía de Procedimientos
Alimentación por tubo

- Revise con frecuencia para asegurarse que el tubo no esté doblado o haya sido jalado.

- Revise para asegurarse que el residente no se encuentre descansando sobre el tubo.

- El residente puede tener una orden de no brindar nada por la boca o NPO (por sus siglas en inglés). Infórmese al respecto.

- El tubo únicamente se inserta o se remueve por un doctor o una enfermera. Si se sale, repórtelo de inmediato.

- Un doctor le recetará el tipo y la cantidad de alimentación. No coloque nada más en el tubo. La alimentación se realizará en forma de líquido. El departamento de nutrición preparará los alimentos o estarán pre-empacados.

- Durante la alimentación, el residente debe permanecer sentado con la cabecera de la cama elevada a un ángulo de 45 grados para ayudar a prevenir la aspiración.

- Si el residente debe permanecer en cama por periodos largos durante la alimentación, brinde un buen cuidado para la piel para prevenir ulceras de presión en las caderas y el área del sacro.

- Brinde cuidado regular de la boca y la nariz.

Observaciones y Reportes
Alimentación por tubo

Reporte lo siguiente a la enfermera:

- úlceras en la boca o nariz

- falta de aliento

- dificultad para respirar

- piel pálida o azulada

- náusea

- vómito

- asfixia

- dolor abdominal

- el residente jala el tubo

- enrojecimiento o drenaje cerca de la abertura

- sonidos de la alarma de la bomba de alimentación (reporte a la enfermera de inmediato)

Unidad 10. Describir la manera de ayudar a los residentes con necesidades especiales

Muchos aparatos pueden ayudar a las personas que se están recuperando o adaptando a una condición física para alimentarse por sí mismos. Estos aparatos se le llaman equipo adaptable o aparatos de asistencia. Estos incluyen platos, tazas y utensilios especiales. Adicionalmente a las indicaciones que usted aprendió anteriormente, los residentes pueden utilizar otras técnicas especiales para comer.

Para residentes visualmente discapacitados:

- Colóquese frente al residente cuando hable y utilice un tono normal de voz.

- Lea el menú de la comida al residente.

- En la hora de comida, utilice la cara de un reloj imaginario para explicar la posición de lo que se encuentra enfrente de ellos.

- Si se necesita ayuda, informe al residente cuándo abrir la boca y lo qué está comiendo.

Para los residentes que han sufrido una embolia:

- Coloque la comida en el campo de visión del residente (Fig. 7-20). Un residente puede tener "espacios ciegos". La enfermera determinará el campo de visión de un residente.

- Utilice los aparatos de asistencia como los vasos, protectores para platos y utensilios con agarraderas incluidas. Estos son ordenados para ciertos residentes. Deben estar incluidos en la bandeja.

- Observe signos de asfixia.

- Sirva la comida suave si la deglutición es difícil.

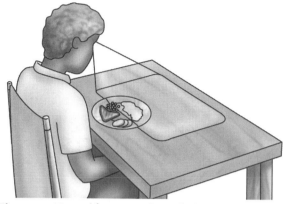

Fig. 7-20. **Un residente que ha sufrido una embolia puede tener un campo de visión limitado. Asegúrese que el residente pueda ver lo que usted coloca frente a él.**

- Siempre coloque la comida en el lado de la boca que no esté afectado o paralizado.

- Asegúrese que el residente degluta la comida antes de ofrecer más bocados.

Otros residentes que pueden tener necesidades especiales son los residentes con enfermedad de Parkinson, ya que es una enfermedad progresiva. Ocasiona que el cerebro se degenere. Las palabras progresiva y degenerativa significan que la enfermedad empeora, causando más y más pérdida de la salud y habilidades. El Parkinson afecta los músculos, causando que se pongan tiesos; causa una postura encorvada y caminar o andar arrastrando los pies. Los temblores o la agitación hacen que una persona tenga dificultades para comer. A los residentes que tienen enfermedad de Parkinson:

- Ayúdelos como sea necesario si los temblores dificultan la alimentación.

- Coloque la bebida y la comida cerca para que el residente pueda alcanzarlos fácilmente.

- Utilice aparatos de asistencia. Estos promueven la independencia.

7

Nutrición e Hidratación

ocho

Condiciones Comunes, Crónicas y Agudas

Los residentes bajo el cuidado a largo plazo pueden tener muchas enfermedades y condiciones diferentes, las cuales pueden ser agudas o crónicas. **Agudo** significa que una enfermedad tiene síntomas severos. Una enfermedad aguda es a corto plazo. **Crónico** significa que la enfermedad o condición es de largo plazo o de larga duración y aquí los síntomas son controlados. Las condiciones crónicas pueden tener períodos breves de intensidad. La persona puede ser hospitalizada para estabilizar la enfermedad. Este libro describe las enfermedades o condiciones de acuerdo con el sistema del cuerpo humano en donde se localizan.

A continuación se presenta una lista parcial de los sistemas del cuerpo humano que usted aprendió en el capítulo 4:

- Músculo-esquelético
- Nervioso
- Circulatorio o cardiovascular
- Respiratorio
- Urinario
- Gastrointestinal o digestivo
- Endocrino
- Reproductor
- Inmune y linfático

Si usted considera el aparto o sistema del cuerpo humano bajo el cual la enfermedad es clasificada, los signos y síntomas serán más fáciles de recordar. En este capítulo, enlistamos solamente las enfermedades y condiciones más comunes en el cuidado de largo plazo. Las úlceras por presión, una enfermedad común del sistema integumentario, se encuentran en el capítulo 5.

Unidad 1. Describir las enfermedades y los padecimientos más comunes del sistema músculo-esquelético

Artritis

Artritis es un término general que se refiere a la **inflamación**, o hinchazón, de las articulaciones. Causa rigidez, dolor y disminución de la movilidad. La artritis puede ser el resultado del envejecimiento, de alguna lesión o de una **enfermedad autoinmune**. En una enfermedad autoinmune, el sistema inmune ataca el tejido normal en el cuerpo. Existen varios tipos de artritis.

Osteoartritis es un tipo común de artritis que afecta a los ancianos. Puede presentarse con el envejecimiento o como resultado de una lesión en las articulaciones. Las caderas y rodillas, las cuales son articulaciones que aguantan el peso, son usualmente afectadas. Las articulaciones de los dedos de las manos, de los pulgares y de la columna vertebral también pueden ser afectadas. El dolor y la rigidez parecen incrementar con el clima húmedo o frío.

La **artritis reumatoide** puede afectar a las personas de todas las edades. Las articulaciones se inflaman, se ponen rojas, se hinchan y son muy dolorosas. El movimiento es restringido. La fiebre, fatiga y pérdida de peso son también síntomas (Fig. 8-1).

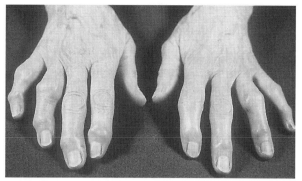

Fig. 8-1. Artritis reumatoide. (Fotografía presentada por cortesía de Frederick Miller, MD)

El tratamiento para la artritis incluye:

- Medicamentos anti-inflamatorios, como aspirina o ibuprofeno

- Aplicaciones locales de calor para reducir la inflamación y el dolor

- Ejercicios del arco de movilidad (capítulo 9)

- Ejercicio regular y/o rutina de actividades

- Dieta para reducir el peso o mantener la fortaleza del cuerpo

Guía de Procedimientos
Cuidado para residentes con artritis

- Tenga cuidado con acidez o irritación en el estómago causada por la aspirina y el ibuprofeno. Algunos residentes no pueden tomar estos medicamentos. Reporte los signos de acidez o irritación inmediatamente.

- Anime a los residentes a que realicen actividades. Las actividades suaves pueden ayudar a reducir los efectos de la artritis. Siga las instrucciones del plan de cuidado. Utilice bastones u otros aparatos de asistencia, como sea necesario.

- Adapte las actividades de la vida diaria (ADL - por sus siglas en inglés) de los residentes para permitir que sean independientes. Muchos aparatos se encuentran disponibles para ayudarles a bañarse, vestirse y alimentarse por sí mismos, aún y cuando tengan artritis (capítulo 9).

- Seleccione ropa que sea fácil de poner y abrochar. Promueva el uso de barandales y barras de seguridad en el baño.

- Trate a cada residente como una persona individual. La artritis es muy común entre los residentes de la tercera edad. No asuma que todos los residentes tienen los mismos síntomas y necesitan el mismo tipo de cuidado.

- Ayude a incrementar el autoestima del residente. Promueva el cuidado a sí mismo. Tenga una actitud positiva. Escuche los sentimientos del residente; usted puede ayudarle a ser independiente siempre y cuando sea posible.

Osteoporosis

La **osteoporosis** causa que los huesos se hagan frágiles. Los huesos frágiles pueden romperse fácilmente. La debilidad en los huesos puede presentarse por la edad, falta de hormonas, falta de suficiente calcio en los huesos, uso de alcohol o falta de ejercicio. Mueva a los residentes con osteoporosis con mucho cuidado.

La osteoporosis es más común en las mujeres después de la menopausia. La **Menopausia** es la etapa de la mujer en la que se detienen los períodos menstruales. El tomar calcio adicional y realizar ejercicio regularmente pueden ayudar a prevenir la osteoporosis. El medicamento, el calcio y los suplementos con fluoruro se utilizan para el tratamiento de la osteoporosis. Los signos y síntomas de la osteoporosis son:

- dolor de espalda baja

- pérdida de altura

- postura encorvada (Fig. 8-2)

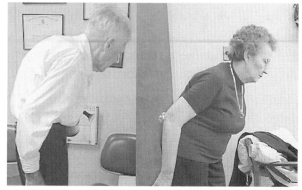

Fig. 8-2. La postura encorvada o "joroba de Dowager" es un signo común de osteoporosis. (Fotografías presentadas por cortesía de Jeffrey T. Behr, MD)

Fracturas y reemplazo de cadera/rodilla

Las **fracturas** son huesos quebrados causados por accidentes o por osteoporosis. Es muy importante el prevenir caídas, las cuales pueden tener como resultado fracturas. Las fracturas de brazos, codos, piernas y rodillas son las más comunes. Los signos y síntomas de una fractura son dolor, hinchazón, moretones, cambios de la coloración de la piel en el lugar del problema y movimiento limitado.

Los huesos débiles hacen que las fracturas de la cadera sean más comunes. Una caída repentina puede tener como resultado una cadera fracturada. Las fracturas de cadera también pueden ocurrir cuando los huesos débiles se fracturan y causan una caída. Una fractura de cadera es una condición seria, ya que puede tomar meses para sanar. La mayoría de las fracturas de cadera necesitan cirugía. La cirugía para el reemplazo total de la cadera es una cirugía que reemplaza la cabeza del hueso largo de la pierna (fémur) donde se une con la cadera. Esto se realiza por las siguientes razones:

- cadera fracturada debido a una lesión o caída que no sana apropiadamente

- cadera débil debido al envejecimiento

- cadera dolorosa y rígida porque la articulación está débil. Los huesos ya no son lo suficientemente fuertes para aguantar el peso de la persona.

La cirugía se realiza por medio de un corte en la cadera. Una articulación esférica artificial reemplaza la cadera. Después de la cirugía, el residente no puede pararse sobre esa pierna mientras que la cadera sana. Un fisioterapeuta le ayudará al residente después de la cirugía. Las metas del cuidado incluyen fortalecer lentamente los músculos de la cadera y lograr que el residente camine con esa pierna.

Familiarícese con el plan de cuidado del residente. Este plan mencionará cuándo podrá el residente comenzar a poner peso sobre la cadera, así como qué tanto puede hacer. Es importante ayudar con el cuidado personal y con la utilización de aparatos de apoyo, tales como andadores y bastones.

Guía de Procedimientos
Reemplazo de cadera

- Mantenga los artículos que se utilizan con frecuencia, tales como medicamento, teléfono, pañuelos de papel, botón de llamadas y agua, en un lugar fácil de alcanzar. Evite colocar estos artículos en lugares altos.

- Al vestir, primero coloque la ropa en el lado afectado.

- Nunca apresure al residente. Utilice elogios y palabras de ánimo, incluso para las tareas pequeñas.

- Pida a la enfermera que le administre al residente medicamento para el dolor antes de moverlo, si es necesario.

- Tenga al residente sentado para realizar las tareas, si está permitido. Esto ahorra energía.

- Siga el plan de cuidado exactamente, aún y si el residente quiere hacer más. Siga las órdenes para cargar el peso. Una orden puede estar escrita como "tolerancia parcial de peso" (PWB - por sus siglas en inglés) o "sin tolerancia de peso" (NWB por sus siglas en inglés). **Tolerancia parcial de peso** significa que el residente puede aguantar cierto peso en una o ambas piernas. **Sin tolerancia al peso** significa que el residente no puede aguantar ningún peso en una o ambas piernas. Ayude al residente con el bastón, andador o muletas, como sea necesario (capítulo 9).

- Nunca realice ejercicios del arco del movimiento (ROM - por sus siglas en inglés) en la pierna del lado donde se reemplazó la cadera, a menos de que se lo indique el enfermero.

- Advierta al residente sobre no cruzar las piernas o voltear los dedos de los pies hacia adentro. La cadera no puede ser doblada más de 90 grados. La cadera no puede ser volteada hacia adentro (Fig. 8-3).

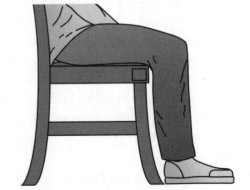

Fig. 8-3. La cadera debe mantener un ángulo de 90 grados al estar sentado.

177
Unidad 2. Describir las enfermedades y los padecimientos más comunes
del sistema nervioso

Observaciones y Reportes
Reemplazo de Cadera

Reporte lo siguiente a la enfermera:

- si la incisión está roja, drenando, sangrando o caliente al tocarla

- si hay un aumento en el dolor

- adormecimiento u hormigueo

- signos vitales anormales, especialmente cambios en la temperatura

- si el residente no puede utilizar el equipo de manera apropiada y segura

- si el residente no está siguiendo las instrucciones del doctor sobre la actividad y el ejercicio

- cualquier problema con el apetito

El reemplazo de la rodilla es una inserción quirúrgica de una rodilla prostética. Esto se realiza para liberar el dolor. También reestablece la movilidad en una rodilla dañada por alguna lesión o artritis. Puede ayudar a estabilizar una rodilla que se doble o se da por vencida repetidamente. El cuidado es similar al del reemplazo de la cadera; sin embargo, el tiempo de recuperación es más corto. Estos residentes tienen más habilidad de cuidarse por sí mismos.

Guía de Procedimientos
Reemplazo de rodilla

- Para prevenir coágulos de sangre, coloque las medias especiales como se indica. Un tipo de medias que se utilizan son las medias de compresión de aire. Estas medias son un aparato parecido a una manga de plástico llena de aire que se aplica en las piernas y está enganchada a una máquina. Esta máquina se infla y desinfla por sí sola y actúa de la misma manera en la que los músculos actuarían bajo circunstancias de actividad normal. Estas mangas son normalmente aplicadas después de la cirugía mientras que el residente se encuentra en la cama. Las medias para prevenir embolias son otro tipo de medias especiales que ayudan a la circulación. Usted puede ver más adelante, en este capítulo, información adicional sobre este tipo de medias.

- Realice ejercicios de los tobillos como se indique. Estos son ejercicios muy sencillos que promueven la circulación de las piernas. Los ejercicios de los tobillos para estimular la circulación se realizan levantando los dedos de los pies y los pies hacia el techo y bajándolos de nuevo.

- Anime a los residentes a tomar líquidos, especialmente el jugo de naranja y arándano rojo (cranberry) ya que contienen Vitamina C para prevenir infecciones del tracto urinario (UTI - por sus siglas en inglés).

- Ayude a realizar ejercicios de respiración profunda como se indica.

- Pida a la enfermera que le suministre al residente medicamento para el dolor antes de moverlo y posicionarlo, en caso de ser necesario.

Reporte al enfermero si usted observa enrojecimiento de la piel, calor o mucha sensibilidad en una o ambas pantorrillas.

Unidad 2. Describir las enfermedades y los padecimientos más comunes del sistema nervioso

Confusión

La **confusión** es la incapacidad de pensar claramente. Una persona confundida tiene problemas para enfocar su atención y puede sentirse desorientada. La confusión interfiere con la habilidad de tomar decisiones. La personalidad puede cambiar. Puede ser que la persona no sepa su nombre o la fecha, no pueda conocer a otras personas o saber dónde se encuentra. La confusión puede presentarse repentina o gradualmente y puede ser temporal o permanente. Una persona confundida puede estar enojada, deprimida o irritable. Reporte estos síntomas al enfermero. Manténgase tranquilo. Brinde un ambiente tranquilo para el residente. Hable con un tono de voz bajo, de una manera clara y pausada. Preséntese cada vez que vea al residente. Recuérdele al residente dónde se encuentra, cuál es su nombre y la fecha. Un calendario le puede ayudar. Explique lo que usted va a hacer y utilice instrucciones sencillas. No apresure al residente. Hable con los residentes confundidos sobre los planes del día. Promueva el uso de lentes y aparatos de asistencia auditiva. Asegúrese de que dichos aparatos se encuentren limpios y sin daños. Mantenga una rutina con el residente. Promueva el cuidado personal por sí mismos y la independencia. Siga el plan de cuidado.

Demencia

Con el envejecimiento, podemos perder una parte de nuestra habilidad para pensar de manera lógica y rápida. Esta habilidad se llama **cognición**. La pérdida de esta habilidad se llama deficiencia cognitiva y afecta la concentración y la memoria. Los residentes de la tercera edad pueden perder sus recuerdos de eventos recientes. Esto puede ser frustrante para ellos. Usted puede ayudar. Propóngale a los residentes a que realicen una lista de cosas para recordar. Escriba nombres y números de teléfono. Otros cambios normales en el cerebro debido al envejecimiento son lentitud en el tiempo de reacción, problemas para encontrar o utilizar palabras y dormir menos.

La **demencia** es una pérdida más seria de las habilidades mentales. Afecta el pensamiento, la memoria, el razonamiento y la comunicación. Conforme la demencia avanza, estas pérdidas hacen que las actividades ADL (actividades de la vida diaria) sean difíciles de realizar, como comer, bañarse, vestirse e ir al baño. **La demencia no es una parte normal del envejecimiento.**

Las causas de la demencia incluyen:

- enfermedad de Alzheimer
- demencia vascular o multi-infarto (una serie de embolias que dañan el cerebro)
- enfermedad de Lewy (también conocida como demencia de Lewy)
- enfermedad de Parkinson
- enfermedad de Huntington

Enfermedad de Alzheimer (AD)

La enfermedad de Alzheimer (AD por sus siglas en inglés) es la causa más común de demencia en los ancianos. El Centro Nacional de Estadísticas de la Salud estima que más de la mitad de las personas en casas de reposo tienen AD o alguna enfermedad relacionada. La enfermedad de Alzheimer causa que se formen depósitos de proteínas y fibras nerviosas enredadas en el cerebro, las cuales, eventualmente, causan demencia. La enfermedad empeora, causando más y más pérdida de la salud y de sus habilidades. Esta enfermedad no tiene cura. Los residentes con AD nunca se recuperarán. Ellos necesitarán más cuidado conforme la enfermedad avance.

Los síntomas del AD aparecen gradualmente. Comienza con la pérdida de la memoria. Conforme el AD avanza, los síntomas empeoran. Las personas con AD pueden sentirse desorientadas y estar confundidas sobre el lugar y el tiempo. Pueden tener problemas de comunicación y perder su habilidad de leer, escribir, hablar o entender. Los cambios en el comportamiento y estado de ánimo, así como la agresividad, el deambular y el alejamiento son parte de la AD. Esta enfermedad avanza hasta llegar a la pérdida total de las habilidades para cuidarse por sí mismo.

Cada persona con AD presentará síntomas diferentes en momentos diferentes; por ejemplo, un residente con Alzheimer puede ser capaz de leer, pero no de utilizar el teléfono o recordar su dirección. Otros pueden haber perdido la habilidad de leer, pero todavía pueden hacer cálculos matemáticos sencillos. Las habilidades que una persona ha utilizado toda su vida, normalmente se mantienen durante más tiempo (Fig. 8-4).

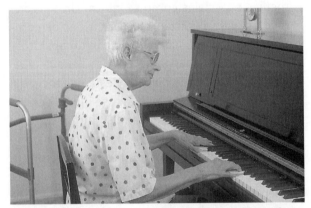

Fig. 8-4. Incluso cuando una persona pierda mucha parte de su memoria, ella puede seguir manteniendo las habilidades que ha utilizado durante toda su vida.

Anime a los residentes con AD a que realicen las ADL. Ayúdelos a mantener su mente y cuerpo tan activos como sea posible. Se debe de promover el trabajo, la vida social, la lectura, la solución de problemas y el ejercicio (Fig. 8-5). Hacer que los residentes hagan por ellos mismos todo lo que sea posible puede, incluso, ayudar a retrasar la enfermedad. Busque tareas que sean retos para los residentes pero que no los frustren. Ayude a los residentes a tener éxito al realizar dichas tareas.

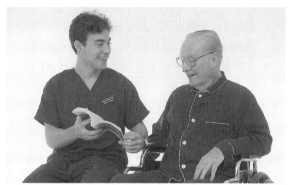

Fig. 8-5. Promueva las actividades de lectura y del pensamiento para los residentes con AD.

Guía de Procedimientos
Trabajar con residentes que tienen AD

- No tome el comportamiento de los residentes de manera personal.

- Trate a los residentes con AD con dignidad y respeto, como le gustaría a usted que lo trataran.

- Trabaje con los síntomas y comportamientos que usted observe.

- Trabaje como equipo.

- Promueva la comunicación.

- Cuídese a usted mismo.

- Trabaje con los familiares.

- Siga las metas del plan de cuidado del residente.

Guía de Procedimientos
Comunicación con residentes que tienen AD

- Siempre acérquese al residente por el frente. No lo asuste.

- Determine qué tan cerca quiere el residente que usted se encuentre de él.

- Hable con voz baja y tranquila. Busque una habitación que tenga poco ruido y distracción.

- Siempre identifíquese con el residente. Utilice el nombre del residente al presentarse y durante la conversación.

- Hable despacio y utilice una voz más baja de lo normal. Esto tranquiliza a los residentes y es más fácil de entender.

- Repita lo que usted dice, utilizando las mismas palabras y frases tan frecuente como sea necesario.

- Utilice señas, fotos, gestos o palabras escritas para ayudar a comunicarse.

- Divida las tareas complejas en tareas sencillas y pequeñas. Brinde instrucciones sencillas de paso por paso, como sea necesario.

Utilice los mismos procedimientos que utiliza con otros residentes para el cuidado personal y las ADL de los residentes que tienen Alzheimer. Existen instrucciones que debe recordar cuando ayude a residentes que tienen AD. Los siguientes tres principios generales le ayudarán a brindar el mejor cuidado posible:

1. Desarrolle una rutina y sígala. Es muy importante ser consistente con los residentes que están confundidos y que se enojan fácilmente.

2. Promueva el cuidado personal por sí mismos. Ayude a los residentes a cuidarse por sí mismos tanto como sea posible. Esto les ayudará a sobrellevar esta enfermedad tan difícil.

3. Cuídese muy bien a usted mismo, mentalmente y físicamente. Esto le ayudará a a brindar el mejor cuidado posible.

Guía de Procedimientos
Cuidar a los residentes que tienen AD

- Asegúrese que se cuente con la seguridad necesaria utilizando tapetes anti-derrapantes, asientos para la bañera y barandales.

- Programe el baño cuando el residente se encuentre menos molesto. Organícese para que el baño pueda ser rápido.

- Siempre utilice los mismos pasos, explicándole en la misma manera cada vez.

- Asista en el arreglo personal. Ayude a las personas bajo su cuidado para que se sientan atractivas y dignas.

- Establezca un horario regular para ir al baño y sígalo.

- Marque el baño con anuncios o dibujos como recordatorio para que el residente lo utilice y sepa dónde se encuentra.

- Mantenga una rutina diaria de ejercicio.

- Mantenga la mejor nutrición.

- Mantenge el autoestima del residente promoviendo su independencia al realizar las ADL.

- Comparta con el residente actividades agradables como ver fotografías y platicar.

- Recompense el comportamiento positivo e independiente con sonrisas, abrazos y muestras afectivas. Dé las gracias con frecuencia (Fig. 8-6).

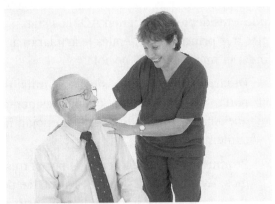

Fig. 8-6. Recompense el comportamiento positivo con muestras afectivas y sonrisas.

- Trate de identificar las "causas" que provocan un comportamiento agitado y elimínelas.

A continuación se presentan algunos de los comportamientos difíciles más comunes que usted puede enfrentar con los residentes que tienen Alzheimer. Cada residente es diferente. Trabaje con cada persona de manera individual.

- **Inquietud.** Las causas que lo provocan pueden ser cambios en la rutina o en el proveedor de cuidado, experiencias nuevas o frustrantes o hasta la televisión. Trate de eliminar estas causas. Mantenga una rutina constante. Evite la frustración y enfóquese en una actividad tranquila y familiar. Trate de clasificar cosas o ver fotografías. Manténgase tranquilo y utilice un tono de voz bajo para hablar y tranquilizar al residente. Un brazo alrededor del hombro, una palmada o golpecito suave en el hombro puede tranquilizar a algunos residentes.

- **El vagar de un lado a otro o sin dirección fija.** Un residente que camina de un lado a otro en la misma área se encuentra **vagando de un lado a otro**. Un residente que camina sin rumbo alrededor de las instalaciones se encuentra **vagando sin dirección fija**. La inquietud, el hambre, la desorientación, la necesidad de ir al baño, el estreñimiento, el dolor, el olvido de cómo o dónde sentarse, la necesidad de hacer ejercicio o de tomar demasiadas siestas durante el día pueden causar que una persona esté vagando o deambulando de un lado a otro o sin dirección fija (Fig. 8-7). Elimine estas causas cuando se pueda. Brinde refrigerios que sean nutritivos. Promueva una rutina de ejercicio y mantenga un horario para ir al baño. Permita que los residentes vaguen en un área segura (bajo llave). Vigílelos y sugiera otra actividad, como caminar juntos.

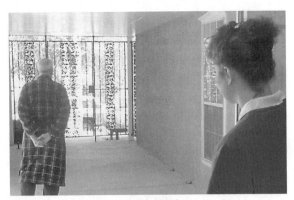

Fig. 8-7. Asegúrese que el residente se encuentre en un área segura si se encuentra vagando de un lado a otro o sin dirección fija.

- **Alucinaciones o delirios.** Un residente que ve cosas que no están ahí está teniendo **alucinaciones**. Un residente que cree en cosas que no son verdad está teniendo **delirios**. Ignore alucinaciones y delirios inofensivos. Tranquilice al residente que parezca estar molesto o preocupado. No discuta con un residente que esté imaginando cosas. No se burle ni se ría del residente. No le diga al residente que usted puede ver o escuchar sus alucinaciones. Redirija al residente a otras actividades o pensamientos. Manténgase tranquilo. Recuérdele al residente que usted está ahí para ayudarlo.

- **Síndrome del atardecer.** Cuando una persona se pone inquieta y agitada en la tarde o por la noche se llama síndrome del atardecer. Este síndrome puede ser causado por hambre o fatiga, un cambio en la rutina o en el proveedor de cuidado o cualquier situación nueva o frustrante. Elimine las causas que lo provocan. Brinde refrigerios o promueva el descanso. Evite situaciones estresantes durante este tiempo. Limite las actividades, citas, viajes y visitas. Toque música suave. Establezca una rutina para el momento de acostarse a dormir y sígala. Reconozca cuando se presente el síndrome del atardecer. Planee una actividad tranquilizante antes de que se presente. Remueva la cafeína de la dieta. Brinde un masaje relajante en la espalda. Distraiga al residente con una sencilla actividad tranquila como el hojear una revista. Mantenga una rutina diaria de ejercicio.

- **Reacciones catastróficas**. Cuando una persona con AD reacciona exageradamente hacia algo de una manera irrazonable, se le llama **reacción catastrófica**. Puede ser provocada por fatiga, un cambio en la rutina o del proveedor de cuidado o una estimulación excesiva (demasiado ruido o actividad). También puede ser causado por tareas o decisiones difíciles, dolor, hambre o la necesidad de ir al baño. Responda ante las reacciones catastróficas como usted reaccionaría ante un caso de inquietud o síndrome del atardecer; por ejemplo, remueva las causas que lo provocan. Ayude al residente a enfocarse en una actividad que lo tranquilice.

- **Depresión**. Cuando los residentes se abstienen de realizar actividades, les falta energía, no comen o no hacen cosas que usualmente disfrutaban, pueden estar deprimidos. La última unidad de este capítulo presenta más información sobre la depresión.

La depresión puede ser causada por pérdida de la independencia, incapacidad de sobrellevar las cosas, sentimientos de fracaso y miedo, enfrentar una enfermedad progresiva e incurable, o un desequilibrio químico.

Reporte los signos de depresión al enfermero inmediatamente. Esto puede ser tratado con medicamento. Promueva la independencia, el cuidado del residente por sí mismo y las actividades. Hable sobre los sentimientos, si el residente así lo desea. Sea un buen oyente. Promueva la interacción social.

- **Perseverancia o repetición de frases**. Un residente que repite una palabra, frase, pregunta o actividad una y otra vez se le conoce como **perseverancia**. El repetir una palabra o frase también se le llama "repetición de frases". Esto puede ser causado por una desorientación o confusión. Responda a esto con paciencia. No trate de callar o detener al residente. Responda las preguntas cada vez que se las hagan y utilice las mismas palabras cada vez.

- **Comportamiento violento**. Un residente que ataca, golpea o amenaza a alguien es violento. La frustración o estimulación excesiva puede provocar la violencia. También puede ser provocada por un cambio en la rutina, en el ambiente o en el proveedor de cuidado. Busque maneras de evitar estas causas. Reporte cualquier comportamiento extremo o inusual a la enfermera.

Si un residente se pone violento, bloquee los golpes, pero nunca los regrese (Fig. 8-8). Quítese del alcance del residente. Pida ayuda si la necesita. Trate de remover las causas. Si usted es la causa, sálgase y busque ayuda. Un residente puede responder mejor ante otro empleado. Tranquilice al residente como si usted estuviera enfrentando un caso de inquietud o síndrome del atardecer.

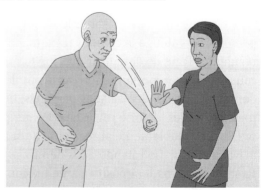

Fig. 8-8. Bloquee los golpes, pero no los regrese.

- **Indisciplina**. El comportamiento indisciplinado es cualquier cosa que molesta a otros, como gritar, golpear muebles, aventar puertas, etc. Con frecuencia este comportamiento es provocado por un deseo de obtener atención, por dolor o estreñimiento, o por frustración. Gánese la atención del residente. Sea amigable y manténgase tranquilo. Dirija amablemente al residente a un área más privada, de ser posible. Descubra la razón por la cual se presenta este comportamiento y pregúnteselo al residente, de ser posible. Puede ser una razón física, como dolor o malestar.

Note las mejoras en el comportamiento y elógielas. Sea discreto y sensible cuando haga esto. Evite tratar al residente como un niño. Informe al residente con anticipación sobre cambios en el horario, rutina o ambiente. Involucre al residente en el desarrollo de una rutina de actividades y horario, de ser posible. Anime al residente a participar en actividades independientes que sean seguras (por ejemplo, doblar toallas). Esto ayuda a que el residente se sienta a cargo. Puede prevenir sentimientos de impotencia. La independencia es poder. Ayude al residente a buscar maneras de sobrellevar las cosas. Enfóquese en actividades positivas que él o ella todavía puedan realizar, tales como tejer con agujas o con gancho, realizar manualidades, etc. Esto puede brindar una distracción.

- **Comportamiento social inapropiado.** El comportamiento social inapropiado puede ser el decir maldiciones, insultar u otro comportamiento. Así como sucede con el comportamiento indisciplinado o violento, en este caso pueden existir muchas razones por las cuales el residente se está comportando de esta manera. Trate de no tomarlo de manera personal. Mantenga la calma y tranquilice al residente. Trate de descubrir qué fue lo que causó dicho comportamiento (por ejemplo, demasiado ruido, demasiadas personas, demasiado estrés, dolor o malestar). De ser posible, dirija amablemente al residente a un área privada si está molestando a los demás. Responda de manera positiva ante un comportamiento inapropiado. Reporte cualquier abuso físico o verbal serio a la enfermera.

- **Comportamiento sexual inapropiado.** El comportamiento sexual inapropiado, como remover ropa o tocarse los genitales, pueden avergonzar a las personas que lo observan. Tenga la mente abierta cuando se enfrente ante dicho comportamiento. No reaccione de

manera exagerada, ya que esto puede reforzar este comportamiento. Sea sensible ante la naturaleza del problema. ¿Es el comportamiento realmente intencional? ¿Es excesivo o consistente? Trate de distraer al residente. Si esto no funciona, dirija amablemente al residente a un área privada. Dígale al enfermero. Un residente puede estar reaccionando ante la necesidad de estimulación física o afecto. Considere otras maneras de brindar estimulación física. Trate con masajes en la espalda, dándole una muñeca o animal de peluche para abrazar, sábanas cómodas, piezas de tela o toques físicos que sean apropiados.

- **Extracción y almacenamiento de objetos.** La **extracción de objetos** es tomar cosas que le pertenecen a alguien más. Una persona con demencia puede, honestamente, pensar que algo le pertenece, aún y cuando es muy claro que no es así. El **almacenamiento de objetos** es juntar cosas y guardarlas en una manera resguardada. La extracción y el almacenamiento de objetos no deben ser considerados como robo. Una persona con Alzheimer no puede robar y no lo hace. El robo es planeado y requiere un esfuerzo consciente. En la mayoría de los casos, la persona con AD únicamente agarra algo que le llama la atención. Es común que las personas con AD deambulen por los cuartos juntando cosas. Ellos pueden estar cargando esos objetos por un rato y luego dejarlos en otro lugar. Esto no es intencional. Las personas con AD con frecuencia tomarán sus propias cosas y las dejarán en otro cuarto, sin saber lo que están haciendo.

Usted puede ayudar a reducir los problemas. Etiquete todas las pertenencias personales con el nombre y número del cuarto del residente. De esta manera no se presentarán confusiones sobre a quién le pertenecen. Coloque una etiqueta, símbolo u objeto en la puerta del residente. Esto ayuda a que el residente encuentre su propio cuarto. No le diga a la familia que la persona a la que ellos quieren está "robando" a los demás. Prepare a la familia para que no se molesten cuando encuentren cosas que no le pertenecen a su familiar. Pídale a la familia que informen a los empleados si encuentran artículos extraños en el cuarto. Asigne un cajón con artículos seguros que el residente se pueda llevar con él o ella.

A pesar de que la enfermedad de Alzheimer no puede ser curada, existen muchas maneras de mejorar la vida de los residentes con AD.

La **orientación de la realidad** se realiza utilizando calendarios, relojes, señalamientos y listas que ayuden a los residentes a recordar quiénes son y dónde están. Esto es útil en las primeras etapas de AD cuando los residentes están confundidos, pero no se encuentran totalmente desorientados. En las etapas más avanzadas, la orientación de la realidad puede frustrar a los residentes.

La **terapia de validación** es permitirle a los residentes creer que viven en el pasado o en circunstancias imaginarias. **Validar** significa dar valor o aprobar. No trate de reorientar al residente con circunstancias reales. Explore las creencias del residente. No discuta ni lo corrija. La validación puede dar consuelo y reducir la inquietud. Es muy útil en casos de desorientación moderada o severa.

La **terapia de remembranza** promueve en los residentes el recordar y hablar sobre el pasado. Explore los recuerdos y pregunte detalles (Fig. 8-9). Enfóquese en momentos de la vida del residente que fueron agradables. Trabaje con los sentimientos de un tiempo en el pasado que fue difícil. Esta terapia es muy útil en cualquiera de las etapas del AD, pero especialmente con confusión moderada a severa.

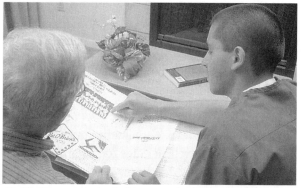

Fig. 8-9. La terapia de la remembranza es promover en los residentes el recordar y hablar sobre el pasado.

La **terapia de actividades** utiliza cosas que los residentes disfrutan para prevenir el aburrimiento y la frustración (Fig. 8-10). Estas actividades también promueven el autoestima. Ayude al residente a tomar caminatas, realizar rompecabezas, escuchar música o hacer cosas que disfrute. Esta terapia es muy útil en la mayoría de las etapas del AD.

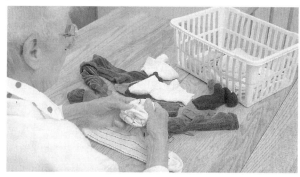

Fig. 8-10. Las actividades que no son frustrantes pueden ser de mucha ayuda para los residentes con AD, pues promueven el ejercicio mental.

Enfermedad de Parkinson

La enfermedad de Parkinson es una enfermedad progresiva que causa que una parte del cerebro se degenere. Afecta los músculos, causando que se vuelvan rígidos. Esto causa una postura encorvada el arrastre de los pies al **andar** o caminar. También puede causar el temblor de la "píldora rodante", lo cual es el movimiento del pulgar y del primer dedo de la mano de una manera rítmica como si estuviera rodando una pastilla. Los temblores o las sacudidas hacen que sea muy difícil que una persona pueda realizar las ADL, como comer o bañarse. Una persona con Parkinson puede tener una expresión facial como el de una máscara.

El medicamento puede ayudar. Los residentes tienen mayor riesgo de caídas. Proteja a los residentes de cualquier área o condición insegura. Ayude a realizar las ADL tanto como sea necesario. Ayude con los ejercicios del arco de movilidad para prevenir contracturas y para fortalecer los músculos. Promueva el cuidado personal por sí mismo. Tenga paciencia con el residente durante su cuidado personal y la comunicación.

Esclerosis múltiple (MS)

La esclerosis múltiple (MS por sus siglas en inglés) es una enfermedad progresiva. Afecta el sistema nervioso central. Cuando una persona tiene MS, la cubierta protectora de los nervios, de la médula espinal y de la materia blanca del cerebro se colapsa con el tiempo. Sin esta cubierta, o escudo, los nervios no pueden enviar o recibir mensajes al cerebro de manera normal. Las habilidades de los residentes con MS varían. Los síntomas incluyen visión borrosa, fatiga, temblores, pérdida del equilibrio y problemas al caminar. La debilidad, el adormecimiento, el hormigueo, la incontinencia y los cambios en el comportamiento también son síntomas. La MS puede causar ceguera, contracturas (capítulo 9) y pérdida de la función en los brazos y piernas.

Tenga paciencia durante el cuidado personal del residente y su movimiento. Ayude con las ADL y otorgue el tiempo suficiente para realizar las tareas. Ofrezca periodos de descanso como sea necesario. Brinde al residente mucho tiempo para comunicarse. No lo apresure. Prevenga caídas que pueden presentarse por falta de coordinación, fatiga y problemas con la visión. El estrés puede empeorar los efectos del MS. Mantenga la calma y escuche a los residentes cuando quieran hablar. Promueva una dieta apropiada y ofrezca muchos líquidos. Brinde un excelente cuidado de la piel para prevenir úlceras por presión. Ayude con los ejercicios del arco de movilidad para prevenir contracturas y para fortalecer a los músculos.

CVA o embolia

El término médico para una embolia es un accidente cerebro-vascular (CVA por sus siglas en inglés). La CVA, o embolia, es causada cuando el abastecimiento de la sangre al cerebro se corta repentinamente por un coágulo o la ruptura de un vaso sanguíneo (Fig. 8-11). Sin sangre, parte del cerebro no obtiene oxígeno y las células del cerebro mueren. El tejido del cerebro es dañado aún más por fugas de sangre, coágulos e inflamación. Revise el capítulo 2 para obtener mayor información sobre los signos de advertencia de una embolia.

Las dos partes del cerebro controlan diferentes funciones. Los síntomas dependen de cuál lado del cerebro fue afectado por la embolia. Las debilidades en el lado derecho muestran que el lado izquierdo del cerebro fue afectado. Las debilidades en el lado izquierdo muestran que el lado derecho del cerebro fue afectado.

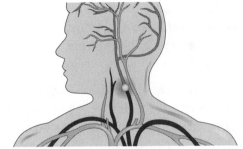

Fig. 8-11. Una embolia es causada cuando el abastecimiento de la sangre al cerebro se corta repentinamente por un coagulo o la ruptura de un vaso sanguíneo.

Las embolias pueden ser leves o severas. Posteriormente, un residente puede experimentar cualquiera de estos problemas:

- debilidad en un lado del cuerpo, llamado **hemiparesia**
- parálisis en un lado del cuerpo, llamado **hemiplegía**
- tendencia a ignorar un lado débil o paralizado del cuerpo
- incapacidad de hablar completa o claramente, llamado **afasia**
- incapacidad de expresar las necesidades a otras personas por medio de lenguaje o de la escritura, llamada afasia expresiva
- problemas para entender las palabras escritas o habladas
- pérdidas de las sensaciones, tales como temperatura o el tacto
- pérdida de control de la vejiga o intestino
- confusión
- reír o llorar sin ninguna razón o cuando no es apropiado, llamado **labilidad emocional**
- disminución en el juicio
- pérdida de la memoria
- pérdida de las habilidades del aprendizaje y del pensamiento
- dificultad para deglutir, llamado disfagia

Si la embolia fue leve, el residente puede experimentar pocas complicaciones, de existir alguna. La terapia física puede ayudar a recuperar habilidades físicas. La terapia ocupacional y la terapia del habla pueden ayudar a que una persona aprenda de nuevo a comunicarse y a realizar las ADL.

Guía de Procedimientos
Residentes que se recuperan de una embolia

Un residente con parálisis, debilidad o pérdida del movimiento usualmente tendrá terapia ocupacional o física. Los residentes también pueden realizar ejercicios con las piernas para ayudar a la circulación. La seguridad es muy importante cuando los residentes realizan sus ejercicios.

- Adapte los procedimientos establecidos cuando brinde cuidado personal para los residentes que tengan parálisis o debilidad en un lado del cuerpo. Ayude con mucho cuidado al residente al momento de afeitarse, arreglarse y bañarse.

- Cuando ayude con traslados o caminatas, párese del lado más débil y apóyelo. Dirija con el lado más fuerte (Fig. 8-12). Siempre utilice un cinturón de traslado por seguridad.

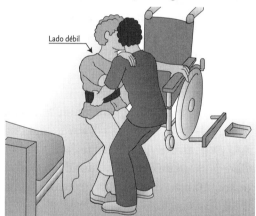

Lado débil

Fig. 8-12. **Cuando ayude en la transferencia de un residente, apoye el lado más débil mientras que dirige con el lado más fuerte.**

- Nunca haga referencia sobre el lado débil como el "lado malo". Nunca hable sobre la pierna o el brazo "malo". Utilice los términos "más débil" o "involucrado" para hacer referencia sobre el lado con parálisis.

- Si los residentes han perdido la sensibilidad o el tacto, revise si existe alguna situación potencialmente dañina (por ejemplo, calor y objetos punzantes). Si el residente no es capaz de sentir o mover parte del cuerpo, revise y cambie las posiciones para evitar úlceras por presión.

- Los residentes con pérdida del habla o problemas de comunicación pueden recibir terapia del lenguaje. Se le puede pedir ayuda a usted durante la terapia. Esto puede incluir ayudar a los residentes a reconocer palabras escritas o

habladas. Los terapeutas del lenguaje también evaluarán la habilidad del residente para deglutir. Ellos decidirán si se necesita terapia para deglutir o seguir una dieta de líquidos espesos.

- La confusión y la pérdida de la memoria son síntomas molestos. Los residentes lloran con frecuencia sin razón después de sufrir una embolia. Tenga mucha paciencia y comprensión. Mantenga una rutina de cuidado. Esto ayuda a los residentes a sentirse más seguros.

A continuación se presentan maneras para ayudar a los residentes a recuperarse de una embolia:

- Promueva la independencia y la autoestima. Permita que el resiente realice las cosas por sí mismo cuando sea posible, aunque usted pudiera hacer el trabajo mejor y más rápido.

- Haga que las tareas sean menos difíciles para los residentes.

- Note y elogie los esfuerzos de los residentes para hacer las cosas por ellos mismo, aunque no tengan éxito.

- Elogie hasta el más pequeño logro. Esto ayuda a construir confianza en sí mismos.

Guía de Procedimientos
Vestir al residente con debilidad en un lado del cuerpo

- Primero coloque la ropa en el lado débil. Coloque el brazo o pierna débil dentro de la ropa. Esto previene doblar o estirar estas partes del cuerpo de manera innecesaria. Desvista el lado más fuerte primero. Dirija con el lado más fuerte. Después remueva la ropa del brazo o pierna más débil para prevenir que estas partes del cuerpo sean estiradas y dobladas.

- Brinde equipo de adaptación para ayudar a que el residente se vista por sí solo.

- Promueva el cuidado personal por sí solo.

Guía de Procedimientos
Comunicación con residentes que han sufrido una embolia

De acuerdo con la gravedad de la embolia y de la pérdida del habla o confusión, los siguientes consejos le pueden ayudar:

- Realice preguntas e instrucciones sencillas.

- Realice preguntas de manera que puedan ser contestadas con un "sí" o "no".

- Póngase de acuerdo con las señales, como mover o asentar con la cabeza o levantar la mano o el dedo para indicar "sí" o "no".

- Brinde a los residentes suficiente tiempo para responder. Escuche con atención.

- Utilice lápiz y papel si un residente puede escribir. Usar un mango grueso o colocar cinta alrededor del lápiz puede ayudar al residente a sostenerlo más fácilmente.

- Utilice fotografías, gestos o señalamientos. Utilice tableros de comunicación o tarjetas especiales para ayudar en la comunicación (Fig. 8-13).

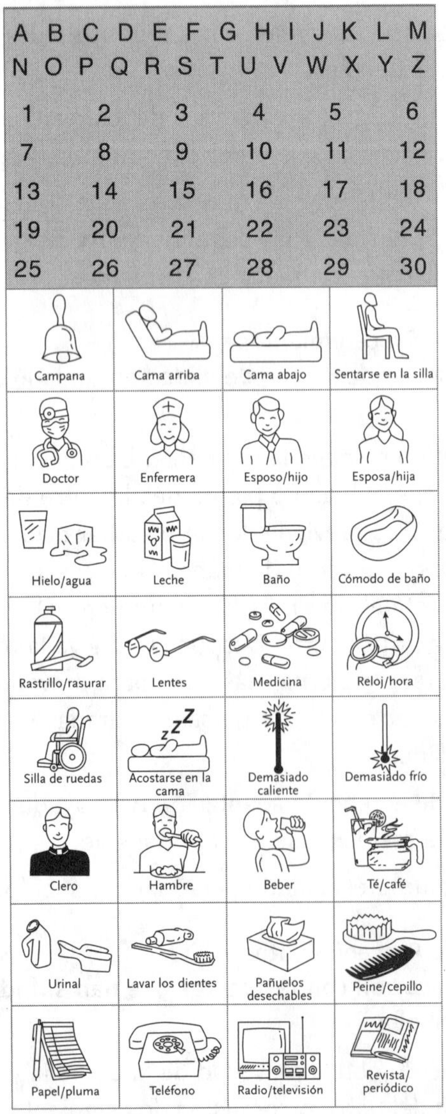

Fig. 8-13. Muestra de un tablero de comunicación.

- Mantenga el botón de llamadas al alcance de los residentes. Ellos pueden informarle a usted cuando necesiten su ayuda.

La guía de procedimientos para ayudar a las personas a recuperarse de una embolia con la alimentación se encuentra en el capítulo 7.

RA *Nunca hable sobre los residentes como si ellos no estuvieran ahí. Sólo porque no pueden hablar no significa que no puedan escuchar. Trate a todos los residentes con respeto.*

Lesiones en la cabeza y médula espinal

El buceo, las lesiones por la práctica de deportes, las caídas, los accidentes de carro y de motocicleta, los accidentes industriales, la guerra y la violencia criminal son algunas de las causas de estas lesiones. Las lesiones de la cabeza pueden causar daño cerebral permanente. Las lesiones de la médula espinal dependen en la fuerza del impacto y el lugar dónde se lesionó la médula espinal. Mientras más alta se encuentre la lesión, mayor es la pérdida de la función. Las personas con lesiones en la cabeza y en la médula espinal pueden tener **paraplejía**, la cual es la pérdida de la función de las parte baja del cuerpo y de las piernas. Estas lesiones también pueden causar **cuadriplejía**, donde la persona no puede utilizar sus piernas, tronco y brazos (Fig. 8-14).

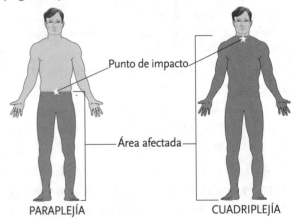

Fig. 8-14.

Guía de Procedimientos
Lesión en la cabeza y médula espinal

- Brinde apoyo emocional, así como ayuda física.

- Tenga paciencia con todo el cuidado.

- La seguridad es muy importante. Tenga mucho cuidado de que los residentes no se caigan o se quemen ellos mismos. Como estos residentes no tienen sensibilidad, no pueden sentir una quemadura.

- Brinde un buen cuidado de la piel para prevenir úlceras por presión.

- Ayude a los residentes a cambiar las posiciones al menos cada dos horas para prevenir úlceras por presión. Tenga cuidado cuando reacomode al paciente.

- Realice ejercicios pasivos del arco de movilidad como se ordena para prevenir contracturas y fortalecer músculos.

- Permita tanta independencia como sea posible con las ADL.

- La inmovilidad tiene como resultado estreñimiento. Promueva tomar muchos fluidos y seguir una dieta apropiada (alta en fibra), si así se ordena.

- La pérdida de la habilidad para vaciar la vejiga puede causar la necesidad de un catéter. Las infecciones del tracto urinario son comunes. Promueva tomar muchos líquidos y brinde cuidado adicional al catéter, como sea necesario.

- La falta de actividad tiene como resultado mala circulación y fatiga. Se le puede pedir a usted que le ponga a los residentes medias elásticas especiales para aumentar la circulación.

- Ofrezca periodos de descanso, como sea necesario.

- La dificultad para toser y respirar profundamente puede tener como resultado una neumonía. Promueva ejercicios de respiración profunda como se ordenen.

- Los residentes masculinos pueden tener erecciones involuntarias. Estas no son deliberadas. Brinde privacidad y sea sensible ante esta situación.

- Ayude con el entrenamiento del intestino y de la vejiga, de ser necesario.

Unidad 3. Describir las enfermedades y los padecimientos más comunes del sistema circulatorio

Presión sanguínea alta (hipertensión)

Cuando la presión sanguínea constantemente se

encuentra a 140/90 o más, una persona es diagnosticada con hipertensión o alta presión sanguínea. Si la presión sanguínea se encuentra entre 120/80 y 139/89 mmHg, se le llama prehipertensión. La persona no tiene presión sanguínea alta por ahora, pero muy seguramente la desarrollará en el futuro.

El endurecimiento y adelgazamiento de los vasos sanguíneos causan presión sanguínea alta. (Fig. 8-15). También puede ser el resultado de enfermedad en el riñón, tumores en la glándula adrenal y embarazo. La presión sanguínea elevada puede desarrollarse en personas de cualquier edad.

Los signos y síntomas de la presión sanguínea alta no son siempre obvios. Esto es especialmente cierto en las primeras etapas del problema. Con frecuencia, ésta se descubre únicamente cuando se toma la presión. Las personas pueden quejarse de dolor de cabeza, visión borrosa y mareos.

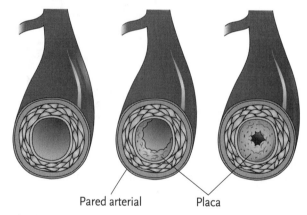

Pared arterial   Placa

Fig. 8-15. Las arterias pueden endurecerse o adelgazarse debido a la acumulación de placa. Las arterias endurecidas causan presión sanguínea alta.

Guía de Procedimientos
Presión sanguínea alta

- La presión sanguínea alta puede causar problemas serios como CVA, ataques al corazón, enfermedad del riñón o ceguera. El tratamiento para controlarla es de suma importancia. Los residentes pueden tomar diuréticos o medicamento para reducir el colesterol. Los **Diuréticos** son medicamentos que reducen los fluidos en el cuerpo.

- Los residentes pueden tener prescrito un programa de ejercicio o tener una dieta baja en grasa y baja en sodio. Anime a los residentes a seguir la dieta y los programas de ejercicio.

Ataque al corazón o infarto al miocardio

Cuando el flujo de la sangre al músculo del corazón está completamente bloqueado, el oxígeno y los nutrientes no llegan a las células de dicha región (Fig. 8-16). Los productos de desperdicio no son removidos y las células de los músculos mueren. A esto se le llama ataque al corazón o infarto al miocardio (MI por sus siglas en inglés). Revise el capítulo 2 sobre los signos de advertencia de un ataque al corazón.

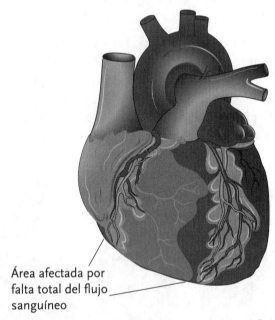

Área afectada por falta total del flujo sanguíneo

Fig. 8-16. Un ataque al corazón ocurre cuando el flujo de la sangre al corazón o hacia una porción del corazón se corta por completo.

Guía de Procedimientos
Ataque al corazón

- La mayoría de los residentes serán colocados en un programa regular de ejercicio.

- Los residentes pueden estar en una dieta baja en grasa y colesterol y/o en una dieta baja en sodio.

- El medicamento puede ser utilizado para regular el ritmo cardiaco y la presión sanguínea.

- Se debe motivar a que el residente deje de fumar.

- Un programa para el manejo del estrés puede iniciarse para reducir los niveles de estrés.

- Los residentes que se recuperan de un ataque

al corazón pueden necesitar evitar las temperaturas frías.

Enfermedad de las arterias coronarias (CAD)

La enfermedad de las arterias coronarias (CAD por sus siglas en inglés) ocurre cuando los vasos sanguíneos en las arterias coronarias se adelgazan, reduciendo el abastecimiento de sangre al músculo del corazón y privándolo de oxígeno y nutrientes. Con el paso del tiempo, conforme los depósitos de grasa bloquean la arteria, el músculo que era abastecido por el vaso sanguíneo muere. La CAD puede causar un ataque al corazón o embolia.

El músculo del corazón que no está recibiendo suficiente oxígeno causa dolor en el pecho o **angina de pecho**. El corazón necesita más oxígeno durante el ejercicio, estrés, emoción o una comida fuerte. En una CAD, los vasos sanguíneos adelgazados evitan que la sangre adicional con oxígeno llegue al corazón (Fig. 8-17).

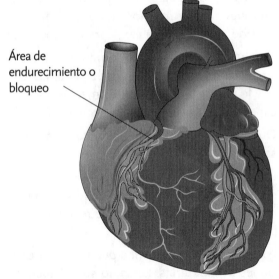

Área de endurecimiento o bloqueo

Fig. 8-17. La angina de pecho es el resultado de que el corazón no reciba suficiente oxígeno.

El dolor en la angina de pecho es usualmente descrito como una presión u opresión. Ocurre en la parte izquierda o en el centro del pecho, detrás del esternón. Algunas personas tienen un dolor que baja hacia la parte interna del brazo izquierdo o del cuello y de la parte izquierda de la mandíbula. Una persona que sufre de angina de pecho puede sudar y verse pálida. La persona puede sentirse mareada y tener problemas para respirar.

Guía de Procedimientos
Angina de pecho

- El descanso es extremadamente importante. El descanso reduce la necesidad del corazón de obtener oxígeno adicional. Ayuda a que el flujo sanguíneo regrese a la normalidad, usualmente dentro de tres a quince minutos.

- El medicamento también se necesita para relajar las paredes de las arterias coronarias. Esto permite que se abran y que el corazón reciba más sangre. Este medicamento, la nitroglicerina, es una tableta pequeña que el residente coloca bajo su lengua. Ahí se disuelve y se absorbe rápidamente. Los residentes que tienen angina de pecho pueden tener la nitroglicerina a la mano para utilizarse si los síntomas se presentan. Los asistentes de enfermería no tienen permitido suministrar ningún medicamento a menos que hayan recibido un entrenamiento especial. Informe al enfermero si el residente necesita tomar algún medicamento. La nitroglicerina también se encuentra disponible en presentación de parche. No remueva el parche. Informe a la enfermera si el parche se cae.

- Los residentes también pueden necesitar evitar comidas pesadas, comer en exceso, realizar ejercicio intenso, así como evitar el clima frío, caliente o húmedo.

Insuficiencia Cardiaca Congestiva(CHF)

Las enfermedades de las arterias coronarias, los ataques al corazón, la presión sanguínea alta y otros padecimientos pueden dañar el corazón. Cuando el músculo del corazón ha sido dañado severamente, no bombea la sangre de manera efectiva. La sangre regresa al corazón en lugar de circular. A esto se le llama Insuficiencia Cardiaca Congestiva, o CHF (por sus siglas en inglés). Puede ocurrir en uno o en ambos lados del corazón.

Observaciones y Reportes
CHF

- problemas en la respiración: tos o balbuceos con la respiración.

- mareos, confusión y desmayos

- piel pálida o azul

- presión sanguínea baja

- hinchazón de los pies y tobillos (edema)

- venas del cuello dilatadas

- aumento de peso

Guía de Procedimientos
CHF

- Los medicamentos pueden fortalecer los músculos del corazón y mejorar su bombeo.

- Los medicamentos ayudan a eliminar fluidos excesivos. Esto significa más visitas al baño. Responda rápidamente las llamadas de ayuda de los residentes.

- Una dieta baja en sodio o de restricción de fluidos puede ser prescrita.

- Un bombeo débil del corazón puede causar que los residentes batallen para caminar, cargar objetos o subir escaleras. El descanso en la cama o actividad limitada pueden ser prescritos.

- Los ingresos de egresos de los fluidos pueden necesitar ser medidos.

- El residente puede ser pesado diariamente a la misma hora para notar el incremento en el peso por la retención de líquidos.

- Las medias elásticas de las piernas pueden ser aplicadas para reducir la hinchazón de pies y tobillos (revise el procedimiento en la siguiente página).

- Los ejercicios del arco de movilidad mejoran el tono muscular cuando el ejercicio y la actividad estén limitados (Fig. 8-18). Revise el capítulo 9 para obtener información sobre los ejercicios del arco de movilidad.

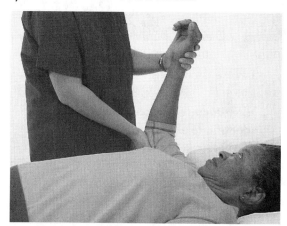

Fig. 8-18. **Los ejercicios del arco de movilidad pueden mejorar el tono muscular.**

- Las almohadas adicionales pueden ayudar a los residentes que tienen problemas con la respiración. Mantener la cabecera de la cama elevada también puede ayudar con la respiración.

- Ayude con el cuidado personal y con las ADL, como sea necesario.

Enfermedad vascular periférica (PVD)

La enfermedad vascular periférica (PVD por sus siglas en ingles) es una condición en donde las piernas, pies, brazos o manos no tienen suficiente circulación de la sangre. Esto es debido a depósitos de grasa en los vasos sanguíneos que se han endurecido con el paso del tiempo. Los signos y síntomas incluyen:

- piernas y brazos fríos o frescos

- hinchazón de las manos y pies

- manos o pies azulados o pálidos (cianosis)

- raíz de las uñas azuladas

- úlceras en las piernas o pies

Algunos cambios en la salud pueden tener como resultado la inactividad. La falta de movilidad puede contribuir a la PVD. Para algunos casos de mala circulación en las piernas y pies se ordena utilizar las medias elásticas. Estas medias especiales ayudan a prevenir la inflamación, a prevenir coágulos sanguíneos y ayudan para la circulación. Estas medias elásticas son conocidas como mangueras anti-embólicas, las cuales se necesitan poner antes de que el residente se levante de la cama. Siga las ilustraciones e instrucciones del fabricante sobre la manera en la que deben colocarse.

Poner en el residente una media elástica hasta la rodilla

Equipo: medias elásticas

1. **Lávese las manos.**
    Provee el control de infecciones.

2. **Identifíquese usted por su nombre.
    Identifique al residente por su nombre.**
    El residente tiene el derecho de conocer la identidad de su proveedor de cuidado. Dirigirse al residente por su nombre muestra respeto y establece la identificación correcta.

3. **Explique el procedimiento al residente.
    Hable de manera clara, lenta y directa.
    Mantenga contacto de cara a cara cuando**
    sea posible.
    Promueve el entendimiento y la independencia.

4. **Brinde privacidad al residente con cortinas, biombos o puertas.**
    Mantiene los derechos del residente de privacidad y dignidad.

5. **Voltee la media elástica de adentro hacia afuera, al menos hasta el área del talón (Fig. 8-19).**
    Esto permite que las medias elásticas se enrollen suavemente.

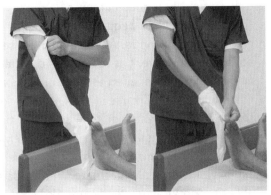

Fig. 8-19.

6. **Coloque con cuidado el pie de la media elástica sobre los dedos de los pies, los pies y los talones (Fig. 8-20).**

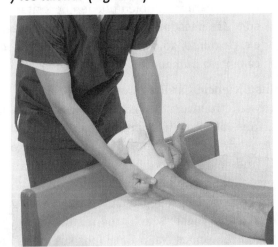

Fig. 8-20.

7. **Suba con cuidado la parte superior de la media elástica sobre el pie, talón y pierna.**
    Ser amable promueve un ambiente de comodidad y seguridad para el residente. Evite utilizar la fuerza y extender demasiado las articulaciones.

8. **Asegúrese de que las medias no tengan dobleces o arrugas después de que son colocadas. (Fig 8-21). Deben quedar lisas.**
    Los dobleces y las arrugas causan que la media elástica se encuentre muy apretada y reduce la circulación.

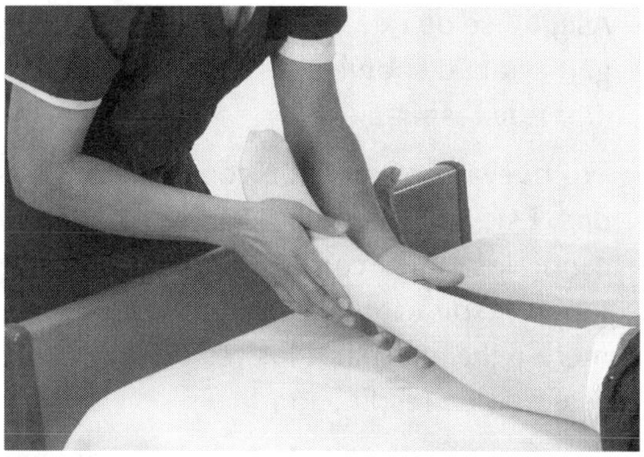

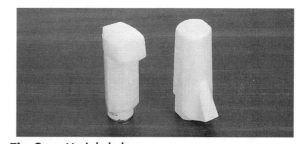

Fig. 8-21.

9. **Remueva las medidas de privacidad.**

10. **Antes de salir de la habitación, coloque el botón de llamadas al alcance del residente.**
    Permite que el residente se comunique con el personal, cuando sea necesario.

11. **Lávese las manos.**
    Provee el control de infecciones.

12. **Reporte a la enfermera cualquier cambio en el residente.**
    Esto brinda información a la enfermera para evaluar al residente.

13. **Documente el procedimiento utilizando la guía de procedimientos de la institución.**
    Lo que usted escriba es un registro legal de lo que usted hizo. Si usted no lo documenta, legalmente no pasó.

👁 *Usted debe colocar las medias elásticas sobre los pies y talones de manera correcta. Esto permite que sea más fácil levantar la pierna suavemente. No ponga a la fuerza las medias elásticas sobre los pies.*

Unidad 4. Describir las enfermedades y los padecimientos más comunes del sistema respiratorio

COPD

La enfermedad pulmonar obstructiva crónica (COPD por sus siglas en inglés) se refiere a un número de enfermedades crónicas de los pulmones que obstruyen las vías respiratorias. La COPD es una enfermedad crónica. El residente puede vivir durante años sin nunca ser curado. Los residentes con COPD tienen problemas para respirar, especialmente para sacar el aire de los pulmones. La forma más común de COPD es

una combinación de enfisema y bronquitis crónica.

Con el paso del tiempo, un residente con cualquiera de estos padecimientos pulmonares se enferma de manera crónica y se debilita. Existe un alto riesgo para infecciones pulmonares agudas, como la neumonía; la cual puede ser causada por una infección por bacterias, virus o por hongos. La inflamación aguda ocurre en el tejido del pulmón. La persona afectada desarrolla fiebre alta, escalofríos, tos, dolores en el pecho y pulso rápido. Normalmente se trata con antibióticos y otros medicamentos para reducir la congestión y la inflamación. La recuperación puede tomar más tiempo para los ancianos y personas con enfermedades crónicas.

En algunas ocasiones, el medicamento para las enfermedades del pulmón se aplica directamente en los pulmones con rociadores o inhaladores (Fig. 8-22).

Fig. 8-22. Un inhalador.

Cuando los pulmones y el cerebro no reciben suficiente oxígeno, todos los sistemas del cuerpo humano son afectados. Los residentes pueden tener un miedo constante de no poder respirar. Esto puede causar que se tengan que sentar en posición vertical para mejorar su habilidad de expandir los pulmones. Algunos residentes pueden tener poco apetito y usualmente no duermen lo suficiente. Todo esto puede agregarse a sentimientos de debilidad y mala salud. Pueden sentir que han perdido control de su cuerpo, especialmente de la respiración. Pueden tener miedo a la asfixia.

Los residentes con COPD pueden tener los siguientes síntomas:

• pillido o tos crónica

• problemas con la respiración, especialmente cuando inhalan y exhalan profundamente

8

Condiciones Comunes, Crónicas y Agudas

- dificultad para respirar, especialmente durante un esfuerzo físico

- piel pálida o azulada (cianosis) o piel rojiza-morada

- confusión

- estado general de debilidad

- problemas para terminar la comida debido a la falta de aliento

- miedo y ansiedad

Guía de Procedimientos
COPD

- Los resfriados comunes o los virus pueden hacer que los residentes se enfermen rápidamente. Siempre observe y reporte los signos de síntomas que empeoran.

- Ayude a los residentes a sentarse en posición vertical o inclinarse hacia adelante. Ofrezca almohadas para apoyo (Fig. 8-23).

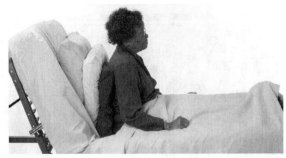

Fig. 8-23. Sentarse en posición vertical e inclinarse un poco hacia adelante ayuda a los residentes con COPD.

- Ofrezca muchos líquidos y comidas frecuentes con porciones pequeñas.

- Promueva una dieta bien balanceada.

- Mantenga el abastecimiento de oxígeno disponible como se indica.

- Manténgase tranquilo y compasivo. No poder respirar o el miedo al asfixia es una situación muy espantosa.

- Utilice un buen control de infecciones. Promueva el lavado de manos y tirar los pañuelos desechables utilizados.

- Promueva tanta independencia en las ADL como sea posible.

- Recuerde a los residentes que deben evitar exponerse a infecciones, especialmente resfriados comunes e influenza.

- Asegúrese de que los residentes siempre tengan ayuda disponible, especialmente en una crisis de respiración.

- Promueva la respiración con los labios fruncidos. Este tipo de respiración se realiza colocando los labios como si fuera a dar un beso y tomar respiraciones controladas. Un enfermero debe enseñar a los residentes ha realizar este tipo de respiración.

- Promueva en los residentes el guardar energía para tareas importantes. Promueva en ellos el descanso.

Observaciones y Reportes
COPD

Reporte lo siguiente a la enfermera:

- temperatura mayor de 101°F

- cambios en los patrones de respiración, incluyendo falta de aliento

- cambios en el color o la consistencia de las secreciones de los pulmones

- cambios en el estado mental o en la personalidad

- rechazo a tomar el medicamento

- pérdida de peso excesiva

- incremento en la dependencia con el proveedor de cuidado y con la familia

Unidad 5. Describir las enfermedades y los padecimientos más comunes del sistema urinario

Infección del tracto urinario (UTI)

Las infecciones del tracto urinario (UTI por sus siglas en inglés) causan inflamación de la vejiga y de los uréteres. Esto causa una sensación de ardor al momento de orinar. También causa una sensación de necesitar orinar frecuentemente. Las infecciones UTI pueden ser causadas por infección por bacterias. Estar en cama puede causar que la orina se quede en la vejiga por mucho tiempo, lo cual ayuda a que la bacteria crezca.

Las UTI son más comunes en la mujer. La uretra es mucho más corta en la mujer (de tres a cuatro pulgadas) que en los hombres (de siete a ocho pulgadas); por lo que la bacteria puede llegar a la vejiga de la mujer más fácilmente.

Guía de Procedimientos
Prevención de infecciones UTI

- Promueva que las residentes del sexo femenino se limpien de adelante hacia atrás después de la evacuación (Fig. 8-24). Cuando usted brinde cuidado perineal, asegúrese que usted también lo realice de esta manera.

- Brinde un buen cuidado perineal cuando cambie la ropa interior de los adultos.

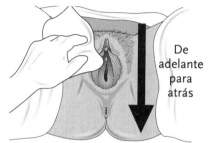

De adelante para atrás

Fig. 8-24. Después de la evacuación, las mujeres necesitan limpieza de delante hacia atrás para prevenir infecciones.

- Promueva ingerir muchos líquidos. El tomar de 2 a 3 vasos de jugo de arándano rojo (cranberry) o arándano azul (blueberry) diariamente hace que la orina sea más ácida y ayuda a prevenir infecciones. La vitamina C también tiene este efecto.

- Ofrezca la chata o cómodo de baño o una visita al baño al menos cada dos horas. Responda rápidamente las llamadas de ayuda de los residentes.

- Bañarse en la ducha, en lugar de bañarse en la tina de baño, ayuda a prevenir las UTI.

- Reporte cuando la orina tenga un olor fuerte, un color oscuro o turbio o si el residente orina muy seguido en cantidades pequeñas.

Unidad 6. Describir las enfermedades y los padecimientos más comunes del sistema gastrointestinal

El estreñimiento, una enfermedad del sistema gastrointestinal (GI por sus siglas en inglés), se menciona en el capítulo 5. La información sobre la hepatitis se encuentra en el capítulo 2.

Hemorroides

Las hemorroides son venas agrandadas en el recto y pueden ser visibles en la parte externa del ano. Los síntomas de las hemorroides son la comezón rectal, el ardor, el dolor y el sangrado. El tratamiento puede incluir medicamento, compresiones y baños especiales y se puede necesitar una cirugía. Cuando limpie el ano, tenga cuidado evitando causar dolor y sagrado de las hemorroides.

Diarrea

La diarrea es una eliminación frecuente de heces fecales líquidas o semilíquidas. Los dolores abdominales, retortijones, urgencia, nauseas y vómitos pueden acompañar la diarrea, dependiendo la causa que la origina. Las infecciones, los microorganismos, las comidas irritantes y los medicamentos pueden causar diarrea. El tratamiento normalmente es tomar medicamento y cambiar la alimentación. Con frecuencia se recomienda seguir una dieta de plátanos, arroz, manzanas, té y pan tostado (BRAT por sus siglas en inglés).

Enfermedad de reflujo gastroesofágico (GERD)

La enfermedad del reflujo gastroesofágico, a la cual se le llama comúnmente GERD, por sus siglas en inglés, es una condición crónica en donde los contenidos líquidos del estómago se regresan hacia el esófago. El líquido puede inflamar y dañar la cubierta del esófago. Puede causar sangrado o úlcera. Adicionalmente, las cicatrices de tejido dañado pueden estrechar el esófago y hacer que la deglución sea difícil.

La acidez es uno de los síntomas más comunes del GERD. La acidez y el GERD deben ser reportados. Estas condiciones son usualmente tratadas con medicamento. Servir la cena tres o cuatro horas antes de la hora de dormir puede mejorar la situación. Brinde al residente almohadas adicionales para que el cuerpo se encuentre en una posición más vertical al momento de dormir. Pida al residente que únicamente se acueste después de dos horas de haber comido. Servir la comida más fuerte del día al mediodía, servir varias comidas pequeñas durante el día y disminuir la comida rápida, la comida grasosa y la comida condimentada puede ayudar. Dejar de fumar y de tomar bebidas alcohólicas, así como usar ropa aguada también pueden ser de mucha ayuda.

Ostomía

Una **ostomía** es una operación que se realiza para crear una abertura de un área interna del cuerpo hacia el exterior. Los términos "colostomía" e "ilestomía" se refieren a la extirpación quirúrgica de una porción de los intestinos. Puede ser necesario debido a un cáncer, trauma o enfermedad en los intestinos. (Más información sobre el cáncer se menciona más adelante en este capítulo). En un residente con una de estas ostomías, el final del intestino es sacado del cuerpo por medio de una abertura artificial en el abdomen. Esta abertura se le llama **estoma**. La deposición del excremento, o heces fecales, se eliminan por medio de la ostomía en lugar de realizarlo por medio del ano.

Los términos "colostomía" e "ileostomía" indican la sección del intestino que fue removido y el tipo de excremento que será eliminado. En una colostomía, el excremento será generalmente semisólido. Con una ilestomía, el excremento puede ser líquido e irritante para la piel.

Los residentes que han tenido una ostomía, utilizan una bolsa desechable que se coloca sobre el estoma para la recolección de las heces fecales (Fig. 8-25). La bolsa está pegada a la piel y puede ser necesario utilizar un cinturón para sujetarla mejor. Muchas personas manejan el dispositivo de la ostomía por ellos mismos. Si usted está brindado el cuidado de la ostomía, asegúrese que el residente reciba buena higiene y buen cuidado de la piel. Vacíe o reemplace la bolsa de la ostomía cada vez que el excremento sea eliminado. Siempre utilice guantes y lávese las manos con cuidado. Enseñe la manera apropiada de lavárse las manos a los residentes con ostomías.

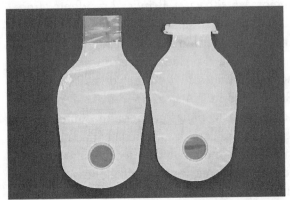

Fig. 8-25. Una bolsa de ostomía abierta y cerrada.

RA *Los residentes con ostomías pueden sentir que han perdido control de una función básica y se pueden sentir avergonzados o molestos. Sea comprensivo y apóyelos. Brinde privacidad al momento de realizar el cuidado de la ostomía.*

El cuidado de una ostomía

Equipo: Protector de cama desechable, sábana de baño, bolsa limpia para la ostomía y cinturón/dispositivo, papel de baño, vasija con agua tibia, jabón o limpiador, toallita de tela, crema para la piel como se indique, 2 toallas, bolsa desechable de plástico, guantes.

1. **Lávese las manos.**
   Provee el control de infecciones.

2. **Identifíquese usted por su nombre. Identifique al residente por su nombre.**
   El residente tiene el derecho de conocer la identidad de su proveedor de cuidado. Dirigirse al residente por su nombre muestra respeto y establece la identificación correcta.

3. **Explique el procedimiento al residente. Hable de manera clara, lenta y directa. Mantenga contacto de cara a cara cuando sea posible.**
   Promueve el entendimiento y la independencia.

4. **Brinde privacidad al residente con cortinas, biombos o puertas durante el procedimiento.**
   Mantiene los derechos del residente de privacidad y dignidad.

5. **Ajuste la cama a un nivel seguro para trabajar.**
   Previene que usted y el residente se lesionen.

6. **Coloque el protector de cama debajo del residente. Cubra al residente con una sábana de baño. Jale hacia abajo las sábanas y cobijas superiores, de tal manera que únicamente se ponga al descubierto el lugar de la ostomía. Ofrezca al residente una toalla para mantener la ropa seca.**
   Mantiene los derechos del residente de privacidad y dignidad.

7. **Póngase los guantes.**
   Provee el control de infecciones.

8. **Remueva la bolsa de la ostomía con mucho cuidado. Colóquela en una bolsa de plástico. Revise el color, olor, consistencia y cantidad de excremento en la bolsa.**
   Los cambios en el excremento pueden indicar que existe un problema.

9. Limpie el área alrededor del estoma con papel de baño. Deseche el papel en la bolsa de plástico (Fig. 8-26).

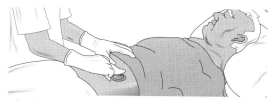

Fig. 8-26.

10. Utilizando una toallita de tela y agua tibia con jabón, lave el área hacia una sola dirección, alejándose del estoma. Seque con otra toalla dando palmaditas suaves. Aplique la crema como se indique.

    Mantener la piel limpia y seca previene problemas de la piel.

11. Coloque el dispositivo de la ostomía limpio en el residente. Asegúrese que la bolsa se encuentre sujetada.

12. Quite el protector de cama desechable y tirelo. Coloque la ropa de cama sucia en el contenedor apropiado.

13. Quite la bolsa y tírela en el contenedor apropiado.

14. Quítese los guantes y tírelos apropiadamente.

15. Regrese la cama al nivel apropiado. Coloque el botón de llamadas al alcance del residente.

    Bajar la cama brinda seguridad. El botón de llamadas permite que el residente se comunique con el personal, cuando sea necesario.

16. Lávese las manos.

    Provee el control de infecciones.

17. Reporte a la enfermera cualquier cambio en el residente.

    Esto brinda información a la enfermera para evaluar al residente.

18. Documente el procedimiento utilizando la guía de procedimientos de la institución.

    Lo que usted escriba es un registro legal de lo que usted hizo. Si usted no lo documenta, legalmente no pasó.

Unidad 7. Describir las enfermedades y los padecimientos más comunes del sistema endocrino

Diabetes

La diabetes mellitus es comúnmente llamada **diabetes**. La diabetes es una enfermedad en la cual el cuerpo no produce suficiente insulina o no la utiliza apropiadamente. La **insulina** es una hormona que convierte la glucosa, o azúcar natural, en energía para el cuerpo. Sin la insulina para procesar la glucosa, estos azúcares son recolectados en la sangre. Esto causa problemas con la circulación y puede dañar órganos vitales. La diabetes es muy común en las personas con historia familiar de esta enfermedad, en los ancianos y en las personas que son obesas. Los dos tipos de diabetes son:

1. La **diabetes tipo 1** es usualmente diagnosticada en niños y adultos jóvenes. Anteriormente se conocía como diabetes juvenil. Con frecuencia este tipo de diabetes aparece antes de los 20 años de edad. En la diabetes de tipo 1, el cuerpo no produce suficiente insulina. La condición continuará durante toda la vida de la persona. Una persona puede desarrollar la diabetes tipo 1 hasta los 40 años. Este tipo de diabetes es tratada con insulina y dieta.

2. La **diabetes tipo 2** es la diabetes más común. En este tipo de diabetes, el cuerpo no produce suficiente insulina o el cuerpo no la utiliza apropiadamente. A esto se le conoce como "resistencia a la insulina". Esto puede ser usualmente controlado con dieta y/o con medicamentos por vía oral. También se le conoce como diabetes de adultos. La diabetes tipo 2 usualmente se desarrolla de manera lenta. Es la forma más leve de diabetes. Normalmente se desarrolla después de los 35 años de edad. El riesgo de tenerla incrementa con la edad; sin embargo, el número de niños con diabetes tipo 2 está creciendo rápidamente. Con frecuencia, este tipo de diabetes se presenta en personas obesas y con historial familiar de dicha enfermedad.

Otros tipos de diabetes son:

La **pre-diabetes** ocurre cuando los niveles de la glucosa de la sangre de la persona se encuentran por arriba de lo normal, pero no son lo suficientemente altos para diagnosticar diabetes tipo 2.

Las investigaciones indican que se puede estar presentando algún tipo de daño al cuerpo durante la pre-diabetes, especialmente al sistema circulatorio y cardiovascular.

Las mujeres embarazadas que nunca han tenido diabetes antes, pero que tienen un nivel alto de azúcar (glucosa) en la sangre durante el embarazo se dice que tienen **diabetes gestacional**.

Las personas con diabetes pueden tener los siguientes signos o síntomas (Fig. 8-27):

- sed excesiva
- hambre excesiva
- pérdida de peso
- altos niveles de azúcar en la sangre
- azúcar en la orina
- orinar con frecuencia
- cambios repentinos en la visión
- hormigueo o adormecimiento de las manos y pies
- sentirse muy cansado la mayoría del tiempo
- piel muy seca
- lesiones que tardan para sanar
- más infecciones de lo normal

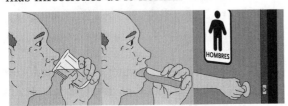

Fig. 8-27. El aumento de la sed, hambre y orina son síntomas de la diabetes.

La diabetes puede tener como resultado complicaciones adicionales:

- Cambios en el sistema circulatorio pueden causar ataques al corazón y embolias, mala circulación, mala cicatrización de heridas y daños a los nervios y al riñón.

- Los daños a los ojos pueden causar pérdida de la visión y ceguera.

- La mala circulación y los problemas con la curación de heridas pueden causar úlceras en los pies y piernas, heridas infectadas y gangrena. La gangrena puede tener como resultado amputaciones.

- El shock insulínico y el coma diabético pueden amenazar contra la vida. Revise el capítulo 2 para obtener mayor información sobre el shock insulínico y el coma diabético. Platique con el enfermero sobre el estatus individual de cada residente.

La diabetes de ser controlada cuidadosamente para prevenir complicaciones y enfermedades severas. Cuando trabaje con personas que tienen diabetes, siga muy bien el plan de cuidado.

Guía de Procedimientos
Diabetes

- Como se mencionó en el capítulo 7, una persona con diabetes debe seguir las instrucciones de la dieta de manera exacta. La ingestión de carbohidratos, incluyendo pan, papa, granos, pasta y azúcares debe estar monitoreada. Los alimentos deben ser consumidos a la misma hora todos los días. El residente debe comerse todo lo que se le sirve. Si un residente no se come lo que le sirvieron o si usted sospecha que no está siguiendo la dieta, informe a la enfermera.

- Anime a que los residentes de coman las porciones apropiadas de alimentos sanos, incluyendo los alimentos que tienen menos sal y grasa.

- Anime a la persona a hacer ejercicio. Un programa regular de ejercicio es importante. El ejercicio afecta la rapidez en que el cuerpo utiliza la comida. El ejercicio también mejora la circulación. Los ejercicios pueden incluir caminar o realizar algún otro tipo de ejercicio activo (Fig. 8-28). Ayude con el ejercicio como sea necesario. Trate de hacerlo divertido. Una caminata puede realizarse como una asignación o puede ser lo más importante del día.

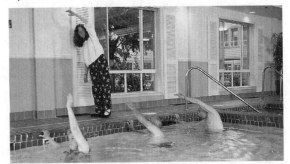

Fig. 8-28. Los programas de ejercicio son muy importantes para los residentes diabéticos.

- Observe el manejo de la insulina por parte del residente. Las dosis están calculadas de manera exacta y se brindan a la misma hora, todos los días. Las asistentes de enfermería deben saber cuando los residentes se toman la insulina y cuándo se deben servir las comidas. Debe existir un balance entre el nivel de insulina y la ingesta de alimentos. usted no inyectará insulina, a menos de que haya recibido entrenamiento especial.

- Realice las pruebas de orina y sangre únicamente cómo se indiquen (Fig. 8-29). En algunas ocasiones el plan de cuidado especificará una prueba diaria de sangre u orina para revisar los niveles de azúcar o insulina. No todos los estados de este país permiten que usted haga esto. Conozca las reglas que aplican en el estado donde usted se encuentra. Realice las pruebas únicamente como se indique y se permita.

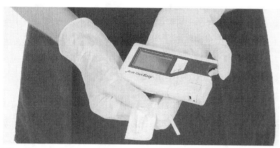

Fig. 8-29. Este equipo mide los niveles de glucosa en la sangre.

- Brinde el cuidado de los pies como se indica. La mala circulación se presenta con la diabetes. Hasta una pequeña úlcera en la pierna o pie puede crecer hasta llegar a una herida grande que pueda requerir amputación. El cuidado de los pies, incluyendo inspecciones diarias y regulares es de suma importancia. Las metas del cuidado de los pies de una persona diabética son revisar si tiene irritación o úlceras, promover la circulación de la sangre y prevenir infecciones.

- Anime a los diabéticos a utilizar zapatos cómodos de piel que no les queden grandes y que no molesten sus pies. Los zapatos de piel respiran y ayudan a prevenir la acumulación de la humedad. Para evitar las lesiones en los pies, los diabéticos nunca deben estar descalzos. Las calcetas o calcetines de algodón blanco son los mejores para absorber el sudor. Usted

nunca debe cortar las uñas de los dedos de los pies de ningún residente, especialmente las uñas de los pies de los pacientes diabéticos. Únicamente la enfermera o el doctor deben hacerlo.

Unit 8. Describir las enfermedades y los padecimientos más comunes del sistema reproductor

Vaginitis

La vaginitis es una infección de la vagina que puede ser causada por una bacteria, protozoos (organismos unicelulares), u hongos (hifas). También puede ser causada por cambios hormonales después de la menopausia. Las mujeres que tienen vaginitis, tienen un desecho vaginal blanco, acompañado por sensación de ardor y comezón. Reporte estos síntomas al enfermero.

Hipertrofia prostática benigna (BPH)

La hipertrofia prostática benigna (BPH por sus siglas en inglés) es una enfermedad que ocurre en los hombres con el envejecimiento. La próstata se agranda y causa presión en la uretra. Esta presión tiene como resultado problemas al orinar y/o vaciar la vejiga. La hipertrofia prostática benigna se trata con medicamento o cirugía. Existe una prueba para detectar el cáncer de la próstata. Conforme los hombres envejecen, el riesgo de tener cáncer de próstata se incrementa. Este tipo de cáncer avanza lentamente y responde al tratamiento si se identifica en las etapas iniciales.

Unidad 9. Describir las enfermedades y los padecimientos más comunes del sistema inmune y del sistema linfático

HIV y AIDS

El Síndrome de Inmunodeficiencia Adquirida (SIDA, a lo que en este libro se le hará referencia como AIDS por sus siglas en inglés) es causado por el virus humano de inmunodeficiencia (HIV por sus siglas en inglés). El virus HIV ataca el sistema inmune del cuerpo humano y gradualmente lo deshabilita. Una persona infectada con el virus HIV tiene menos resistencia a otras infecciones. La muerte se presenta como

8

Condiciones Comunes, Crónicas y Agudas

resultado de estas infecciones; sin embargo, los medicamentos ayudan a que las personas vivan más tiempo. El virus HIV es una enfermedad que se transmite sexualmente. También se transmite por la sangre, agujas infectas o de la madre al feto.

En general, el virus HIV afecta al cuerpo en diferentes etapas. La primera etapa presenta síntomas como los de la influenza, con fiebre, dolores musculares, tos y fatiga. Estos son signos de que el sistema inmune está luchando contra la infección. Mientras que la infección empeora, el sistema inmune reacciona de manera excesiva, atacando no sólo al virus, sino también al tejido normal.

Cuando el virus debilita al sistema inmune durante las etapas tardías, se pueden presentar un grupo de problemas; que incluyen infecciones, tumores y síntomas del sistema nervioso central. Nada de esto ocurriría si el sistema inmune estuviera sano. Esta etapa de la enfermedad se conoce como AIDS.

En las últimas etapas del AIDS, los daños al sistema nervioso central pueden causar pérdida de la memoria, mala coordinación, parálisis y confusión. Este grupo de síntomas son conocidos como demencia compleja del AIDS.

Estos son los signos y síntomas de la infección del virus HIV y del AIDS:

- pérdida del apetito
- pérdida involuntaria de peso de 10 libras o más
- síntomas vagos parecidos a los de la influenza, incluyendo fiebre, tos, debilidad y fatiga severa o constante
- sudores nocturnos
- hinchazón de los nódulos linfáticos del cuello, axilas o ingles
- diarrea severa
- tos seca
- erupciones en la piel
- puntos blancos dolorosos en la boca o lengua
- herpes labial o fuegos en los labios y úlceras blancas planas con una base rojiza en la boca

- verrugas como coliflores en la piel y boca
- encías que están inflamadas y que sangran
- moretones que no desaparecen
- baja resistencia a infecciones, especialmente neumonía, pero también tuberculosis, herpes, infecciones por bacterias y hepatitis
- sarcoma de Kaposi, una forma de cáncer en la piel que aparece como lesiones moradas o rojas en la piel (Fig. 8-30)

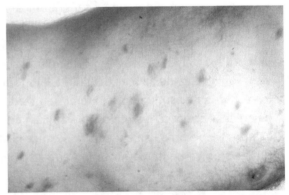

Fig. 8-30. Una lesión morada o roja en la piel llamada Sarcoma de Kaposi puede ser un signo de AIDS.

- demencia compleja de AIDS

Las infecciones, como la neumonía, la tuberculosis o la hepatitis invaden el cuerpo cuando el sistema inmune se encuentra débil y no puede defenderse a sí mismo. Estas enfermedades se empeoran con el AIDS, debilitando el sistema inmune aún más. El tratamiento de estas enfermedades es difícil. Generalmente, con el paso del tiempo, una persona desarrolla resistencia a ciertos antibióticos. Estas infecciones frecuentemente causan la muerte en las personas con AIDS.

Las personas con el virus HIV reciben tratamiento con medicamentos que retrasan el avance de la enfermedad, pero no la curan. Los medicamentos deben tomarse en el momento apropiado y tienen muchos efectos secundarios desagradables. Para algunas personas, el medicamento no funciona tan bien como para otras. Otros aspectos del tratamiento del virus HIV son el alivio de los síntomas, la prevención y el tratamiento de la infección. Siempre siga las Precauciones Estándares en el trabajo para prevenir la propagación del HIV/AIDS.

Guía de Procedimientos
HIV/AIDS

- La pérdida involuntaria del peso ocurre en casi todas las personas que desarrollan AIDS. Los alimentos altos en proteínas y calorías pueden ayudar a mantener un peso saludable.

- Las personas con el sistema inmune débil son más propensos a infecciones. Lave sus manos con frecuencia. Mantenga todo limpio.

- Los residentes que tienen infecciones en la boca pueden necesitar alimentos que sean bajos en ácidos y que no estén fríos ni calientes. Los condimentos y sazonadores deben ser eliminados. Las comidas suaves o hechas puré pueden ser más fáciles de deglutir. Las comidas líquidas y las bebidas fortificadas pueden ayudar a disminuir el dolor de masticar. El agua tibia con sal y otros enjuagues bucales pueden aliviar las lesiones en la boca. Es muy importante mantener un buen cuidado bucal.

- Una persona que tiene nauseas o vómitos debe consumir comidas pequeñas frecuentes, de ser posible. La persona debe comer despacio. Promueva la ingesta de líquidos entre comidas. Estos residentes deben continuar tomando fluidos para balancear los fluidos perdidos.

- Los residentes con diarrea leve pueden necesitar ingerir comidas pequeñas frecuentes que sean bajas en grasa, fibra y productos lácteos. Si la diarrea es severa, el doctor puede ordenar una dieta "BRAT" (dieta de plátanos, arroz, manzanas y pan tostado, por sus siglas en inglés). Esto es de mucha ayuda a corto plazo.

- El adormecimiento, hormigueo y dolor en los pies es usualmente tratado con medicamento. Andar descalzo o utilizar zapatos suaves y flojos puede ser de mucha ayuda. Si las sábanas causan dolor, un armazón de cama puede evitar que las sábanas y cobijas toquen los pies y piernas (Fig. 8-31).

- Los residentes con HIV/AIDS pueden tener ansiedad y depresión. Frecuentemente sufren de las críticas de la familia, amigos y de la sociedad. Algunas personas se culpan a sí mismos por sus enfermedades. Las personas con HIV/AIDS pueden tener mucho estrés y pueden sentir incertidumbre sobre su enfermedad, sobre el cuidado de su salud y sobre su situación financiera. También pueden haber perdido personas en su red de apoyo social de amigos y familia.

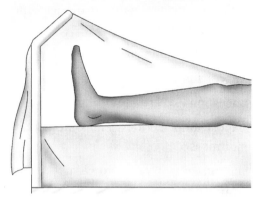

Fig. 8-31. Un armazón de cama puede evitar que las sábanas y cobijas toquen los pies del residente.

- Los residentes con HIV/AIDS necesitan recibir apoyo de los demás. Este apoyo puede venir de la familia, los amigos, grupos comunitarios o religiosos y grupos de apoyo, así como del equipo del cuidado de la salud. Trate a todos los residentes con respeto y ayude brindándole el apoyo emocional que ellos necesitan.

- El alejamiento de los demás, el evitar las tareas, así como la lentitud mental son síntomas iniciales de infección de HIV. El medicamento también puede causar efectos secundarios de este tipo. La demencia compleja por AIDS puede causar síntomas mentales mayores. También se puede presentar debilidad en los músculos y pérdida del control de los músculos, haciendo que las caídas sean un riesgo. Los residentes necesitarán un ambiente seguro y mucha supervisión en sus ADL.

Cáncer

El Cáncer es un término general utilizado para describir muchos tipos de tumores malignos. Un **tumor** es un grupo de células que crecen de manera anormal. Los tumores benignos crecen lentamente en áreas locales y son considerados no cancerosos. Los tumores malignos crecen rápidamente e invaden el tejido circundante.

El cáncer invade tejido local y puede esparcirse hacia otras partes del cuerpo. El cáncer puede propagarse de un lugar donde apareció inicialmente y afectar otros sistemas del cuerpo. En general, el tratamiento es más difícil y más mortal después de que esto ha ocurrido. El cáncer aparece con frecuencia en el pecho, colon, recto, útero, próstata, pulmones o piel.

Los factores de riesgo que aparentemente contribuyen al cáncer son:

- uso del tabaco/cigarro
- exposición a la luz solar
- ingestión excesiva de alcohol
- exposición a ciertos agentes industriales y químicos
- algunos aditivos de la comida
- radiación
- mala nutrición
- falta de actividad física

Cuando se diagnostica en las etapas iniciales, el cáncer puede, frecuentemente, ser tratado y controlado. La Asociación Norteamericana del Cáncer ha identificado siete signos de advertencia para el cáncer:

1. **C** Cambio en los hábitos del intestino o de la vejiga
2. **A** unA lesión que no sana
3. **U** sangrado o desecho inUsual
4. **T** ensanchamienTo o abultamiento en el pecho o en cualquier otro lugar
5. **I** Indigestión o dificultad para deglutir
6. **O** cambiO obvio en una verruga o lunar
7. **N** tos molesta o roNquera persistente

Las personas con cáncer pueden vivir más tiempo y en ocasiones pueden recuperarse si son tratados a tiempo. Los tratamientos incluyen:

- cirugía
- quimioterapia
- radiaciones (Fig. 8-32)

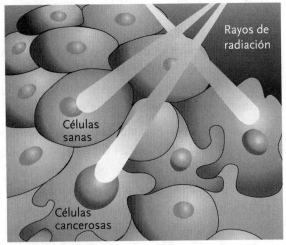

Fig. 8-32. La radiación tiene como objetivo atacar las células cancerosas, pero también puede destruir algunas células sanas en su camino.

Guía de Procedimientos
Cáncer

- **Cada caso es diferente**. El cáncer es un término general. Este término hace referencia a muchas situaciones diferentes. Los residentes pueden vivir muchos años o sólo algunos meses. El tratamiento afecta a cada persona de manera diferente. No realice suposiciones sobre la condición de un residente.

- **Comunicación**. Los residentes pueden querer platicar o pueden evitar hablar. Respete sus necesidades. Sea honesto y nunca diga "todo estará bien". Sea sensible y recuerde que el cáncer es una enfermedad. Su causa es desconocida. Tenga una buena actitud.

- **Nutrición**. Una buena nutrición es importante para los residentes con cáncer. Siga muy bien el plan de cuidado. Utilice utensilios de plástico para los residentes que reciben quimioterapia, ya que ayuda a mejorar el sabor de la comida. Los utensilios de aluminio pueden causar un sabor amargo. Los residentes frecuentemente tienen poco apetito. Promueva una variedad de comidas y en porciones pequeñas.

- **Control del dolor**. El cáncer puede causar dolores terribles, especialmente en las últimas etapas. Observe signos de dolor y repórteselos al enfermero. Ayude con las medidas de comodidad, como reacomodar al residente, conversar, escuchar música o leer.

- **Comodidad**. Brinde masajes en la espalda para comodidad y para incrementar la circulación. Para los residentes que pasan muchas horas en la cama, la piel de carnero puede ser más cómoda. Mover al residente a una silla puede ser más cómodo. Los residentes que están débiles o inmóviles necesitan ser reacomodados cada dos horas.

- **Cuidado de la piel**. Utilice cremas humectantes sobre la piel seca o delicada. No aplique crema en áreas donde se recibe terapia de radiación. No remueva las marcas que se utilizan en la terapia de radiación. Siga cualquier instrucción especial sobre el cuidado de la piel (por ejemplo: no utilizar compresas calientes o fríos, no utilizar jabón o cosméticos, no utilizar medias apretadas).

- **Cuidado bucal**. Ayude a los residentes a cepillarse los dientes y utilizar el hilo dental regularmente. Los medicamentos, las náuseas, los vómitos o las infecciones de la boca pueden causar un mal sabor de boca. Usted puede ayudar utilizando un cepillo de dientes suave, enjuagando con bicarbonato de sodio y agua o utilizando un enjuague bucal recetado. No utilice enjuague bucal comercial.

- **Imagen personal**. Las personas con cáncer pueden tener una mala imagen de ellos mismos porque están débiles y su apariencia ha cambiado; por ejemplo, la pérdida del cabello es un efecto secundario común de la quimioterapia. Sea sensible y ayude a los residentes a arreglarse, si así lo quieren.

- **Necesidades psicológicas**. Si los visitantes ayudan a animar al residente, promueva las visitas. No interrumpa. Si algunas horas del día son mejores que otras, sugiera las que sean mejor. Puede ser de mucha ayuda que una persona con cáncer piense en algo diferente por un momento. Busque otros temas y conozca los intereses del residente.

- **Asistencia familiar**. Tener un familiar con cáncer puede ser muy difícil. Esté atento ante las necesidades que no se estén cumpliendo o el estrés creado por la enfermedad.

Existen muchos servicios y grupos de apoyo para las personas con cáncer, sus familias y los proveedores de cuidado. Los hospitales, programas de hospicio y organizaciones religiosas cuentan con muchos recursos. Estos incluyen servicios de comida, transportación a los consultorios médicos, consejería y grupos de apoyo. Revise la sección amarilla bajo "cáncer" o llame a la Asociación Norteamericana del Cáncer.

Unidad 10. Describir las enfermedades mentales, la depresión y su cuidado

Usted primero aprendió sobre la salud mental y las enfermedades mentales en el capítulo 2, ahí puede revisar la guía de procedimientos para la comunicación con residentes que tienen enfermedades mentales.

Existen muchos niveles de una enfermedad mental. Puede ir desde un nivel leve hasta uno muy severo.

Depresión. La depresión clínica es una enfermedad mental seria que puede causar intenso dolor físico, emocional y mental, así como discapacidad. Esta enfermedad empeora otras enfermedades. Si no recibe tratamiento, puede tener como resultado el suicidio.

La tristeza es sólo uno de los síntomas de esta enfermedad. (Fig. 8-33).

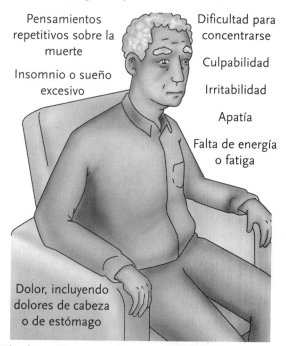

Fig. 8-33. Síntomas comunes de la depresión clínica.

Otros síntomas comunes de la depresión clínica incluyen:

- dolor que incluye dolor de cabeza, estómago y en otras partes del cuerpo
- falta de energía o fatiga
- **apatía** o falta de interés
- irritabilidad
- ansiedad
- pérdida del apetito
- problemas con las funciones y los deseos sexuales
- insomnio, problemas para dormir o sueño excesivo
- culpabilidad
- problemas de concentración
- pensamientos frecuentes sobre el suicidio y la muerte

Existen diferentes tipos y grados de depresión. La depresión mayor puede causar que una persona pierda interés en todo lo que antes le interesaban. La depresión maniaca o el padecimiento bipolar causan que una persona cambie de una depresión profunda a una actividad extrema. Estos episodios incluyen mucha energía, poco sueño, grandes discursos, rápidos cambios de humor, alta autoestima, gastos excesivos y mal juicio.

Las personas no pueden salir de la depresión únicamente con voluntad. Es una enfermedad como cualquier otra y debe ser tratada de manera exitosa. Las personas que sufren de depresión necesitan compasión y apoyo. Conozca los síntomas. Reconozca el inicio y cuándo se empeora la depresión. Cualquier amenaza de suicidio debe tomarse en serio. Repórtela de inmediato. No debe considerarse como un intento de llamar la atención.

Enfermedades relacionadas con la ansiedad. La **ansiedad** es una intranquilidad o miedo que se siente con frecuencia sobre una situación o condición. Cuando una persona mentalmente saludable siente ansiedad, normalmente sabe la razón. La ansiedad desaparece una vez que la causa es eliminada. Una persona mentalmente enferma puede sentir ansiedad todo el tiempo y no saber la razón. Los signos físicos de los problemas relacionados con la ansiedad incluyen temblores, dolores musculares, sudoración, manos frías y húmedas, mareos, fatiga, aceleración del corazón, bochornos calientes o fríos, una sensación de asfixia o sofocación o boca seca.

Las **fobias** son una forma intensa de ansiedad. Muchas personas le tienen mucho miedo a algunas cosas o situaciones. Algunos ejemplos son el miedo a los perros o a volar. Para una persona mentalmente enferma, una fobia es un terror que la incapacita. Evita que la persona realice sus actividades normales; por ejemplo, el miedo de encontrarse en un espacio cerrado, claustrofobia, puede ocasionar que el usar un elevador sea una tarea aterradora. Otras enfermedades relacionadas con la ansiedad incluyen **enfermedad de pánico**, donde una persona se asusta por ninguna razón. La **enfermedad de obsesión compulsiva** es un comportamiento obsesivo que una persona utiliza para sobrellevar la ansiedad; por ejemplo, una persona se puede lavar las manos una y otra vez como una manera de manejar la ansiedad. Las enfermedades relacionadas con la ansiedad también pueden ser causadas por una experiencia traumática. A esto se le conoce como **enfermedad de estrés posttraumático**.

Guía de Procedimientos
Residentes con enfermedad mental

- Observe cuidadosamente si los residentes presentan cambios en las condiciones o habilidades. Documente y reporte sus observaciones.

- Apoye al residente, a sus familiares y amigos. La actitud positiva y profesional que usted muestre los animará.

- Anime a los residentes a realizar por ellos mismos todo lo que sea posible. Sea paciente, positivo y apóyelos.

- El tratamiento común de la enfermedad mental puede ser medicamentos y psicoterapia. Los medicamentos deben ser tomados apropiadamente para promover los beneficios y reducir los efectos secundarios.

Observaciones y Reportes
Residentes con enfermedad mental

- Cambios en las habilidades

- Cambios positivos o negativos del humor, especialmente abstinencia a realizar actividades (Fig. 8-34)

- Cambios en el comportamiento, incluyendo cambios en la personalidad, comportamiento extremo y comportamiento que no parece encajar en la situación

- Comentarios y hasta bromas sobre lastimarse a sí mismo o a los demás

- No tomar el medicamento o el uso inapropiado de la medicina

- Síntomas físicos reales o imaginarios

- Eventos, situaciones o personas que parecen molestar o emocionar a los residentes

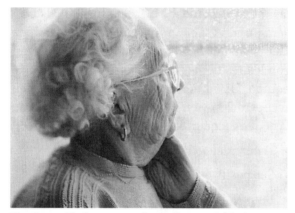

Fig. 8-34. El abstenerse de realizar actividades es un cambio importante que se debe reportar.

nueve
Servicios de Rehabilitación y Restauración

Unidad 1. El cuidado de rehabilitación y restauración

Cuando un residente pierde parte de la habilidad de sus funciones debido a una enfermedad o lesión, se puede prescribir el recibir rehabilitación. La **rehabilitación** es manejada por profesionistas. Ayuda a que una persona restaure su funcionamiento hasta el nivel más alto posible. Estos profesionistas son fisioterapeutas, terapeutas ocupacionales y del lenguaje.

La rehabilitación involucra todas las partes de la discapacidad de la persona, incluyendo los efectos psicológicos. La terapia utilizada y los avances obtenidos se basan en:

- el tipo y la gravedad de enfermedad o lesión
- la salud general de la persona
- la motivación del residente y del equipo de rehabilitación
- cuándo inició la rehabilitación

Las metas de la rehabilitación incluyen:

- ayudar a un residente a recobrar el funcionamiento o a recuperarse de la enfermedad
- desarrollar la independencia de un residente
- ayudar a un residente a controlar su vida
- ayudar a un residente a adaptarse a las limitantes de una discapacidad

Los **servicios de restauración** usualmente se brindan después de la rehabilitación. La meta es mantener al residente en el nivel alcanzado por la rehabilitación. Los servicios de restauración también toman un enfoque de equipo. Los empleados crean un plan de cuidado que incluye las metas del cuidado de restauración. Usted será un integrante importante de este equipo. Las asistentes de enfermería pasan más tiempo con los residentes que los otros integrantes del equipo. Usted tiene un rol muy importante en la recuperación y en la independencia. Junto con las tareas requeridas, recuerde:

- Tener paciencia.
- Ser positivo y comprensivo.
- Enfocarse sólo en las tareas pequeñas y en los logros pequeños.
- Reconocer que las recaídas ocurren.
- Ser sensible ante las necesidades del residente.
- Promover la independencia.

RR *Sin importar qué función haya perdido un residente, él o ella tiene el derecho de esperar que los empleados respondan ante sus necesidades de manera profesional - sin críticas o prejuicios.*

Observaciones y Reportes
Cuidado de restauración

- cualquier aumento o disminución de las habilidades
- cualquier cambio en la actitud o motivación, ya sea positivo o negativo

- cualquier cambio en la salud general, como cambios en la condición de la piel, apetito, nivel de energía o apariencia general

- signos de depresión o cambios en el estado de ánimo

Unidad 2. Describir la importancia de promover la independencia y enlistar las maneras en que el ejercicio mejora la salud

Mantener la independencia es vital durante y después de la rehabilitación y de los servicios de restauración. Cuando una persona activa e independiente se vuelve dependiente, se pueden presentar problemas físicos y mentales. El cuerpo se mueve menos y la mente está menos enfocada. Estudios presentan que mientras más activa sea la persona, el cuerpo y la mente funcionan mejor.

El trabajo de los empleados es mantener a los residentes tan activos como sea posible de manera física y mental. **Ambulación** significa caminar. Un residente que es ambulatorio puede levantarse de la cama y caminar. Los residentes deben ambular para mantener su independencia y prevenir problemas. La falta de movilidad puede causar la pérdida de:

- independencia

- autoestima

- habilidad de moverse sin ayuda

- fuerza muscular, ocasionando contracturas

- circulación de la sangre

La ambulación y el ejercicio habitual ayudan a mejorar:

- la calidad y salud de la piel

- la circulación

- la fortaleza

- el sueño y la relajación

- el apetito

- la eliminación

- el flujo sanguíneo

- el nivel de oxígeno

Promover la interacción social y las habilidades del pensamiento también es importante. Muchas instituciones tienen actividades adecuadas para las habilidades y para la edad de los residentes. La participación social debe ser alentada. Cuando sea posible, los asistentes de enfermería deben participar en las actividades con los residentes. Esto promueve la independencia. También le brinda al asistente de enfermería una oportunidad de observar las habilidades del residente.

📋 *La encuesta anual revisará las actividades que se ofrecen en la institución y observan si todos los residentes tienen las mismas oportunidades de participar.*

Unidad 3. Describir el equipo y los aparatos de asistencia

Muchos aparatos ayudan a las personas que se están recuperando o adaptando a una condición física. A este equipo se le llama **aparatos de asistencia** o **de adaptación**. Algunos ejemplos se presentan en la figura 9-1.

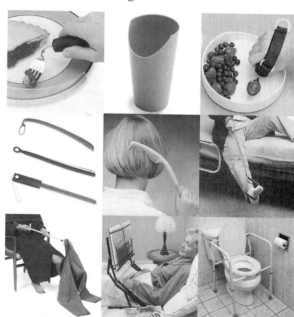

Fig. 9-1. Muchos aparatos de adaptación se encuentran disponibles para ayudar a que sea más fácil que los residentes se adapten a los cambios físicos. (Fotografías cortesía de "North Coast Medical, Inc.", www.ncmedical.com, 800-821-9319)

- El equipo de adaptación ayuda a que los residentes realicen las ADL. Cada aparato de adaptación está hecho para apoyar una discapacidad específica.

- El equipo para el cuidado personal incluye peines y cepillos para el cabello con mangos largos.

- Los aparatos de apoyo se utilizan para ambular. Algunos ejemplos son bastones, andadores y muletas.

- Los aparatos de seguridad, como las sillas para duchas, los cinturones para andar o los cinturones para traslados (Fig. 9-2), previenen accidentes.

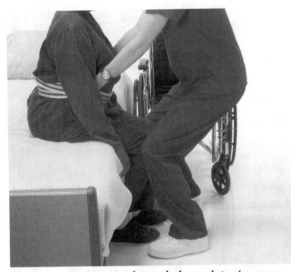

Fig. 9-2. Un cinturón de traslado, o cinturón para andar, se utiliza para ayudar a los residentes que pueden caminar pero que son débiles o inestables. El cinturón está hecho de lona u otro material pesado.

Revise el plan de cuidado antes de ayudar a un residente a ambular. Platique sobre las habilidades y discapacidades del residente con el enfermero. Conozca las limitantes del residente y las metas de restauración y mantenimiento de la función. Cuando usted ayude a un residente, comunique lo que quiere hacer y permítale hacer lo que el residente pueda. Ustedes dos tendrán que trabajar juntos, especialmente durante los traslados.

Cuando ayude a caminar a un residente con deficiencia visual, deje a la persona que camine al lado de usted y ligeramente atrás, mientras que la persona coloca una mano en su codo. Camine a un ritmo normal. Informe a la persona cuando vaya a dar la vuelta en una esquina o cuando se aproxime un escalón. Infórmele si necesita subir o bajar el escalón.

Ayudar a un residente a ambular

Equipo: cinturón de transferencia, calzado anti-derrapante para el residente

1. **Lávese las manos.**
   Provee el control de infecciones.

2. **Identifíquese usted por su nombre. Identifique al residente por su nombre.**
   El residente tiene el derecho de conocer la identidad de su proveedor de cuidado. Dirigirse al residente por su nombre muestra respeto y establece la identificación correcta.

3. **Explique el procedimiento al residente. Hable de manera clara, lenta y directa. Mantenga contacto de cara a cara cuando sea posible.**
   Promueve el entendimiento y la independencia.

4. **Brinde privacidad al residente con cortinas, biombos o puertas.**
   Mantiene los derechos del residente de privacidad y dignidad.

5. **Antes de ambular, ponga el calzado anti-derrapante en el residente y abróchelo apropiadamente.**
   Promueve la seguridad del residente. Previene caídas.

6. **Ajuste la cama a una posición baja, de tal manera que los pies se encuentren planos sobre el piso. Ponga el freno en las llantas de la cama.**
   Evita lesiones y promueve la estabilidad

7. **Párese de frente al residente.**

8. **Sujete las extremidades inferiores del residente. Doble sus rodillas. Si el residente tiene una rodilla débil, sujétela frente a su rodilla.**
   Promueve la mecánica corporal apropiada. Reduce el riesgo de lesiones en la espalda.

9. *Con cinturón de traslado (para la marcha):* **Coloque el cinturón alrededor de la cintura del residente. Tome el cinturón mientras ayuda al residente a pararse.**

   Sin cinturón de traslado: **Coloque los brazos alrededor del torso del residente por debajo de las axilas, mientras que ayuda al residente a pararse.**

10. *Con cinturón de traslado:* **Camine ligeramente detrás y hacia un lado del residente durante la distancia completa, mientras que sostiene el cinturón de traslado (Fig. 9-3).**

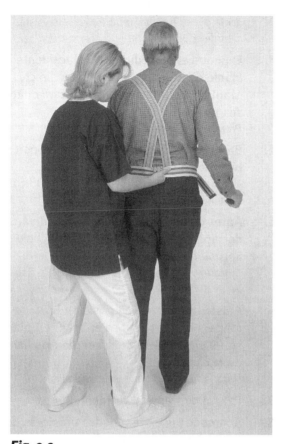

Fig. 9-3.

Sin cinturón de traslado: **Camine ligeramente detrás y hacia un lado del residente durante la distancia completa. Apoye la espalda del residente con su brazo.**

11. **Después de ambular, remueva el cinturón de traslado, si fue utilizado. Ayude al residente a colocarse en una posición cómoda y segura.**

12. **Regrese la cama a la posición apropiada. Remueva las medidas de privacidad.**

13. **Antes de salir de la habitación, coloque el botón de llamadas al alcance del residente.**
    Permite que el residente se comunique con el personal, cuando sea necesario.

14. **Lávese las manos.**
    Provee el control de infecciones.

15. **Reporte a la enfermera cualquier cambio en el residente.**
    Esto brinda información a la enfermera para evaluar al residente..

16. **Documente el procedimiento utilizando la guía de procedimientos de la institución.**
    Lo que usted escriba es un registro legal de lo que usted hizo. Si usted no lo documenta, legalmente no pasó.

👁 *Antes de ayudar a ambular, usted debe colocar calzado anti-derrapante en el residente. Reduce el riesgo de que el residente se resbale y/o se caiga.*

Los residentes que tienen problemas para caminar pueden utilizar bastones, andadores o muletas para ayudarse por sí mismos. Un bastón ayuda con el balance. Un bastón recto no está diseñado para soportar peso. Un bastón con base cuadrangular, que tienen cuatro patas con punta de plástico, está diseñado para soportar un poco de peso (Fig. 9-4). Los residentes que utilizan bastones deben ser capaces de soportar peso en ambas piernas. Si una pierna es más débil, el bastón debe mantenerse en la mano del lado fuerte.

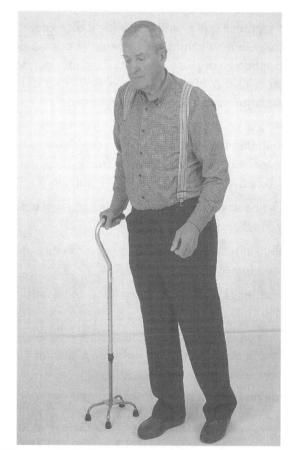

Fig. 9-4. Un bastón con base cuadrangular.

Un andador se utiliza cuando el residente puede soportar algo de peso con las piernas. El andador brinda estabilidad a los residentes que están inestables o que les falta balance. El marco metálico puede tener patas con punta de plástico y/o llantas.

Las muletas se utilizan para residentes que no pueden soportar peso o que pueden soportar un peso limitado en una pierna. Algunas personas utilizan una muleta, otras personas utilizan dos. Su rol es garantizar la seguridad. Manténgase cerca del residente y del lado débil. Asegúrese que las muletas se encuentren en buena condición. Deben estar fuertes y deben tener puntas de plástico en la parte inferior.

Cuando un residente utilice un andador o bastón, siga estos procedimientos; le ayudarán a mantener al residente seguro.

Guía de Procedimientos
Uso del bastón o andador

- Asegúrese que el residente traiga puesto zapatos anti-derrapantes.

- Asegúrese que el andador o bastón se encuentre en buena condición. Debe tener puntas de plástico en la parte inferior. El andador puede tener llantas; de ser así, revise las llantas del andador para garantizar la seguridad.

- Pida al residente que utilice ambas manos en el andador. El andador no debe estar demasiado extendido; debe ser colocado frente al residente a una distancia no mayor de 12 pulgadas.

- Las bolsas de mano o la ropa no pueden colgar del andador.

- Pida al residente que utilice el bastón en su lado fuerte.

- Manténgase cerca de la persona, en su lado débil.

- Si la altura del bastón o del andador no le queda bien al residente, informe a la enfermera o al fisioterapeuta.

Ayudar a un residente a ambular utilizando bastón, andador o muletas

Equipo: cinturón de traslado, zapatos anti-derrapantes para el residente, bastón, andador o muletas

1. **Lávese las manos.**
   Provee el control de infecciones.

2. **Identifíquese usted por su nombre. Identifique al residente por su nombre.**
   El residente tiene el derecho de conocer la identidad de su proveedor de cuidado. Dirigirse al resi-

dente por su nombre muestra respeto y establece la identificación correcta.

3. **Explique el procedimiento al residente. Hable de manera clara, lenta y directa. Mantenga contacto de cara a cara cuando sea posible.**
   Promueve el entendimiento y la independencia.

4. **Brinde privacidad al residente con cortinas, biombos o puertas.**
   Mantiene los derechos del residente de privacidad y dignidad.

5. **Antes de ambular, ponga el calzado anti-derrapante en el residente y abróchelo apropiadamente.**
   Promueve la seguridad del residente. Previene caídas.

6. **Ajuste la cama a una posición baja, de tal manera que los pies se encuentren planos sobre el piso. Ponga el freno en las llantas de la cama.**
   Evita lesiones y promueve la estabilidad.

7. **Párese de frente al residente.**

8. **Acomode las extremidades inferiores del residente. Doble sus rodillas. Si el residente tiene una rodilla débil, colóquela frente a su rodilla.**
   Promueve la mecánica corporal apropiada. Reduce el riesgo de lesiones en la espalda.

9. **Coloque el cinturón de traslado alrededor de la cintura del residente y tome el cinturón mientras ayuda al residente a pararse.**
   Promueve la seguridad del residente.

10. **Ayude como sea necesario con la ambulación.**

a. *Bastón.* El residente coloca el bastón a una distancia de 12 pulgadas frente a su pierna más fuerte. Después el residente mueve la pierna más débil a la misma altura del bastón. Luego mueve hacia el frente la pierna más fuerte colocándola ligeramente más adelante del bastón. Repita (Fig. 9-5).

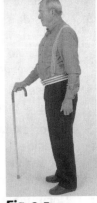

Fig. 9-5.

b. *Andador.* El residente levanta o empuja el andador colocándolo a unas 12 pulgadas frente a él. Las cuatro llantas o patas del andador deben estar en el piso antes de que el residente dé su paso hacia el andador, el cual no debe moverse otra vez hasta que el residente haya movido ambos pies hacia adelante y se encuentre estable (Fig. 9-6). El residente nunca debe colocar sus pies frente al andador.

Promueve estabilidad y evita caídas.

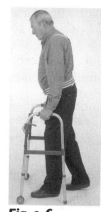

Fig. 9-6.

c. *Muletas.* El residente debe ser medido para determinar las muletas apropiadas y un fisioterapeuta o una enfermera debe enseñarle la manera correcta de usarlas. El residente puede usar las muletas de diferentes maneras. Depende en la debilidad que el residente tenga. Sin importar la manera en que sean usa-

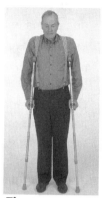

Fig. 9-7.

das, el peso debe estar en los brazos y manos del residente. El peso no debe estar en el área de las axilas (Fig. 9-7).

11. **Camine ligeramente atrás y hacia un lado del residente. Sostenga el cinturón de traslado si se utiliza.**
Esto brinda seguridad.

12. **Revise que el camino del residente no tenga obstáculos. Pida al residente que mire hacia al frente y no hacia sus pies.**
Promueve la seguridad del residente. Previene lesiones.

13. **Anime al residente a descansar si está cansado. Cuando un residente está cansado, aumenta la posibilidad de caídas. Permita que el residente establezca el ritmo. Platique sobre qué tan lejos planea llegar en base al plan de cuidado.**
Evita caídas.

14. **Después de ambular, remueva el cinturón de traslado. Ayude al residente a colocarse en una posición segura y cómoda.**

15. **Regrese la cama a la posición apropiada. Remueva las medidas de privacidad.**

16. **Antes de salir de la habitación, coloque el botón de llamadas al alcance del residente.**

Permite que el residente se comunique con el personal, cuando sea necesario.

17. **Lávese las manos**
Provee el control de infecciones.

18. **Reporte a la enfermera cualquier cambio en el residente.**
Esto brinda información a la enfermera para evaluar al residente.

19. **Documente el procedimiento utilizando la guía de procedimientos de la institución.**
Lo que usted escriba es un registro legal de lo que usted hizo. Si usted no lo documenta, legalmente no pasó.

👁 *Se espera que usted promueva la seguridad de los residentes en todos los procedimientos que usted practique.*

Unidad 4. Describir la manera de colocar a los residentes y de ayudar con los ejercicios del arco de movimiento (ROM)

Los residentes que pasan mucho tiempo en cama, con frecuencia, necesitan ayudar para colocarse en posiciones cómodas. También necesitan cambiar posiciones periódicamente. Esto ayuda a evitar rigidez muscular y ruptura de la piel o úlceras de presión.

Posicionar significa ayudar a los residentes a colocarse en posiciones que sean cómodas y saludables para ellos. Los residentes que no se pueden mover de la cama deben ser reposicionados cada dos horas. Documente la posición y la hora cada vez que se presente un cambio.

A continuación se presentan las cinco posiciones corporales básicas:

1. **Supina** o acostado boca arriba, sobre la espalda (Fig. 9-8)

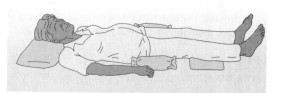

Fig. 9-8. Una persona en posición supina se encuentra acostada sobre su espalda.

2. **Lateral** o acostado sobre el costado (Fig. 9-9)

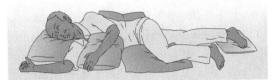

Fig. 9-9. Una persona en posición lateral se encuentra acostada sobre su costado.

3. **Prona** o acostado boca abajo, sobre el estómago (Fig. 9-10)

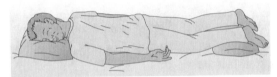

Fig. 9-10. Una persona en posición prona se encuentra acostada sobre su estómago.

4. **De Fowler** o parcialmente reclinado (Fig. 9-11)

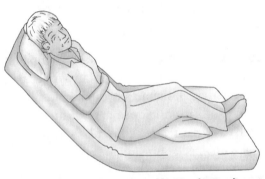

Fig. 9-11. Una persona en posición de Fowler se encuentra acostada, parcialmente reclinada.

5. **De Sims** o sobre su costado izquierdo con una pierna hacia arriba (Fig. 9-12)

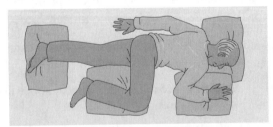

Fig. 9-12. Una persona en posición de Sims se encuentra acostada sobre su costado izquierdo con una pierna acomodada hacia arriba.

Los residentes que no se pueden mover de la cama necesitan tener una buena alineación corporal. Esto ayuda a la recuperación y evita lesiones en los músculos y articulaciones. Estos procedimientos ayudan a que los residentes mantengan una buena alineación y a tener un progreso cuando se puedan levantar de la cama.

Guía de Procedimientos
Alineación y posicionamiento

- Siga los principios de alineación. La alineación apropiada se basa en líneas rectas. La columna vertebral (espina dorsal) debe encontrarse en línea recta. Las almohadas o las sábanas enrolladas o dobladas pueden brindar apoyo en la espalda baja y puedan levantar las rodillas o la cabeza en la posición supina. También pueden brindar apoyo en la cabeza y una pierna en la posición lateral.

- Mantenga las partes del cuerpo en posiciones naturales. En una posición natural de la mano, los dedos se encuentran un poco flexionados. Utilice una toallita de tela enrollada, un vendaje de gasa o una pelota de plástico dentro de la palma de la mano para brindar apoyo a los dedos en esta posición (Fig. 9-13). Utilice armazones de cama para evitar que las cobijas toquen los pies en la posición supina. Los tableros para pies son tablas acolchonadas que se colocan frente a los pies del residente para mantenerlos flexionados (capítulo 5).

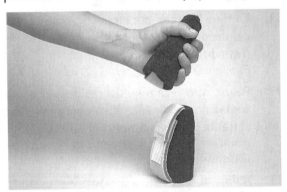

Fig. 9-13. Los rollos para manos evitan que los dedos sean flexionados fuertemente (reimpreso con permiso de "Briggs Corporation", 800-247-2343).

- Evite la rotación externa de la cadera. Cuando las piernas y la cadera se voltean hacia fuera mientras que la persona descansa en la cama, se pueden ocasionar contracturas en la cadera. Un rodillo para la cadera o una sábana o toalla enrollada y colocada a lo largo de la cadera y del muslo puede evitar que la pierna se voltee hacia afuera (ver la Fig. 9-8).

- Cambie las posiciones frecuentemente para evitar rigidez muscular y úlceras por presión.

Esto debe realizarse por lo menos cada dos horas. Las posiciones utilizadas dependerán de condición y preferencia del residente. Revise la piel del residente cada vez que usted lo vuelva a acomodar.

- Tenga suficientes almohadas disponibles para brindar apoyo en las diferentes posiciones.

- Utilice aparatos para posicionar (respaldos para espalda, armazones de cama, sábanas de arrastre, tableros para pies y rollos para manos). Las tablillas pueden ser prescritas por un doctor para mantener las articulaciones de un residente en la posición correcta (Fig. 9-14).

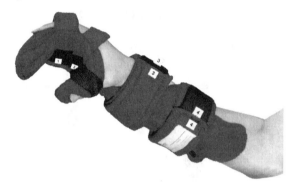

Fig. 9-14. Un tipo de tablilla. (Fotografía cortesía de "Lenjoy Medical Engineering -Comfy Splints™" 800-582-5332, www.comfysplints.com)

- Brinde masajes en la espalda como se indique para comodidad y relajación.

El ejercicio ayuda a que las personas recuperen la fortaleza y la movilidad. Ayuda a prevenir discapacidades. Las personas que se encuentran en cama por períodos largos son propensas a desarrollar contracturas. Una **contractura** es la rigidez permanente, y en ocasiones dolorosa, de articulaciones y músculos. Frecuentemente son causadas por la inmovilidad y pueden tener como resultado la pérdida de la habilidad.

Los ejercicios del **arco de movimiento (ROM por sus siglas en inglés)** ejercitan una articulación en todo su arco del movimiento. La meta de estos ejercicios es reducir o prevenir las contracturas, mejorar la fortaleza y aumentar la circulación. Los ejercicios pasivos del arco de movimiento (PROM por sus siglas en inglés) se utilizan cuando los residentes no se pueden mover por sí solos. Cuando ayude con los ejercicios PROM, brinde soporte en las articulaciones

del residente. Muévalas por todo el arco de movimiento. Los ejercicios activos del arco de movimiento (AROM por sus siglas en inglés) son realizados por el residente. Su rol en los ejercicios AROM es animar al residente a realizarlos. Los ejercicios activos asistidos del arco de movimiento (AAROM por sus siglas en inglés) son realizados por el residente con algo de ayuda y apoyo de su parte.

Usted no realizará los ejercicios ROM sin instrucciones de la doctora, de la enfermera o del fisioterapeuta. Siga el plan de cuidado. Usted repetirá cada ejercicio de tres a cinco veces, una o dos veces al día. Usted trabajará en ambos lados del cuerpo. Durante los ejercicios ROM, inicie desde la cabeza y trabaje hacia abajo del cuerpo. Ejercite las extremidades superiores (brazos) antes de ejercitar las extremidades inferiores (piernas). Brinde apoyo arriba y abajo de la articulación.

Detenga el movimiento si el residente reporta dolor. Informe al enfermero sobre el dolor. Estos ejercicios son específicos para cada parte del cuerpo e incluyen los siguientes movimientos (Fig. 9-15):

- **Abducción**: alejar una parte del cuerpo (mover hacia fuera)

- **Aducción**: acercar una parte del cuerpo (mover hacia adentro)

- **Dorsiflexión**: doblar hacia atrás

- **Rotación**: voltear una articulación

- **Extensión**: enderezar una parte del cuerpo

- **Flexión**: doblar una parte del cuerpo

- **Pronación**: voltear hacia abajo

- **Supinación**: voltear hacia arriba

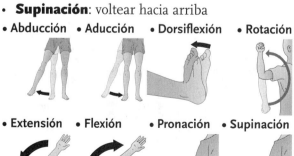

Fig. 9-15.

Ayudar con los ejercicios pasivos del arco de movimiento

1. **Lávese las manos.**
   Provee el control de infecciones.

2. **Identifíquese usted por su nombre. Identifique al residente por su nombre.**
   El residente tiene el derecho de conocer la identidad de su proveedor de cuidado. Dirigirse al residente por su nombre muestra respeto y establece la identificación correcta.

3. **Explique el procedimiento al residente. Hable de manera clara, lenta y directa. Mantenga contacto de cara a cara cuando sea posible.**
   Promueve el entendimiento y la independencia.

4. **Brinde privacidad al residente con cortinas, biombos o puertas.**
   Mantiene los derechos del residente de privacidad y dignidad.

5. **Ajuste la cama a un nivel seguro para trabajar, usualmente a la altura de la cintura. Ponga el freno en las llantas de la cama.**
   Previene que usted y el residente se lesionen.

6. **Acueste al residente en posición supina-sobre la espalda- en la cama. Acomode el cuerpo con una buena alineación.**
   Reduce la tensión en las articulaciones.

7. **Repita cada ejercicio al menos 3 veces.**

8. *Hombros.* **Brinde soporte en el brazo del residente en el codo y muñeca mientras realiza los ejercicios ROM para el hombro. Coloque una mano debajo del codo y la otra mano debajo de la muñeca. Levante el brazo extendido de la posición lateral hacia adelante por encima de la cabeza y regrese el brazo al lado del cuerpo (flexión/ extensión) (Fig. 9-16).**

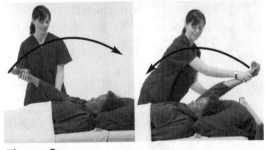

Fig. 9-16.

Levante el brazo a la posición lateral por encima de la cabeza y regrese al lado del

cuerpo (abducción/aducción) (Fig. 9-17).

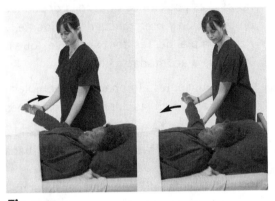

Fig. 9-17.

9. *Codo.* **Sostenga la muñeca con una mano. Sostenga el codo con la otra mano. Doble el codo de tal manera que la mano toque el hombro en el mismo lado (flexión). Enderece el brazo (extensión) (Fig. 9-18).**

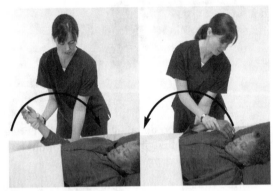

Fig. 9-18.

Ejercite el antebrazo moviéndolo de tal manera que la palma de la mano se encuentre hacia abajo (pronación) y luego hacia arriba (supinación) (Fig. 9-19).

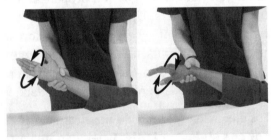

Fig. 9-19.

10. *Muñeca.* **Sostenga la muñeca con una mano. Utilice los dedos de la otra mano para ayudar a la articulación durante los movimientos. Doble la mano hacia abajo (flexión). Doble la mano hacia atrás (extensión) (Fig. 9-20).**

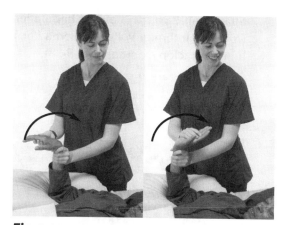

Fig. 9-20.

Voltee la mano hacia la dirección del dedo pulgar (flexión radial). Después voltee la mano hacia la dirección del dedo meñique (flexión cubital) (Fig. 9-21).

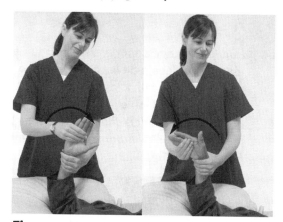

Fig. 9-21.

11. *Dedo pulgar*. Mueva el dedo pulgar alejándose del dedo índice (abducción). Mueva el dedo pulgar de regreso al lado del dedo índice (aducción) (Fig. 9-22).

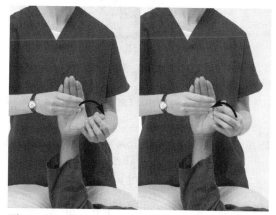

Fig. 9-22.

Toque cada yema de los dedos con el dedo pulgar (oposición) (Fig. 9-23).

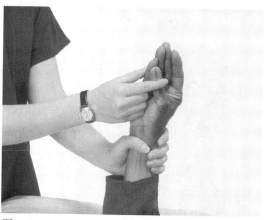

Fig. 9-23.

Doble el dedo pulgar hacia adentro de la palma de la mano (flexión) y hacia afuera (extensión) (Fig. 9-24).

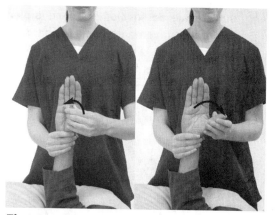

Fig. 9-24.

12. *Dedos*. Doble los dedos de la mano para hacer un puño (flexión). Suavemente enderece los dedos hacia afuera, soltando el puño (extensión) (Fig. 9-25).

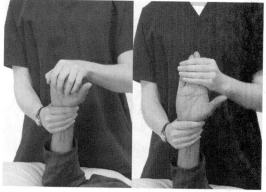

Fig. 9-25.

9

Servicios de Rehabilitación y Restauración

Extienda los dedos de la mano y el pulgar de tal manera que queden lejos uno del otro (abducción). Junte los dedos de nuevo (abducción) (Fig. 9-26).

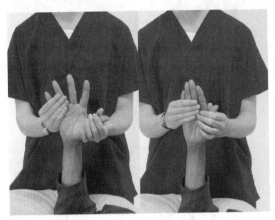

Fig. 9-26.

13. *Cadera*. Brinde protección en la pierna colocando una mano debajo de la rodilla y la otra debajo del tobillo. Enderece la pierna y levántela suavemente hacia arriba. Aleje esta pierna de la otra pierna (abducción). Mueva esta pierna hacia la otra pierna (aducción) (Fig. 9-27).

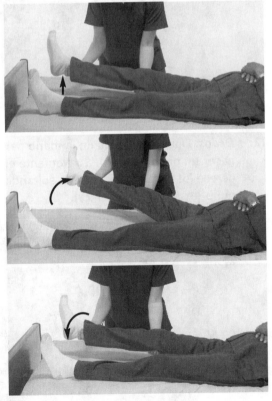

Fig. 9-27.

Suavemente voltee la pierna hacia adentro (rotación interna). Voltee la pierna hacia fuera (rotación externa) (Fig. 9-28).

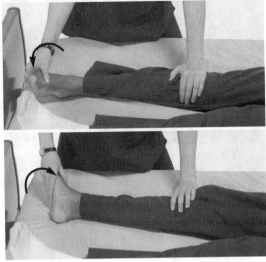

Fig. 9-28.

14. *Rodillas*. Brinde soporte en la pierna del residente por debajo de la rodilla y tobillo mientras que realiza los ejercicios ROM para la rodilla. Doble la rodilla hasta el punto de resistencia (flexión). Regrese la pierna a la posición normal del residente (extensión) (Fig. 9-29).

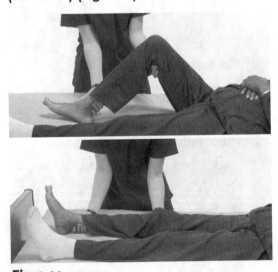

Fig. 9-29.

15. *Tobillos*. Apoye el pie y el tobillo cerca de la cama mientras realiza los ejercicios ROM para el tobillo. Empuje/ jale el pie hacia la cabeza (dorsiflexión). Empuje/ jale el pie hacia abajo, con los dedos apuntando hacia abajo (flexión plantar) (Fig. 9-30).

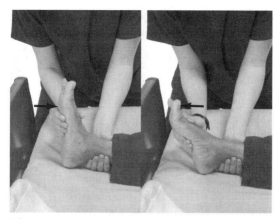

Fig. 9-30.

Voltee la parte interna del pie hacia adentro del cuerpo (supinación). Doble la planta del pie alejándose del cuerpo (pronación) (Fig. 9-31).

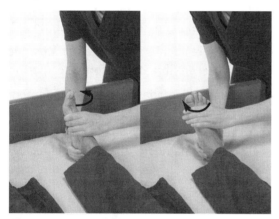

Fig. 9-31.

16. *Dedos de los pies.* Flexione y enderece los dedos de los pies (flexión y extensión) (Fig. 9-32).

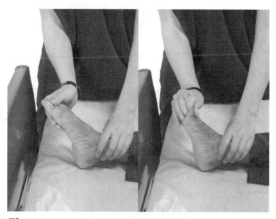

Fig. 9-32.

Suavemente separe los dedos de los pies (abducción) (Fig. 9-33).

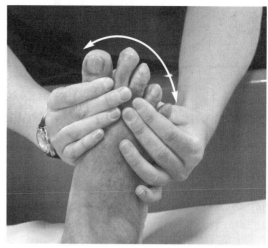

Fig. 9-33.

17. **Mientras que brinda protección a las extremidades, mueva todas las articulaciones suave, lenta y ligeramente por todo el arco del movimiento hasta el punto de resistencia. Detenga los ejercicios si se presenta dolor.**
   Los movimientos rápidos pueden causar lesiones. El dolor es un signo de advertencia para las lesiones.

18. **Regrese la cama a la posición apropiada. Remueva las medidas de privacidad.**
   Promueve la seguridad del residente.

19. **Antes de salir de la habitación, coloque el botón de llamadas al alcance del residente.**
   Permite que el residente se comunique con el personal, cuando sea necesario.

20. **Lávese las manos.**
   Provee el control de infecciones.

21. **Reporte a la enfermera cualquier cambio en el residente.**
   Esto brinda información a la enfermera para evaluar al residente.

22. **Documente el procedimiento utilizando la guía de procedimientos de la institución.**
   Lo que usted escriba es un registro legal de lo que usted hizo. Si usted no lo documenta, legalmente no pasó.

👁 *Cuando tome el examen para su certificación, puede ser que no incluya la parte de los ejercicios ROM para todo el cuerpo. Usted podrá ser examinado sobre partes específicas. No obstante, es importante recordar que durante los ejercicios ROM, usted debe brindar protección a las extremidades en todo momento. Mueva las articula-*

ciones lenta y suavemente. Siempre deténgase si se presenta dolor. El dolor es un signo de advertencia de lesiones.

Unidad 5. Guía de procedimientos para ayudar a reobtener control del intestino y la vejiga

Las lesiones, las enfermedades o la inactividad pueden causar la pérdida de la función normal del intestino y de la vejiga. Los residentes pueden necesitar ayuda para volver a establecer la rutina regular del baño. Los problemas con la eliminación pueden ser vergonzosos o difíciles de platicar. Sea comprensivo.

Los residentes pueden tener incontinencia. La **incontinencia** es la incapacidad de controlar los intestinos o la vejiga (Fig. 9-34). Siempre sea profesional cuando maneje casos de incontinencia o cuando ayude a reestablecer las rutinas. Nunca muestre enojo o frustración hacia los residentes que son incontinentes. El problema está fuera de su control. Sea positivo y nunca llame al tapete o al calzoncillo para incontinencia o "pañal". Los residentes no son niños y esto es irrespetuoso.

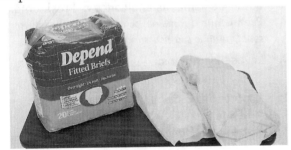

Fig. 9-34. Un tipo de tapete para incontinencia.

Guía de Procedimientos
Reentrenamiento del intestino o la vejiga

- Siga las precauciones estándares. Utilice guantes cuando maneje los desechos corporales.

- Explique el horario del entrenamiento al residente. Siga el horario cuidadosamente.

- Lleve un registro de los hábitos del intestino y de la vejiga del residente. Cuando usted vea un patrón de eliminación, usted podrá predecir cuándo necesitará el residente un cómodo o ir al baño.

- Ofrezca un cómodo o un viaje al baño antes de iniciar procedimientos largos (Fig. 9-35).

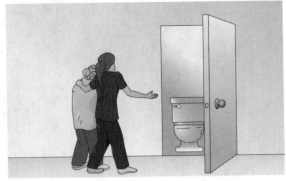

Fig. 9-35. Ofrezca visitas regulares al baño.

- Aliente a los residentes a tomar suficientes líquidos, incluso si la incontinencia urinaria es un problema. Alrededor de 30 minutos después de haber ingerido los líquidos, ofrezca una visita al baño, un cómodo o urinal.

- Anime al residente a ingerir alimentos que sean altos en fibra, tanto como sea permitido.

- Atienda las llamadas de ayuda rápidamente. Los residentes no pueden esperar mucho cuando tienen la necesidad de ir al baño. Deje el botón de llamadas al alcance del residente (Fig. 9-36).

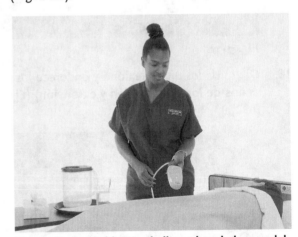

Fig. 9-36. Deje el botón de llamadas al alcance del residente. Atienda las llamadas de ayuda rápidamente.

- Brinde privacidad para la eliminación -tanto en la cama como en el baño.

- Si el residente tiene problemas para orinar, haga la prueba abriendo la llave del agua del lavabo. Pídale que se incline ligeramente hacia el frente. Esto pone presión en la vejiga.

- No apure al residente.

- Ayude a los residentes con un buen cuidado perineal. Esto evita problemas con la piel y promueve la higiene apropiada. Observe cuidadosamente los cambios en la piel.

- Deseche los desperdicios siguiendo las reglas de la institución.

- Deseche los protectores de la ropa y la ropa interior para incontinencias de manera apropiada. Algunas instituciones requieren colocar doble bolsa en estos materiales. Esto detiene la acumulación de olores.

- Algunas instituciones utilizan tapetes de cama o ropa interior de tela que son lavables. Siga las precauciones estándares cuando los enjuague antes de colocarlos en la lavandería.

- Lleve un registro exacto de la orina y de la defecación, incluyendo los episodios de incontinencia.

- Felicite los éxitos, o intentos, de controlar el intestino y la vejiga.

Cuando el residente es incontinente o no puede hacer del baño cuando se le pide, sea positivo. Nunca haga sentir al residente que es un fracasado. Las felicitaciones y el ánimo son esenciales para tener un programa exitoso. Algunos residentes siempre serán incontinentes. Tenga paciencia y ofrezca a estas personas cuidado y atención adicional. Los problemas con la piel pueden tener como resultado úlceras de presión si no reciben el cuidado apropiado. Siempre reporte los cambios en la piel.

RA *Sea profesional cuando maneje la incontinencia. Es suficientemente difícil para los residentes el manejar la incontinencia como para tener que preocuparse por las reacciones que usted tenga. Mostrar frustración o enojo es un comportamiento abusivo. Las reacciones negativas únicamente empeoran el problema. Tenga paciencia cuando se presenten recaídas.*

Unidad 6. Describir el cuidado y el uso de aparatos prostéticos

Amputación es la extracción de alguna parte o de toda la extremidad de una parte del cuerpo;

usualmente es un pie, mano, brazo o pierna. La amputación puede ser el resultado de una lesión o enfermedad. Después de la amputación, algunas personas sienten que la extremidad continua estando ahí. Pueden sentir dolor en la parte que ha sido amputada. A esto se le conoce como **sensación fantasma** y puede durar poco tiempo o varios años. El dolor o la sensación es causada por las terminaciones de los nervios. Es real y no debe ser ignorado, ni ser motivo de burla.

Una **prótesis** es una parte artificial del cuerpo. Reemplaza la parte del cuerpo que faltaba, como un ojo, brazo, mano, pie o pierna. La prótesis será diseñada conforme a las necesidades del residente (Fig. 9-37). Cuando una parte del cuerpo ha sido amputada, las actividades diarias pueden ser limitadas. Un residente necesitará cuidado especial para ayudar a que se ajuste a estos cambios. Cuando la condición es nueva y una prótesis ha sido ordenada, un terapeuta ocupacional o físico puede trabajar con el residente.

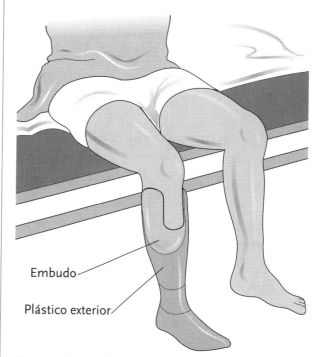

Embudo

Plástico exterior

Fig. 9-37. Las prótesis son piezas de equipo muy costosas y adaptadas para las necesidades individuales.

Usted ayudará al residente a realizar las ADL y a de ambular. Usted debe saber cómo cuidar la extremidad y cómo utilizar una prótesis. Las prótesis son costosas. Tiene que cuidarlas mucho.

Guía de Procedimientos
Amputación y cuidado de la prótesis

- Los residentes que han sufrido una amputación de una parte del cuerpo deben realizar muchos ajustes ocupacionales, sociales, psicológicos y físicos para su discapacidad. Brinde mucho apoyo.

- Ayude a los residentes con las ADL.

- Siga el plan de cuidado para cuidar las prótesis y la extremidad.

- Un enfermero o un terapeuta demostrarán la aplicación de la prótesis. Siga las instrucciones para aplicar y remover la prótesis. Siga las instrucciones del fabricante.

- Mantenga secas y limpias tanto la prótesis como la piel debajo de la prótesis.

- De ser ordenado, coloque un calcetín de muñón (para la zona de la amputación) antes de poner la prótesis.

- Observe la piel en el muñón. Revise si presenta signos de problemas con la piel causados por presión y abrasión. Reporte cualquier enrojecimiento o áreas abiertas.

- Revise con la enfermera antes de realizar ejercicios para ver si es necesario tomar medicamento.

- La sensación fantasma es un dolor verdadero y debe ser tratado de esa manera.

- Nunca trate de arreglar una prótesis. Reporte cualquier problema con la enfermera.

- No muestre sentimientos negativos sobre el muñón durante el cuidado.

- Si el residente tiene un ojo artificial, revise el plan de cuidado con el enfermero. Algunos ojos artificiales estarán quirúrgicamente implantados en el ojo y no serán removidos para limpieza. Otros son removidos para limpieza. Otros son removidos para limpieza y almacenamiento. Los ojos artificiales están hechos de vidrio o plástico. Deben ser manejados con mucho cuidado. Nunca limpie o moje el ojo en alcohol, ya que romperá el plástico y lo destruirá. Si la prótesis debe ser removida, almacénela en agua o solución salina. El residente usualmente será entrenado sobre la manera de remover, limpiar y colocar el ojo. Conozca cualquier instrucción especial para ayudar al residente con el cuidado.

- Nuevamente, tenga cuidado cuando maneje una prótesis, ya que son muy costosas (una pierna artificial puede costar entre $10,000 y $20,000 dólares).

diez
El Cuidado de Uno Mismo

Unidad 1. Describir la manera de encontrar un trabajo

Si usted está en la escuela, puede ser que usted empiece a buscar trabajo muy pronto. Para encontrar un trabajo, usted primero debe encontrar posibles empleadores. Después, necesita contactarlos para preguntar sobre las oportunidades de trabajo que tienen. Para encontrar a los empleadores, use el periódico, el directorio telefónico, el Internet o sus contactos personales (Fig. 10-1). Pregunte a su instructor sobre los posibles empleadores. Algunas escuelas mantienen una lista de posibles empleadores.

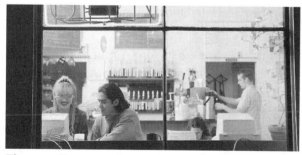

Fig. 10-1. Buscar en Internet es una buena manera de buscar trabajo.

Una vez que usted ha realizado una buena lista de posibles empleadores, usted necesita contactarlos. Llamar por teléfono primero es una buena manera de saber qué puestos se encuentran disponibles y la manera de aplicar.

Cuando haga una cita, pregunte qué información debe llevar con usted. Asegúrese que usted la lleve consigo cuando vaya a la cita. Algunos de los documentos que puede necesitar presentar a un posible empleador son:

- Identificación: licencia para manejar, tarjeta de seguro social, acta de nacimiento, pasaporte u otra forma oficial de identificación.

- Prueba de su estatus legal en este país y prueba de que usted puede trabajar legalmente, incluso si usted es un ciudadano estadounidense por nacimiento. Los empleadores deben tener archivos que muestren que los empleados tienen permiso legal para trabajar en este país. No se moleste por este requisito.

- El diploma de la preparatoria o su equivalente, kárdex escolar (lista de materias cursadas y calificaciones) o el certificado de su curso de entrenamiento como asistente de enfermería. Es buena idea también llevar el nombre de su instructor y su número telefónico.

- Las referencias son personas a las que se les pueden llamar para que lo recomienden a usted como empleado. Pueden incluir empleadores anteriores, maestros anteriores o su ministro. No utilice parientes o amigos. Usted puede pedirles con anterioridad que le escriban cartas de recomendación para usted dirigidas "A quien corresponda", explicando cómo lo conocen a usted y describiendo sus habilidades, cualidades y hábitos. Lleve copias de las cartas con usted.

En una hoja de papel, escriba la información general que usted necesitará para llenar una solicitud (aplicación) y llévela con usted. Esto le ayudará a ahorrar tiempo y evitar errores.

Incluya la siguiente información general:

- su dirección y número de teléfono
- su fecha de nacimiento
- su número de seguro social
- el nombre y la dirección de la escuela o el programa donde usted recibió entrenamiento y la fecha en la que lo terminó, así como los números de certificación y la fecha de vencimiento de su tarjeta de certificación como asistente de enfermería, si usted tiene una
- los nombres, puestos, direcciones y números telefónicos de sus empleadores anteriores y las fechas en las que usted trabajó ahí
- la información del sueldo de sus trabajos anteriores
- la razón por la que usted dejó sus trabajos anteriores
- los nombres, direcciones y números telefónicos de sus referencias
- los días y horas en las que usted puede trabajar (las instituciones usualmente tienen horarios de trabajo en el día, en la noche y en fines de semana)
- un escrito breve sobre la razón por la cual usted está cambiando trabajos o la razón por la que usted quiere trabajar como asistente de enfermería

Llene la solicitud con cuidado y de manera ordenada (Fig. 10-2). Nunca mienta. Antes de que escriba cualquier cosa, lea toda la aplicación detenidamente. Si usted no entiende lo que le están preguntando, pregunte antes de llenar ese espacio. No deje ningún espacio en blanco. Usted puede escribir las siglas N/A (no aplica) si la pregunta no aplica para usted.

Por ley, su empleador debe realizar una revisión de antecedentes criminales. Se le podrá pedir que firme una forma de autorización para hacer esto, no lo tome de manera personal. Es una ley con el propósito de proteger a los residentes.

Use estos consejos para hacer una buena impresión en la entrevista de trabajo:

- Vístase de manera limpia y apropiada.
- Tome un baño o una ducha. Use desodorante.

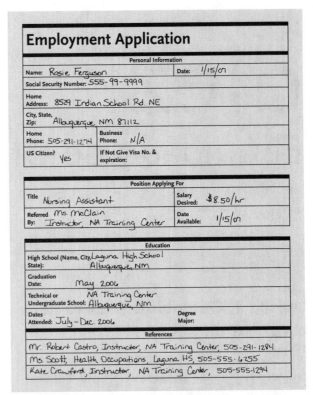

Fig. 10-2. Un ejemplo de una solicitud de empleo (aplicación).

- Lave sus manos. Limpie y lime sus uñas. Las uñas deben tener un tamaño mediano o ser más cortas.
- Los hombres deben rasurarse antes de la entrevista.
- Lávese los dientes.
- No fumar. Usted olerá a cigarro durante la entrevista.
- No use perfume o loción. A muchas personas no les gustan las frangancias o son alérgicas a ellas.
- No use maquillaje ni joyería o sólo algo sencillo.
- Peine su cabello con un estilo sencillo.
- Póngase un vestido, una falda o unos pantalones bonitos. Asegúrese que su ropa no esté arrugada. El largo de una falda o un vestido no debe estar por arriba de la rodilla. No se ponga pantalones de mezclilla o pantalones cortos (shorts).
- Asegúrese que sus zapatos estén boleados. No use calzado deportivo (tenis) ni sandalias abiertas.
- Llegue de 10 a 15 minutos antes de la cita.

- Preséntese, sonría y salude de mano (Fig. 10-3). Su saludo de mano debe ser firme y con seguridad.

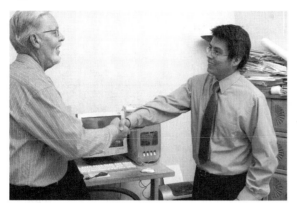

Fig. 10-3. **Cuando llegue a la entrevista de trabajo, sonría y salude de mano con seguridad en usted mismo.**

- Responda completa y claramente a todas las preguntas.

- Haga contacto visual para demostrar su sinceridad (Fig. 10-4).

- Evite utilizar expresiones coloquiales o modismos (slang).

- Nunca coma, tome líquidos, mastique chicle o fume durante una entrevista.

- Siéntese o párese derecho. Muéstrese contento de estar ahí.

- No lleve amigos o niños con usted.

- Relájese, usted ha trabajado mucho para llegar hasta aquí. ¡Tenga confianza en usted mismo!

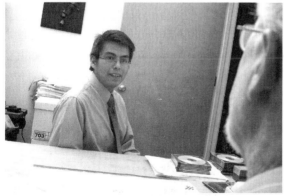

Fig. 10-4. **Sea amable y haga contacto visual durante la entrevista.**

Sea positivo al responder las preguntas. Enfatice lo que a usted le gusta o lo que usted considera que disfruta sobre ser un asistente de enfermería. No se queje sobre sus trabajos anteriores. Deje en claro que usted es una persona muy trabajadora y que está dispuesta a trabajar con todos los tipos de residentes.

Usualmente, los entrevistadores le preguntarán si usted tiene alguna pregunta. Tenga algunas preguntas preparadas y escríbalas para que no olvide las cosas que usted realmente quiera saber. Las preguntas que usted podría querer hacer incluyen:

- ¿Qué horas trabajaría?

- ¿Qué beneficios incluye el trabajo? ¿Se cuenta con seguro médico disponible? ¿Pagan días de incapacidad (por enfermedad) o días festivos?

- ¿Qué tipo de orientación o entrenamiento se brindará?

- ¿Estará mi supervisor disponible cuando lo necesite?

- ¿Qué tan pronto realizará usted una decisión sobre el puesto?

Más adelante en la entrevista, usted querrá preguntar sobre el salario o sueldo, si todavía no se ha mencionado cuál sería. Escuche con cuidado a las respuestas que usted reciba. Tome notas de ser necesario. Probablemente le dirán cuándo lo podría contactar el empleador. No espere que le ofrezcan el trabajo durante la entrevista. Cuando la entrevista haya terminado, párese y vuelva a saludar de manos. Agradezca al empleador por la entrevista que le brindó.

Envíe una carta de agradecimiento después de cada entrevista de trabajo. Esto establece su interés continuo en el puesto. Si usted no ha recibido noticias del empleador durante el tiempo que se mencionó en la entrevista, llame y pregunte si el puesto ya fue ocupado.

Unidad 2. Describir maneras de ser un gran empleado

Manejar las críticas es difícil para la mayoría de las personas. Ser capaz de aceptar y aprender de las críticas es importante en todas las relaciones, incluyendo el empleo. Periódicamente, usted recibirá evaluaciones de su empleador. Estas evaluaciones contienen ideas para ayudarle a mejorar su desempeño en el trabajo. Aquí presentamos algunos consejos para manejar las críticas y utilizarlas para su beneficio:

- Escuche el mensaje que le están dando. No se moleste tanto porque no podrá entender el mensaje.

- Las críticas hostiles y las críticas constructivas no son lo mismo. Las críticas hostiles son enfurecidas y negativas. Algunos ejemplos son: "¡Usted es un inútil!" o "Usted es floja y lenta". Su empleador o su supervisor no deben brindar críticas hostiles. Usted puede escucharlas de parte de los residentes, familiares u otras personas. La mejor respuesta a esto es decirles algo como: "Siento mucho que usted esté tan decepcionado" y nada más. Brinde a la persona una oportunidad para tranquilizarse antes de tratar de discutir los comentarios que ellos tienen.

- Su empleador, supervisor y las demás personas pueden brindar críticas constructivas. Este tipo de críticas tienen el objetivo de ayudar a mejorar. Algunos ejemplos son: "Usted realmente necesita ser más preciso al documentar en el expediente" o "Usted está llegando tarde con mucha frecuencia. Tiene que esforzarse más para llegar a tiempo". Escuchar las críticas constructivas y tomar acciones al respecto le pueden ayudar a usted a tener más éxito en su trabajo. Ponga atención a este tipo de críticas (Fig. 10-5).

- Si usted no está seguro de la manera de evitar que vuelva a pasar un error que ha cometido, siempre pida sugerencias. Evitar los errores le ayudará a mejorar su desempeño.

- Discúlpese y continúe con su trabajo. Si usted ha realizado algún error, discúlpese de ser necesario con su supervisor, con un residente o con otras personas. Aprenda del incidente y déjelo atrás. No piense en eso demasiado ni tenga resentimiento o rencor. Responder de manera profesional a las críticas es importante para ser exitoso en cualquier trabajo.

Las evaluaciones también incluirán conocimiento general, solución de conflictos y trabajo en equipo. La flexibilidad, la amabilidad,

la confiabilidad y el servicio al cliente son otras cosas que son consideradas. Las evaluaciones usualmente son la base para los aumentos de salario. Una buena evaluación le puede ayudar a progresar dentro de la institución. Estar abierto a las críticas y sugerencias para mejorar le ayudará a ser más exitoso.

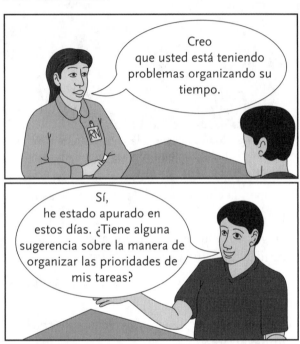

Fig. 10-5. Pida sugerencias cuando reciba críticas constructivas.

Si usted decide cambiar trabajos, sea responsable. Siempre brinde a su empleador una notificación por escrito de que dejará su trabajo con al menos dos semanas de anticipación. De lo contrario, la institución se puede quedar sin suficiente personal. Tanto los residentes como los demás empleados sufrirán con su partida. Los empleadores futuros pueden llamar a los supervisores anteriores. Las personas que cambian trabajos con mucha frecuencia o que no brindan notificación antes de dejar el trabajo tienen menos probabilidades de ser contratadas.

Unidad 3. Revisar la guía de procedimientos de cómo comportarse profesionalmente en el trabajo

¡Sea profesional en su trabajo nuevo! Esto le ayudará a mantener su trabajo. También lo le ayudará a ganarse el respeto de los residentes y compañeros de trabajo. Recuerde lo siguiente:

- Sea responsable; siempre llame si usted no puede presentarse a trabajar en el horario de trabajo establecido.

- Preséntese a tiempo en su horario de trabajo.

- Tenga buen aseo personal y vístase limpia y ordenadamente (Fig. 10-6).

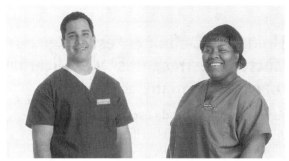

Fig. 10-6. Estar limpio y bien aseado es una parte importante de ser asistente de enfermería.

- Mantenga una actitud positiva.

- Siga las reglas y los procedimientos.

- Documente y reporte con cuidado y correctamente.

- Realice preguntas cuando no sepa o entienda algo.

- Comuníquese con los residentes y con los integrantes del equipo de cuidado.

- Reporte cualquier cosa que no le permita terminar sus actividades.

- Ofrezca sugerencias positivas para mejorar el cuidado.

Unidad 4. Identificar la guía de procedimientos para mantener la certificación y explicar el registro estatal

Para cumplir con los requerimientos de la ley de OBRA, varias organizaciones, incluyendo el Consejo Nacional de la Mesa Estatal de Enfermería crearon programas de evaluación de aptitudes. Estos programas son una guía para cada estado del país para desarrollar programas de evaluación de NA. OBRA requiere que las NA cumplan con al menos 75 horas de entrenamiento antes de ser empleadas. Muchos requisitos en otros estados exceden las 75 horas.

Después de cumplir con las horas de capacitación requeridas por el estado, las NA pueden tomar el examen para dicho estado. Una cuota puede ser cobrada. Una vez que una asistente de enfermería ha pasado tanto el examen escrito como el examen de aptitudes prácticas, se envía una certificación por correo. Cada estado del país tiene diferentes requisitos para mantener la certificación. Infórmese sobre los requisitos de su estado. Sígalos exactamente como se indica o no podrá continuar trabajando. Pregunte a su instructor o empleador cuáles son los requisitos de su estado. Infórmese cuánto tiempo puede estar un asistente de enfermería sin trabajar sin perder su certificación.

Su empleador puede requerir que usted presente una prueba de renovación de su certificación cada vez que se venza o expire. No permita que su certificación expire. Responda inmediatamente a la requisición de su estado para renovarla; tal vez tendrá que pagar una cuota para la renovación.

En los Estados Unidos, cada estado mantiene un registro de los asistentes de enfermería certificados (CNA por sus siglas en inglés). Este registro mantiene información sobre cada asistente de enfermería que trabaja en ese estado. La información que se mantiene en este registro incluye:

- el nombre completo del asistente de enfermería y cualquier otro nombre que la persona haya utilizado

- la dirección y otra información de la asistente de enfermería, como la fecha de nacimiento y el número de seguro social

- la fecha en la que una asistente de enfermería fue colocada en el registro y los resultados de su examen estatal

- la fecha vencimiento de los certificados del asistente de enfermería

- información sobre investigaciones y audiencias relacionadas con abuso, negligencia o robo, lo cual forma parte permanente del expediente del asistente de enfermería

Los NA pueden pedir que se agregue una declaración escrita al archivo, que incluya información explicando los eventos en las propias palabras del asistente. Los NA tienen el derecho de corregir cualquier error en el expediente de registro.

Unidad 5. Describir la educación continua para las asistentes de enfermería

El gobierno federal requiere que las asistentes de enfermería tengan 12 horas de educación continua cada año. Algunos estados del país pueden requerir más. Los cursos de educación continua en el servicio ayudan a mantener sus conocimientos y habilidades frescas. Las clases también brindan información nueva sobre condiciones, retos en el trabajo con residentes o cambios en los lineamientos. Su institución debe brindar y documentar esta educación continua. En algunas ocasiones se le llama entrenamiento en el trabajo.

Su empleador es responsable de ofrecer los cursos en el trabajo. Usted es responsable de asistir y realizarlos de manera exitosa. Es su responsabilidad cumplir con los requisitos de la educación:

- Inscríbase al curso e infórmese dónde se ofrecerá.

- Asista a todas las sesiones de la clase.

- Ponga atención y cumpla con todos los requisitos de la clase.

- Obtenga lo mejor de su programa de entrenamiento. ¡Participe! (Fig. 10-7)

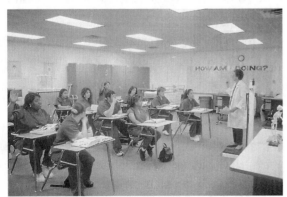

Fig. 10-7. Ponga atención y participe durante los entrenamientos en el trabajo.

- Mantenga las copias originales de todos los certificados y registros de su asistencia exitosa

para que pueda comprobar que tomó las clases.

📋 *La encuesta anual incluye una revisión de los expedientes de los empleados para asegurar que todos los requisitos, tanto estatales como federales, de educación, capacitación, certificación y que las regulaciones de salud de los empleados, sean cumplidas.*

Unidad 6. Definir el "estrés" y los "factores estresantes" y explicar las maneras de manejar el estrés

Estrés es el estado de estar asustado, emocionado, confundido, irritado o en peligro. Podemos pensar que sólo las cosas malas causan estrés. Sin embargo, las situaciones positivas también lo causan; por ejemplo, casarse o tener un bebé son situaciones positivas; pero las dos situaciones pueden traer un estrés enorme por los cambios que traen en nuestras vidas.

Usted podrá sentirse muy emocionado cuando consiga un trabajo nuevo como asistente de enfermería. Comenzar a trabajar también puede causar estrés. Usted puede sentir miedo de cometer errores, puede sentirse emocionado por ganar dinero o por ayudar a las personas o puede incluso sentirse confundido sobre sus tareas nuevas. Aprender la manera de reconocer el estrés y sus causas es de mucha ayuda. Después usted podrá dominar algunos métodos sencillos para relajarse y aprender a manejar el estrés.

Un **factor estresante** es algo que causa estrés. Cualquier cosa puede ser un factor estresante; algunos ejemplos son:

- divorcio

- matrimonio

- un bebé nuevo

- hijos que dejan el hogar

- sentirse que no se está preparado para una tarea

- iniciar un trabajo nuevo

- nuevas responsabilidades en el trabajo

- perder un trabajo

- problemas en el trabajo
- supervisores
- compañeros de trabajo
- residentes
- enfermedades
- finanzas

El estrés no es sólo una respuesta emocional, sino también es una respuesta física. Cuando tenemos estrés, se presentan cambios en nuestro cuerpo. El sistema endocrino puede producir más de la hormona adrenalina. Esto puede aumentar la respuesta del sistema nervioso, el ritmo del corazón y de la respiración y la presión sanguínea. Ésta es la razón por la cual, en situaciones estresantes, su corazón late más rápido, usted respira fuerte y se siente acalorado o transpira.

Cada uno de nosotros tiene un nivel diferente de tolerancia para el estrés. Lo que una persona consideraría agobiante, puede ser que a otra persona no le moleste. Su tolerancia del estrés depende en su personalidad, experiencias de vida y salud física.

Guía de Procedimientos
Manejar el estrés

- Desarrollar hábitos alimenticios saludables, ejercicio y un estilo de vida sano.
- Comer alimentos nutritivos.
- Realizar ejercicio de manera regular (Fig. 10-8).

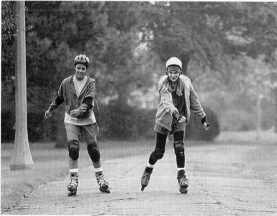

Fig. 10-8. Realizar ejercicios con regularidad es una manera saludable de reducir el estrés.

- Dormir lo suficiente.
- Ingerir bebidas alcohólicas sólo con moderación.
- No fumar.
- Encontrar el tiempo, al menos dos veces por semana, para hacer cosas relajantes como caminar, leer un libro o coser.

El no manejar el estrés puede causar muchos problemas. Algunos de estos problemas afectarán la manera en que usted hace su trabajo. Los signos de que no está manejando el estrés son:

- estar molesto o abusar de los residentes
- discutir con su supervisor sobre tareas
- tener malas relaciones con sus compañeros de trabajo y residentes
- quejarse sobre su trabajo y sus responsabilidades
- sentirse consumido en el trabajo
- sentirse cansado cuando ha descansado
- problemas para enfocarse en los residentes y los procedimientos

RA *Usted nunca puede golpear a un residente* **por ningun motivo.** *Si usted se siente fuera de control, busque ayuda, consejos o al menos ponga distancia entre usted y la situación.*

El estrés puede parecer agobiante cuando trata de manejarlo por usted mismo. En ocasiones, con tan sólo hablar sobre el estrés o los factores que lo causan puede ayudarlo a manejarlo mejor. Algunas veces otras personas pueden brindar sugerencias útiles. Usted puede pensar maneras nuevas de manejar el estrés mientras habla al respecto. Pida ayuda a una o varias de las personas que se mencionan a continuación para manejar el estrés:

- su supervisor u otro integrante del equipo de cuidado para estrés relacionado con el trabajo
- su familia
- sus amigos
- su iglesia, sinagoga, mezquita o templo
- su doctor

- un agencia local de salud mental
- cualquier línea telefónica gratis que brinde ayuda para problemas similares o relacionados (revise en un directorio local de la sección amarilla)

No es apropiado hablar con los residentes o sus familiares sobre su estrés personal o el estrés relacionado con el trabajo.

Una de las mejores maneras de manejar el estrés en su vida es desarrollar un plan. El plan puede incluir cosas bonitas que realizará para usted todos los días y cosas que deba hacer en situaciones estresantes. Cuando usted piense sobre un plan, primero necesita responder las siguientes preguntas:

- ¿Cuáles son las razones del estrés en mi vida?
- ¿Cuándo me siento estresado con más frecuencia?
- ¿Qué efectos del estrés veo en mi vida?
- ¿Qué puedo cambiar para reducir el estrés que siento?
- ¿Qué cosas tengo que aprender para poder luchar contra eso porque no lo puedo cambiar?

Cuando usted hay respondido estas preguntas, usted tendrá una idea más clara de los retos que enfrenta. Entonces usted puede definir estrategias para manejar estrés.

Algunas veces un ejercicio de relajación puede ayudar a sentirse renovado y relajado en corto tiempo. A continuación se presenta un ejercicio sencillo de relajación. Haga la prueba y vea si le ayuda a sentirse más relajado.

Recorriendo el cuerpo

1. Cierre sus ojos.
2. Ponga atención a su postura y respiración.
3. Asegúrese que se sienta cómodo.
4. Inicie en las plantas de sus pies y concéntrese en los pies.
5. Encuentre cualquier tensión escondida en sus pies. Trate de relajarse y de liberar la tensión.
6. Continúe muy lentamente.

7. Respire profundamente antes de cambiar a otra parte del cuerpo.
8. Avance de los pies hacia arriba. Enfóquese y relaje las piernas, rodillas, muslos, cadera, estómago, espalda, hombros, cuello, mandíbula, ojos, frente y cuero cabelludo.
9. Tome unas cuantas respiraciones profundas. Abra sus ojos.

Recuerde todo lo que ha aprendido en este programa. Su trabajo como asistente de enfermería es muy importante. Cada día puede ser diferente y retador. A través de cientos de maneras diferentes, cada semana, usted ofrecerá su ayuda, la cual solamente una persona compasiva como usted puede ofrecer.

Valore el trabajo que usted ha escogido hacer. Es muy importante; su trabajo puede significar la diferencia entre vivir con independencia y dignidad y vivir sin eso. La diferencia que usted hace, en ocasiones, es de vida o muerte. Vea cada uno de los residentes a la cara y entienda que su trabajo es importante. Véase en un espejo cuando llegue a su casa después del trabajo y siéntase orgulloso de la manera en la que usted se gana la vida.

abreviaturas comunes

a	before	*antes*
ADL	activities of daily living	*actividades de la vida diaria*
am, AM	morning, before noon	*en la mañana, matutino, antes del mediodía*
amb	ambulatory	*ambulatorio*
amt	amount	*cantidad*
ap	apical	*perteneciente al ápex*
approx.	approximately	*aproximadamente*
ax.	axillary (armpit)	*axilar (axila)*
b.i.d.	two times a day	*dos veces al día*
BM	bowel movement	*movimiento intestinal, defecación*
BP, B/P	blood pressure	*presión sanguínea*
BRP	bathroom privileges	*permitido usar el baño*
c̄	with	*con*
C	Celsius	*grados centígrados, Celsius*
cath	catheter	*catéter*
CHF	congestive heart failure	*insuficiencia cardiaca congestiva*
CNA	certified nursing assistant	*asistente de enfermería certificado*
c/o	complains of	*se queja de*

COPD	chronic obstructive pulmonary disorder	*enfermedad pulmonar obstructiva crónica*
CPR	cardiopulmonary resuscitation	*resucitación cardiopulmonar*
CVA	cerebrovascular accident, stroke	*accidente cerebro vascular, embolia*
DNR	do not resuscitate	*no resucitar*
DON	director of nursing	*director de enfermería*
Dx, dx	diagnosis	*diagnóstico*
ER	emergency room	*sala de emergencias*
exam	examination	*examen*
F	Fahrenheit or female	*grados Fahrenheit o femenino*
FF	force fluids	*forzar fluidos*
fl, fld	fluid	*fluido*
ft	foot	*pie*
h, hr	hour	*hora*
H2O	water	*agua*
HBV	hepatitis B virus	*virus de la hepatitis B*
ht	height	*altura*
hyper	above normal, too fast, rapid	*arriba de lo normal, demasiado rápido, acelerado*

hypo	low, less than normal	*bajo, menos de lo normal*
I&O	intake and output	*ingresos y egresos*
inc	incontinent	*incontinente*
isol	isolation	*aislamiento*
IV	intravenous (within vein)	*intravenoso (dentro de la vena)*
lab	laboratory	*laboratorio*
lb.	pound	*libra*
LPN	Licensed Practical Nurse	*Enfermera con licenciatura práctica*
LTC	long-term care	*cuidado a largo plazo*
LVN	Licensed Vocational Nurse	*Enfermera con licenciatura vocacional*
meds	medications	*medicamentos*
min	minute	*minuto*
ml	milliliter	*mililitro*
mmHg	millimeters of mercury	*milímetros de mercurio*
MRSA	methicillin resistant staph aureus	*estafilococo dorado resistente a la meticilina*
N/A	not applicable	*no aplica*
N.A., NA	nursing assistant	*asistente de enfermería*
NKA	no known allergies	*no se conocen alergias*

PO	nothing by mouth *nada por la boca*
O2	oxygen *oxígeno*
OBRA	Omnibus Budget Reconciliation Act *Ley de Ómnibus de Reconciliación Presupuestaria*
OOB	out of bed *fuera de cama*
oz.	ounce *onza*
p̄	after *después*
peri care	perineal care *cuidado perineal*
PPE	personal protective equipment *equipo de protección personal*
p.r.n., prn	when necessary *cuando sea necesario*
q2h, q3h, etc.	every 2 hours, every 3 hours, and so on *cada 2 horas, cada 3 horas, y así sucesivamente*
q.h., qh	every hour *cada hora*
q.i.d., qid	four times a day *cuatro veces al día*
R	respirations, right *respiraciones, derecha*
reg.	regular *regular*
rehab	rehabilitation *rehabilitación*
RN	Registered Nurse *enfermera registrada*
ROM	range of motion *arco de movimiento*
rt., R	right *derecha*

s̄	without *sin*
SOB	shortness of breath *falta de aliento*
spec.	specimen *espécimen*
stat	immediately *inmediatamente*
STD	sexually transmitted disease *enfermedad transmitida sexualmente*
std. prec.	standard precautions *precauciones estándares*
T, temp	temperature *temperatura*
TB	tuberculosis *tuberculosis*
t.i.d., tid	three times a day *tres veces al día*
TPR	temperature, pulse, and respiration *temperatura, pulso y respiración*
U/A, u/a	urinalysis *análisis de la orina*
URI	upper respiratory infection *infección de la vía respiratoria superior*
UTI	urinary tract infection *infección del tracto urinario*
v.s., VS	vital signs *signos vitales*
w/c, W/C	wheelchair *silla de ruedas*
wt.	weight *peso*

glosario

Abducción: alejar una parte del cuerpo (mover hacia afuera)

Abuso de sustancias: el uso de cigarros, alcohol, drogas o medicamento legal o ilegal que daña a uno mismo o a los demás.

Abuso financiero: es robar, tomar ventaja o utilizar de manera inapropiada el dinero, pertenencias u otros recursos de otra persona.

Abuso físico: es cualquier trato, ya sea intencional o no, que lastima el cuerpo de una persona; incluyendo dar bofetadas, ocasionar moretones, cortadas o quemaduras, restringir físicamente, aventar, empujar e incluso tratar bruscamente a alguien.

Abuso psicológico: es dañar emocionalmente a una persona al realizar amenazas, asustar, humillar, intimidar, aislar, insultar o tratar a la persona como un niño; también incluye el abuso verbal.

Abuso sexual: forzar a una persona a realizar o participar en actos sexuales.

Abuso verbal: utilizar dibujos, gestos o palabras orales o escritas que amenacen, avergüencen o insulten a una persona.

Abuso: ocasionar intencionalmente lesiones o dolor físico, mental o emocional a alguna persona.

Acoso sexual: cualquier comportamiento o acercamiento sexual desagradable que crea un ambiente de trabajo ofensivo, hostil o intimidante.

Actividades de la Vida Diaria (ADL por sus siglas en inglés - Activities of Daily Living): tareas diarias que realiza una persona para su cuidado personal que incluyen bañarse, vestirse, cepillarse los dientes, arreglarse el cabello, ir al baño, comer y tomar líquidos y moverse o trasladarse de un lugar a otro.

Administración de la Salud y Seguridad Ocupacional (OSHA por sus siglas en inglés - Occupational Safety and Health Administration): agencia que pertenece al gobierno federal que realiza reglas para proteger a los empleados de peligros en el trabajo.

Aducción: acercar una parte del cuerpo (mover hacia adentro).

Afasia: incapacidad de hablar completa o claramente.

Agresión física: significa que una persona ha sido tocada sin su permiso.

Agresión: cuando una persona siente miedo de que puede ser tocada sin su permiso.

Agudo: enfermedad que tiene síntomas severos.

Aislamiento involuntario: encerramiento o separación de los demás en cierta área; realizado sin el consentimiento o en contra de la voluntad de la persona.

Almacenamiento de objetos: juntar y guardar cosas en una manera resguardada.

Alucinaciones: ver o escuchar cosas que no están ahí.

Ambular: caminar.

Amputación: extracción de alguna parte o de toda la extremidad de una parte del cuerpo.

Angina de pecho: dolor en el pecho.

Ansiedad: una intranquilidad o miedo que se siente con frecuencia sobre una situación o condición.

Aparatos de adaptación: equipo especial que ayuda a que una persona enferma o discapacitada realice las ADL; también se les llaman aparatos de asistencia.

Aparatos de asistencia: equipo especial que ayuda a una persona que se encuentra enferma o incapacitada a realizar las ADL; también se les llaman aparatos de adaptación.

Apatía: falta de interés.

Artritis reumatoide: un tipo de artritis en el cual las articulaciones se enrojecen, se inflaman y son muy dolorosas; el movimiento es restringido.

Asepsia: término que significa que no hay infección.

Aspiración: la inhalación de comida o bebida en los pulmones; puede causar neumonía o la muerte.

Atrofia: los músculos se desperdician, reducen su tamaño y se vuelven débiles.

Balance de fluidos: mantener cantidades iguales de ingresos y egresos o ingerir y eliminar cantidades iguales de fluidos.

C. difficile (C. diff, clostridium difficile): una enfermedad bacterial que puede causar diarrea y colitis; se propaga por esporas en las heces fecales que son difíciles de matar.

Cadena de infección: una forma de describir la manera en que la enfermedad es transmitida de un ser humano a otro.

Cadena de mando: la línea de autoridad dentro de una institución.

Cama abierta: doblar la ropa de cama hacia el pie de cama.

Cama cerrada: una cama que está completamente tendida con las sábanas y cobijas en su lugar.

Cama desocupada: una cama que se tiende mientras que ninguna persona se encuentra en la cama.

Cama ocupada: cama que se tiende mientras que la persona se encuentra en cama.

Catéter directo: un catéter que no se queda dentro de la persona y se remueve inmediatamente después de que la orina ha sido drenada.

Catéter interno: un catéter que permanece dentro de la vejiga por un período de tiempo.

Catéter tipo condón: un catéter externo, tiene una adherencia en la orilla que le queda al pene; también llamado catéter de Texas.

Catéter: tubo que se utiliza para drenar la orina de la vejiga.

Centros para la Prevención y el Control de Enfermedades (CDC por sus siglas en inglés - Centers for Disease Control and Prevention): forman una agencia federal que emiten normas para proteger y mejorar la salud.

Cinturón de traslado: cinturón hecho de lona u otro material pesado que se utiliza para trasladar residentes que están débiles, inestables o con mala coordinación; también se le llama cinturón para la marcha.

Clichés: son frases que se utilizan de manera repetitiva y que no significan nada en realidad.

Cognición: la habilidad de pensar lógica y rápidamente.

Colgando: sentarse con los pies colgando sobre un lado de la cama para volver a tener balance.

Combativo: significa un comportamiento violento u hostil.

Combustión: el proceso de incendiar.

Cómodo para fracturados: un cómodo de baño utilizado para residentes que no pueden ayudar a levantar su cadera en un cómodo de baño regular.

Compasionado: compresivo, preocupado, empatético y amable.

Compresión: entender los sentimientos y dificultades de los demás.

Comunicación no verbal: comunicarse sin utilizar palabras.

Comunicación verbal: mensajes hablados o escritos.

Comunicación: el proceso de intercambiar información con otras personas.

Concienciar: siempre hacer lo mejor que uno puede.

Confiable: estar a tiempo y ayudar a los demás cuando lo necesitan.

Confidencialidad: mantener las cosas privadas, de manera privada.

Confusión: la incapacidad de pensar claramente.

Consentimiento informado: el proceso en el cual una persona, con la ayuda de su doctor, toma decisiones informadas sobre su cuidado de la salud.

Considerado: ser compresivo ante los sentimientos y la privacidad de los residentes.

Contracturas: la rigidez permanente y en ocasiones dolorosa de una articulación y músculo.

Contraer: estrechar, cerrar.

Control de infecciones: serie de métodos utilizados para controlar y prevenir la difusión de enfermedades.

Crónico: se refiere al hecho de que una enfermedad o condición es de largo plazo o de larga duración.

Cuadriplegía: pérdida de la función de las piernas, torso y brazos.

Cuidado a largo plazo (LTC por sus siglas en inglés - Long-term care): se brinda para personas que necesitan cuidado y asistencia durante las 24 horas del día.

Cuidado agudo: cuidado que se realiza en hospitales y centros de cirugías ambulatorias.

Cuidado ambulatorio o externo: se brinda por períodos menores de 24 horas para personas que han tenido tratamientos o cirugías que requieren cuidado especializado de corto plazo.

Cuidado bucal: el cuidado de la boca, dientes y encías.

Cuidado de hospicio: se brinda para las personas que tienen seis meses de vida o menos; brinda comodidad y cuidado, tanto emocional como físico.

Cuidado de la salud en el hogar: cuidado que se brinda en la casa de la persona.

Cuidado diurno para adultos: cuidado que se brinda en una institución durante el día y en horas de trabajo regulares; generalmente para las personas que necesitan algún tipo de ayuda pero que no tienen enfermedades o discapacidades serias.

Cuidado especializado: cuidado médicamente necesario que lo brinda una enfermera o un terapeuta especializado.

Cuidado paliativo: el cuidado que se enfoca en la comodidad y dignidad de la persona, en lugar de curarla.

Cuidado posterior a la muerte: el cuidado que se brinda al cuerpo después de la muerte.

Cuidado subagudo: cuidado brindado tanto en un hospital como en una casa de reposo tradicional.

Cultura: un sistema de comportamientos que las personas aprenden de las personas con las que vivieron y crecieron.

De Fowler: posición con la persona parcialmente reclinada.

De Sims: posición en la que una persona se encuentra sobre su costado izquierdo con una pierna hacia arriba.

Defensor del pueblo ("ombudsman" en inglés): un defensor o abogado legal de los residentes que visita las instituciones, escucha a los residentes y decide qué curso de acción se toma si existe un problema.

Delirio: creer en cosas que no son verdad.

Demencia: una pérdida seria de las habilidades mentales como el pensar, recordar, razonar y comunicar.

Dentaduras postizas: dientes artificiales.

Derechos de los residentes: numerosos derechos identificados por la ley OBRA para los residentes en instituciones de cuidado a largo plazo o casas de reposo (asilo); el propósito es informar a los residentes y a otras personas sobre sus derechos dentro de estas instituciones y brindar un código de conducta ética para los trabajadores del cuidado de la salud.

Deshidratación: ocurre cuando una persona no tiene suficiente fluidos en el cuerpo.

Desinfección: medida utilizada para reducir la propagación de patógenos y de la enfermedad al destruir los patógenos.

Desorientación: confusión sobre la persona, el lugar o el tiempo.

Diabetes gestacional: una condición en la cual una mujer embarazada que nunca ha tenido diabetes antes, presenta niveles de azúcar altos durante el embarazo.

Diabetes: una condición en la cual el páncreas no produce suficiente insulina; causas problemas con la circulación y puede dañar los órganos vitales.

Diagnóstico: una condición médica.

Diastólica: fase cuando el corazón se relaja.

Dieta especial: una dieta para personas que tienen ciertas enfermedades; también se le llama dieta modificada o terapéutica.

Dieta modificada: una dieta especial para personas que tienen ciertas enfermedades; también se le llama dieta terapéutica o especial.

Dieta terapéutica: una dieta especial para personas que tienen ciertas enfermedades: también se le llama dieta modificada o especial.

Digestión: el proceso de fraccionar los alimentos para que puedan ser absorbidos en las células.

Dilatar: extenderse.

Discriminación contra los ancianos: el prejuicio, los esteriotipos y/o la discriminación contra las personas adultas mayores o los ancianos.

Disfagia: dificultad para deglutir.

Diuréticos: medicamentos que reducen los fluidos en el cuerpo.

Diversidad cultural: la variedad de personas que viven y trabajan juntas en el mundo.

Doble bolsa: poner los desperdicios en una bolsa de basura, cerrarla y poner la primera bolsa dentro de una segunda bolsa limpia y cerrarla.

Documentación en el expediente: escribir información.

Dorsiflexión: doblarse hacia atrás.

Edema: inflamación causada por exceso de fluidos en los tejidos del cuerpo.

Egreso: fluido eliminado en la orina, heces fecales y vómito; también incluye la transpiración y la humedad en el aire que exhalamos.

Ejercicios del arco de movimiento (ROM, por sus siglas en inglés - Range of motion): ejercicios que ponen en movimiento a una articulación en particular por todo su arco de movimiento.

Eliminación: el proceso de expulsar desperdicios sólidos que no son absorbidos en las células.

Empatía: ser capaz de entender los sentimientos de los demás.

Enema: una cantidad específica de agua que fluye hacia dentro del colón para eliminar el excremento.

Enfermedad autoinmune: condición donde el sistema inmune ataca el tejido normal en el cuerpo.

Enfermedad de estrés post-traumático: enfermedad relacionada con la ansiedad causada por una experiencia traumática.

Enfermedad de obsesión compulsiva: enfermedad en la cual una persona tiene un comportamiento obsesivo para luchar contra la ansiedad.

Enfermedad de pánico: enfermedad en la cual una persona es aterrorizada sin razón alguna.

Enfermedad terminal: una enfermedad o condición que eventualmente causará la muerte.

Enterococo resistente a la vacomicina (VRE, por sus siglas en inglés - Vancomycin-Resistant Enterococcus): una resistencia causada porque una persona no se toma toda la cantidad recetada del fuerte antibiótico llamado vacomicina.

Equipo de cuidado: personas con diferente tipo de educación y experiencia que ayudan en el cuidado de los residentes.

Equipo de protección personal (PPE por sus siglas en inglés - Personal protective equipment): una barrera (un bloqueo u obstáculo) entre una persona y una enfermedad.

Ergonomía: la práctica del diseño de equipo y tareas de trabajo que correspondan con las habilidades del trabajador.

Espécimen: una muestra.

Esputo: la flema o mucosidad que se arroja de los pulmones al toser.

Estafilococo dorado resistente a la meticilina (MRSA, por sus siglas en inglés - Methicillin-Resistant Staphylococcus Aureus): es una infección ocasionada por bacteria que es resistente a muchos antibióticos.

Esterilización: medida utilizada para disminuir la propagación de patógenos y enfermedades al destruir todos los microorganismos, no sólo los patógenos.

Estoma: una abertura artificial en el cuerpo.

Estreñimiento: es la eliminación difícil y, en ocasiones, dolorosa de excremento duro y seco.

Estrés: el estado de estar asustado, emocionado, confundido, irritado o en peligro.

Ética: el conocimiento sobre el bien y el mal.

Exceso de fluidos: una condición en la cual el cuerpo no puede manejar la cantidad de fluidos consumidos.

Expiración: exhalar aire hacia afuera de los pulmones.

Extensión: enderezar una parte del cuerpo.

Extracción de objetos: tomar cosas que le pertenecen a alguien más.

Factor estresante: algo que causa estrés.

Flexión: doblar una parte del cuerpo.

Fobia: forma intensa de ansiedad.

Forzar fluidos: una orden médica de que una persona tome más líquidos.

Fractura: un hueso quebrado.

Gastrostomía: abertura en el estómago y abdomen.

Girar: mover a una persona como una unidad (una sola pieza) sin alterar la alineación del cuerpo.

Glándulas: estructuras que secretan fluidos.

Hemiparesia: debilidad en un lado del cuerpo.

Hemiplegía: parálisis en un lado del cuerpo, debilidad o pérdida de movimiento.

Hepatitis: la inflamación en el hígado causada por diferentes virus.

Higiene de las manos: lavarse las manos con jabón y agua y utilizar desinfectantes a base de alcohol.

Hipertensión: presión sanguínea alta.

Homeostasis: la condición en la cual todos los sistemas del cuerpo se encuentran balanceados y trabajando a su mejor nivel.

Hormonas: sustancias químicas que controlan numerosas funciones.

Impactación fecal: excremento duro atorado en el recto que no puede ser expulsado.

Incidente: un accidente o un evento inesperado durante el transcurso del cuidado.

Incontinencia: la incapacidad de controlar la vejiga o los intestinos.

Infección localizada: una infección que está limitada a una parte específica del cuerpo; tiene síntomas locales cerca del lugar de la infección.

Infección nosocomial: una infección adquirida en un hospital o en otra institución de cuidado de la salud; también se le conoce como infección adquirida en un hospital (HAI por sus siglas en ingles - hospital-acquired infection).

Infección sistemática: una infección que ocurre cuando los patógenos entran al flujo sanguíneo y se mueven por el cuerpo; causando síntomas generales.

Inflamable: significa que puede ser fácilmente encendido y capaz de incendiarse rápidamente.

Inflamación: hinchazón.

Información objetiva: información que se basa en lo que se ve, escucha, toca o huele.

Información subjetiva: información que no puede ser o no fue observada; se basa en lo que la persona piensa o algo que fue reportado por otra persona que puede ser verdadero o no.

Ingreso: el fluido que consume una persona.

Inodoro portátil: una silla con un asiento de baño y un contenedor removible por debajo.

Inspiración: respirar aire hacia adentro de los pulmones.

Instrucciones anticipadas: documentos que permiten que las personas escojan qué tipo de cuidado médico desean tener si no pueden tomar dichas decisiones por ellos mismos.

Insulina: una hormona que convierte la glucosa, o el azúcar natural, en energía para el cuerpo.

Intravenoso (IV): adentro de la vena.

Labilidad emocional: reírse o llorar sin razón alguna, o cuando no es apropiado.

Lado afectado: un lado débil que resultó de una embolia o lesión; también se le llama el lado "débil" o "involucrado".

Lateral: colocar a una persona sobre su costado.

Ley de Ómnibus de Reconciliación Presupuestaria (OBRA por sus siglas en inglés - Omnibus Budget Reconciliation Act): ley aprobada por el gobierno federal que establece los estándares mínimos para el entrenamiento de los asistentes de enfermería.

Ley de Responsabilidad y Portabilidad de Seguro Médico (HIPAA por sus siglas en inglés - Health Insurance Portability and Accountability Act): una ley que requiere que la información médica se mantenga de manera segura y privada; las organizaciones del cuidado de la salud deben tomar precauciones especiales para proteger dicha información.

Leyes: reglas establecidas por el gobierno para proteger a las personas y ayudarles a vivir juntos en paz.

Libre de restricciones: un ambiente en el cual las restricciones no se utilizan por ninguna razón.

Marcha: manera de caminar.

Masturbación: tocar o frotar los órganos sexuales para brindarse a si mismo o a otra persona el placer sexual.

Mecánica corporal: la manera en la que las partes del cuerpo funcionan juntas cuando una persona se mueve.

Mecanismos de defensa: comportamientos inconscientes utilizados para liberar la tensión o sobrellevar el estrés.

Menopausia: etapa en la que se detienen los periodos menstruales.

Metabolismo: los procesos químicos y físicos del cuerpo.

Microorganismo: una cosa viviente muy pequeña que siempre está presente en el ambiente; no es visible a nuestros ojos sin un microscopio.

Necesidades psicosociales: necesidades que involucran interacción social, emociones, intelecto y espiritualidad.

Negligencia: es no brindar el cuidado apropiada a un residente que tiene como resultado una lesión no intencionada.

No soporta peso (NWB, por sus siglas en inglés - Non-weight bearing): la incapacidad de soportar cualquier peso en una o ambas piernas.

Nutrición parenteral total (TPN por sus siglas en inglés - Total parenteral nutrition): un tipo especial de alimentación en la que una persona recibe los nutrientes directamente en flujo sanguíneo.

Nutrición: es la manera en que el cuerpo utiliza la comida para mantenerse saludable.

Obligaciones en la práctica: definen las tareas que usted tiene permitido realizar y la manera en la que se realizan correctamente.

Orientación de la realidad: utiliza calendarios, relojes, signos y lista para ayudar a las personas con enfermedad de Alzheimer a recordar quiénes son y dónde están.

Osteoartritis: un tipo de artritis que usualmente afecta a las caderas, a las rodillas, a las articulaciones de los dedos de la mano y del pie y a la espina dorsal.

Osteoporosis: una condición en la cual los huesos se vuelven frágiles y débiles; puede ser causada por la edad, la falta de hormonas, por no tener suficiente calcio en los huesos, por el alcohol o la falta de ejercicio.

Ostomía: la extracción quirúrgica de una parte de los intestinos.

Paraplegía: pérdida de la función de la parte inferior del cuerpo y de las piernas.

Patógenos transmitidos por la sangre: son microorganismos que se encuentran en la sangre humana; pueden causar infección y enfermedad en los humanos.

Patógenos: microorganismos dañinos.

Pediculosis: una plaga de piojos.

Perineo: el área entre los genitales y el ano.

Perseverar: la repetición de una palabra, frase, pregunta o actividad una y otra vez.

Personal: se refiere a la vida afuera del trabajo de una persona, como la familia, los amigos y la vida de la casa.

Plan de cuidado: es desarrollado para cada residente para lograr ciertas metas.

Posicionar: ayudar a las personas a colocarse en posiciones que sean cómodas y saludables.

Precauciones para transmisión por aire: se siguen para enfermedades que pueden ser transmitidas por aire después de ser expulsadas.

Precauciones para transmisión por contacto: utilizadas cuando el residente se encuentra en riesgo de transmitir un microorganismo al tocar un objeto o una persona infectada.

Precauciones para transmisión por gotas: se siguen cuando los microorganismos que causan enfermedades no se quedan suspendidas en el aire y sólo viajan distancias cortas después de ser expulsados.

Pre-diabetes: una condición en la cual los niveles de glucosa en la sangre se encuentran por arriba de lo normal, pero no se encuentran lo suficientemente altos para diagnosticar la diabetes tipo 2.

Primeros auxilios: el cuidado que se brinda durante una emergencia antes de que profesionistas médicos capacitados tomen control de la situación.

Privación ilegal de la libertad: la restricción ilegal de alguna persona que afecta su libertad de movimiento; incluye tanto las amenazas de ser físicamente privado de la libertad, como el hecho de privar físicamente a alguien de su libertad.

Procedimiento: un método particular, o manera, de hacer algo.

Profesional: que está relacionado con el trabajo o con un empleo.

Profesionalismo: la manera en que una persona se comporta en el trabajo.

Prominencias óseas: áreas del cuerpo donde el hueso queda cerca de la piel.

Prona: posición con una persona acostada sobre su estómago.

Pronación: girar hacia abajo.

Prótesis: una parte artificial del cuerpo.

Pulso radial: el lugar donde se encuentra el pulso dentro de la muñeca.

Puntos de presión: áreas del cuerpo que soportan mucho de su peso.

Puré: hacer puré significa cortar, mezclar o moler en una pasta espesa con consistencia como comida de bebé.

Quemaduras: causadas por líquidos o agua caliente.

Reacción catastrófica: una reacción exagerada hacia algo de una manera irrazonable.

Regla (o política): un curso de acción que debe seguirse cada vez que cierta situación se presente.

Rehabilitación: manejada por profesionistas para restablecer el funcionamiento hasta el nivel más alto posible después de una enfermedad o lesión.

Reproducir: crear nueva vida humana.

Residentes: las personas que viven en las casas de reposo (asilo).

Respiración: el proceso de inhalar aire hacia dentro de los pulmones y exhalar aire hacia afuera de los pulmones.

Responsabilidad legal: es un término legal que indica que una persona puede ser responsable por lastimar a alguien más.

Restricción de fluidos: una orden médica para una persona que debe limitar los fluidos.

Restricción: una manera física o química de restringir el movimiento o comportamiento voluntario.

Restricciones alternas: cualquier intervención utilizada en lugar de una restricción o que reduce la necesidad de una restricción.

Resucitación cardiopulmonar (CPR por sus siglas en inglés - Cardiopulmonary resuscitation): procedimientos médicos utilizados cuando el corazón o los pulmones de una persona han dejado de funcionar.

Rotación: voltear una articulación.

Sábanas de arrastre: sábanas para voltear que son colocadas debajo de los residentes que no pueden ayudar a voltearse en la cama, a pararse o empujarse hacia arriba de la cama.

Sensación fantasma: dolor o sensación de una parte del cuerpo que ha sido amputada.

Ser negligente: no brindar el cuidado necesario.

Servicios de asistencia: instituciones donde los residentes que necesitan algo de asistencia viven; usualmente no requieren cuidado especializado.

Servicios de restauración: cuidado que se utiliza para mantener a una persona en el nivel alcanzado por el equipo de rehabilitación.

Shock (choque o ataque): una condición en la cual los órganos y tejidos del cuerpo no reciben un adecuado abastecimiento de sangre.

Sistólica: fase en la que el corazón se encuentra funcionando, se contrae y empuja sangre hacia afuera del ventrículo izquierdo.

Supina: posición en la que una persona se encuentra acostada sobre su espalda.

Supinación: voltear hacia arriba.

Supositorio: medicamento que se aplica por el recto para causar la defecación.

Tacto: la habilidad de entender lo que es correcto y apropiado cuando trata con los demás.

Tarjetas de la dieta: incluyen el nombre del residente y la información sobre dietas especiales, alergias, gustos y disgustos y cualquier otra instrucción.

Terapia de actividades: la terapia que se utiliza en las personas con la enfermedad de Alzheimer que utiliza actividades para evitar el aburrimiento y la frustración.

Terapia de remembranza: terapia para las personas con enfermedad de Alzheimer que promueve hablar sobre el pasado.

Terapia de validación: terapia para las personas con enfermedad de Alzheimer que les permite creer que viven en el pasado o en circunstancias imaginarias.

Tolerancia parcial de peso (PWB, por sus siglas en inglés - Partial weight bearing): la habilidad de soportar algo de peso en una o ambas piernas.

Tuberculosis (TB): una enfermedad bacterial que afecta los pulmones; causa tos, dificultad para respirar, fiebre y fatiga.

Tubo nasogástrico: tubo especial para alimentación que se inserta en la nariz y llega hasta el estómago.

Tubo PEG (gastrostopía endoscópica percutánea por sus siglas en inglés): tubo de alimentación colocado por la piel directamente en el estómago.

Tumor: un grupo de células que crecen de manera anormal.

Úlcera por presión: una herida seria que es resultado del rompimiento de la piel; también conocidas como llagas por presión o úlceras por decúbito.

Vagar de un lado a otro: caminar de un lado a otro en la misma área.

Vagar sin dirección: caminar sin dirección alrededor de la institución.

Validar: dar valor o aprobar algo.

Vía respiratoria obstruida: una condición en la cual una persona tiene algo que bloquea la vía por donde entra el aire a los pulmones.

Violencia doméstica: abuso realizado por cónyuges o parejas íntimas.

Violencia en el lugar de trabajo: el abuso del empleado por parte de los residentes u otros empleados; puede ser verbal, físico o sexual.

ìndice

ìndice

Índice